中原历代中医药名家文库

主编　许敬生

中医名家珍稀典籍校注丛书

太平圣惠方校注 8

〔宋〕王怀隐　等编
田文敬　王　明　邱　彤
孙维莹　孙现鹏　校注

河南科学技术出版社
·郑州·

图书在版编目(CIP)数据

《太平圣惠方》校注. 8／（宋）王怀隐等编；田文敬等校注.
—郑州：河南科学技术出版社，2015.10
ISBN 978-7-5349-7692-6

Ⅰ. ①太… Ⅱ. ①王… ②田… Ⅲ. ①食物疗法-验方
②《太平圣惠方》-注释 Ⅳ. ①R247.1

中国版本图书馆 CIP 数据核字(2015)第 063023 号

出版发行：河南科学技术出版社
地址：郑州市经五路 66 号　　邮编：450002
电话：（0371）65788613　65788629
网址：www.hnstp.cn
策划编辑：李喜婷　马艳茹
责任编辑：邓　为　高　杨　赵振华
责任校对：柯　姣
封面设计：张　伟
版式设计：若　溪
责任印制：朱　飞
印　　刷：河南省瑞光印务股份有限公司
经　　销：全国新华书店
幅面尺寸：185 mm×260 mm　印张：24.5　字数：300 千字
版　　次：2015 年 10 月第 1 版　2015 年 10 月第 1 次印刷
定　　价：138.00 元

“中原历代中医药名家文库（典籍部分）”编委会

主　　编　许敬生
副 主 编　冯明清　侯士良　卢丙辰　刘道清
学术秘书　马鸿祥

本书主编　田文敬　王　明
副 主 编　邱　彤　孙维莹　孙现鹏

目　　录

卷第七十一

治妇人积聚诸方

夫妇人积聚者，积者五脏所生，聚者六腑所成，五脏之气积，名曰积，六腑之气聚，名曰聚也。积者其痛不离其部，聚者其痛无有常处，皆由阴阳不和，风冷搏于脏腑而生积聚也。妇人病积于经久，则令无子，亦令月水不通，所以然者，积聚起于冷气，结入子脏，故令无子。若冷气入于胞络，冷搏于血，血冷则涩结，故令月水不通也。

治妇人心腹积聚气，时有疼痛，经络不利，四肢渐瘦，食少腹胀，宜服防葵散方。

防葵（一两） 木香（一两） 川大黄（二两，锉碎，微炒） 白术（一两） 当归（一两，锉，微炒） 赤芍药（一两） 牛膝（一两，去苗） 桂心（一两） 桃仁（二[①]两，汤浸去皮尖双仁，麸炒微黄）

右件药，捣粗罗为散。每服三钱，水一中盏，入生姜半分，煎至六分，去滓，食前稍热服。

治妇人积聚气，心腹胀硬，或时疼痛，体瘦乏力，不能饮食，宜服鳖甲散方。

鳖甲（二两，涂醋炙令黄，去裙襕） 当归（二两，锉，微炒） 防葵（一两） 吴茱萸（半两，汤浸七遍，焙干微炒） 桂心（一两） 白术（一两） 青橘皮（一两，汤浸去白瓤，焙） 木香（一两） 赤芍药（一两） 甘草（半两，炙微赤，锉） 桃仁（一两，汤浸去皮尖双仁，麸炒微黄）

右件药，捣筛为散。每服三钱，以水一中盏，入生姜半分，煎至六分，去滓，食前稍热服之。

治妇人积聚气，心腹胀痛，经络滞涩，四肢疼闷，坐卧不安，宜服鬼箭散方。

鬼箭羽（一两）　琥珀（一两）　牛李子（一两）　穿山甲（一两，涂醋，炙令黄）　当归（一两，锉碎，微炒）　桂心（一两）　川大黄（一两，锉碎，微炒）　桃仁（一两，汤浸去皮尖双仁，麸炒微黄）

右件药，捣细罗为散。每服二钱，以温酒调下，食前服。

治妇人腹中积聚，大如杯，上下周流，痛不可忍，食噫腥臭，四肢寒热，经水不通，恶血停滞，体瘦无力，面色萎黄，宜服鳖甲圆方。

鳖甲（一两半，涂醋炙令黄，去裙襕）　露蜂房（三分，微炙[②]）　牡丹（三分）　川椒（三分，去目及闭口者，微炒去汗）　川大黄（一两，锉碎，微炒）　牛膝（一分，去苗）　附子（一两，炮裂，去皮脐）　吴茱萸（三分，汤浸七遍，焙干微炒）　干姜（三分，微炒）　虻虫（一两，微炒）　水蛭（一两，微炒）　皂荚（半两，去皮子，涂酥，炙令黄）　当归（一两，锉，微炒）　赤芍药（一两）　桂心（一两）　琥珀（一两）　防葵（一两）　蛴螬（二十枚，微炒）

右件药，捣罗为末，炼蜜和捣五七百杵，圆如梧桐子大。每日空心及晚食前，以温酒下十圆。

治妇人虚冷，腹中积聚，月事往来，时苦腹满，绕脐下引腰背手足烦，或冷或热，时复心中闷，体瘦不欲食，鳖甲圆方。

鳖甲（一两半，涂醋，炙令黄）　干姜（一两半，炮裂，锉）　赤石脂（一两）　丹参（一两）　代赭（三分）　甘草（三分，炙微赤，锉）　桂心（一两）　细辛（一两）　川椒（一两，去目及闭口者，微炒去汗）　附子（一两，炮裂，去皮脐）　鹿茸（三分，去毛，涂醋酥，炙令黄）　当归（一两，锉，微炒）　禹余粮（一两，烧令赤，醋淬七遍，细研）　乌贼骨（三分）　白僵蚕（半两，微炒）　牛膝（一两，去苗）　生干地黄（一两）

右件药，捣罗为末，炼蜜和捣五七百杵，圆如梧桐子大。每日空心及晚食前，以温酒下三十圆。

治妇人心腹虚冷，积聚，宿食不消，冷气时攻，心腹胀满，绕脐疠痛，紫桂

圆方。

桂心（一两） 吴茱萸（半两，汤浸七遍，焙干微炒） 菖蒲（半两） 猪牙皂荚（半两，去皮，涂酥，炙黄，去子） 紫菀（半两，洗去苗土） 干姜（半两，炮裂，锉） 川乌头（一两，炮裂，去皮脐） 当归（三分，锉，微炒） 川椒（半两，去目及闭口者，微炒去汗） 蓬莪茂（三分） 桃仁（半两，汤浸去皮尖双仁，麸炒微黄） 附子（半两，炮裂，去皮脐） 木香（半两） 牛膝（半两，去苗） 琥珀（三分）

右件药，捣罗为末，炼蜜和捣五七百杵，圆如梧桐子大。每日空心及病发时，以热酒下二十圆。

治妇人虚冷，血气积聚，疼痛，硇砂圆方。

硇砂（三分，细研） 百草霜（半两） 川乌头（半两，炮裂，去皮脐） 砒黄（一[③]分） 凌霄花（半两） 香墨（一分） 巴豆（一分，去皮心，研，纸裹压去油）

右件药，捣罗为末，入巴豆霜，同研令匀，用软饭和圆，如绿豆大。每于食前，以温酒三圆下。

治妇人虚冷，血气积聚，心腹妨闷，月候久不通，少思饮食，四肢羸瘦，姜黄圆方。

姜黄（三分） 牡丹（半两） 赤芍药（半两） 桂心（三分） 芫花（一分，醋拌，炒干） 当归（半两，锉，微炒） 鳖甲（一两，涂醋炙令黄，去裙襕） 琥珀（半两） 延胡索（半两） 鬼箭羽（半两） 木香（半两） 硇砂（半两） 凌霄花（半两） 京三棱（三分，微炮，锉） 虻虫（一分，炒令微黄，去翅足） 水蛭（一分，炒[④]令微黄） 川大黄（二分，锉碎，微炒） 干漆（三分，捣碎，炒令烟出）

右件药，捣罗为末，炼蜜和捣三五百杵，圆如梧桐子大。食前，以温酒下七圆。

治妇人积聚，及恶血不散，多攻心腹疼痛，面无颜色，四肢不和，宜服干漆圆方。

干漆（一两，捣碎，炒令烟出） 穿山甲（一两，炙令焦[⑤]黄） 槟榔（三分） 京三棱（半两，微炮，锉） 乳香（半两） 桂心（三分） 川乌头（半两，炮裂，去皮脐） 硇砂（一两，不夹石者，细研） 阿魏（半两，面裹煨，面熟为度） 朱砂（三分，细研，水飞过） 鳖甲（一

两，涂醋炙令黄，去裙襕）　木香（半两）　巴豆（二十枚，去皮心，研，纸裹压去油）

右件药，捣罗为末，炼蜜和圆，如麻子大。每服，不计时候，以热生姜酒下五圆，当归酒下亦得。

治妇人积聚气，心腹疼痛，面色萎黄，不能饮食，麝香圆方。

麝香（半两，研入）　木香（三分）　当归（三分，锉碎，微炒）　附子（半两，炮裂，去皮脐）　香墨（三分）　防葵（半两）　硇砂（三分，不夹石者，细研）　朱砂（半两，细研）　巴豆（半两，去皮心，纸裹压去油，研入）　吴茱萸（半两，汤浸七遍，焙干微炒）

右件药，捣细罗为末，入研了药令匀，以醋煮面糊和圆，如麻子大。每服空心，以橘皮汤下三圆，以刺⑥下恶沸⑦物为度。

治妇人积聚气，久不散，大黄圆方。

川大黄（三两，锉碎，微炒）　鳖甲（二两，涂醋炙令黄，去裙襕）　防葵（一两半）　琥珀（一两）　干漆（一两，捣碎，炒令烟出）

右件药，捣细罗为末，以米醋二⑧升，熬令稠，入少面煮作糊，和溲为圆，如梧桐子大。每服食前，以温酒下十五⑨圆。

治妇人积聚气，久不散，心腹疼痛，草粉圆子方。

飞天白（六两⑩，雄雀粪是冬月者佳，炒令极热为末）　麝香（半分，细研）　巴豆（三分，去皮心，纸裹压去油）

右件药，都研令匀，以糯米饭和圆，如梧桐子大。每服空心，以生姜汤下二圆。

治妇人痃癖诸方

夫妇人痃癖者，本因邪气积聚而生也。痃者在腹内，近脐左右，各有一条筋脉，急痛，大者如臂，次者如指，因气而成，如弦之状，名曰痃气也；癖者为僻，侧在两肋之间，有时而痛，故曰癖也，夫痃之与癖，皆阴阳不和，经络否隔，饮食停滞，不得宣流，邪冷之气，搏结不散，得冷则发为疼痛，故曰痃癖者也。

治妇人痃癖气，令人羸瘦，寒热食少，桃仁散方。

桃仁（半两，汤浸去皮尖双仁，麸炒微黄） 柴胡（一两，去苗） 厚朴（三分，去粗皮，涂生姜汁，炙令香熟） 槟榔（三分） 鳖甲（一两，涂醋炙令黄，去裙襕） 枳壳（三分，麸炒微黄，去瓤） 乌梅肉（三分，微炒） 赤芍药（三分） 白术（三分） 甘草（半两，炙微赤，锉） 川大黄（一两，锉碎，微炒）

右件药，捣粗罗为散。每服四钱，以水一中盏，入生姜半分，煎至六分，去滓，每于食前积[11]热服。

治妇人痃癖气，攻心腹疼痛，不能饮食，当归散方。

当归（三分，锉，微炒） 木香（半两） 京三棱（一两[12]） 槟榔（三分） 桂心（半两） 陈橘皮（半两，汤浸去白瓤，焙） 吴茱萸（一分，汤浸七遍，焙干微炒） 郁李仁（一两，汤浸去皮，微炒） 桃仁（一两，汤浸去皮尖双仁，麸炒微黄）

右件药，捣粗罗为散。每服三钱，以水一中盏，煎至六分，去滓，不计时候稍热服。

治妇人痃癖，心腹疼痛，不欲饮食，宜服木香散方。

木香（三分） 京三棱（三分，炮锉[13]） 蓬莪茂（半两） 芎䓖（三分） 延胡索（三分） 桃仁（一两，汤浸去皮尖双仁，麸炒微黄） 当归（三分，锉，微炒） 桂心（三分） 牛李子（三分） 麝香（一分，研入） 琥珀（三分） 槟榔（半两）

右件药，捣细罗为散。每服，不计时候，以热酒调下一钱。

治妇人痃癖气，多疼痛，大黄圆方。

川大黄（二两，锉碎，微炒） 麝香（一分，细研） 硇砂（三分，细研） 槟榔（三分） 巴豆（一分，去皮心，研，纸裹压去油） 川乌头（三分，炮裂，去皮脐） 桂心（三分） 木香（三分） 当归（三两，锉，微炒） 京三棱（一两，锉，醋拌炒干） 干姜（三分，炮裂，锉）

右件药，捣罗为末，炼蜜和捣三二百杵，圆如小豆大。空心及晚食前，以粥饮下五圆，以利为度。

治妇人痃癖气，每发攻心胁疼痛，不能食，牛李子圆方。

牛李子（二两，一半生用，一半微炒） 蝙蝠粪（一两，微炒） 麝香（一分，细研） 川大黄（一两，锉碎，微炒） 威灵仙（三分） 琥珀（一两，细研） 青橘皮（三分，汤浸去白瓤，焙） 京三棱（一两，炮锉） 槟榔（一两） 川乌头（三分，炮裂，去皮脐） 牛膝（三分，去苗） 赤芍药[14] 桃仁（三分，汤浸去皮尖双仁，麸炒微黄） 阿魏（一分，面裹，烧熟为度）

右件药，捣罗为末，以干漆三两为末，用酽醋二升，熬成膏，和药末，捣三五百杵，圆如梧桐子大。每日空心及晚食前，以热酒下三十圆。桃仁汤下亦得。

治妇人痃癖，气攻腹胁，妨痛，面色萎黄，羸瘦少力，不能饮食，京三棱圆方。

京三棱（三分，微炮裂） 鳖甲（三分，涂醋，炙令黄，去裙襕） 木香（三分） 桂心（半两） 川大黄（一两，锉碎，微炒） 槟榔（三分） 诃梨勒皮（三分，煨用皮） 当归（半两，锉，微炒） 芎䓖（半两） 郁李仁（三分，汤浸去皮，微炒）

右件药，捣罗为末，炼蜜和捣三二百杵，圆如梧桐子大。食前，以粥饮下三十圆。

治妇人癖痃气，呕吐酸水，腹胁胀痛，面色萎黄，不能饮食，枳壳煎圆方。

枳壳（三两，麸炒微黄，去瓤，捣罗为末，以米醋二升慢火熬如饧） 五灵脂（一两） 川大黄（一两半，锉碎，微炒） 蓬莪茂（一两） 桂心（一两） 川乌头（一两，炮裂，去皮脐） 诃梨勒皮（一两） 当归（一两，锉，微炒） 木香（一两）

右件药，捣细罗为末，入前煎中，和溲为圆，如梧桐子大。每服食前，生姜汤下十五圆渐加至二[15]十圆。

治妇人痃癖，冷气兼疰气，心腹痛不可忍，麝香圆方。

麝香（半两，细研入） 阿魏（一分，面裹煨，以面熟为度） 五灵脂（三分） 蓬莪茂（半两） 芫花（一两，醋拌，炒令干） 京三棱（三分，微炮炒） 没药（半两） 桂心（半两） 木香（半两） 当归（半两，锉，微炒） 槟榔（一两） 桃仁（三分，汤浸去皮尖双仁，麸

炒微黄）

右件药，捣罗为末，研入麝香令匀，用粳米软饭和圆，如梧桐子大。每服，不计时候，以醋汤下十圆。

治妇人痃癖气，两胁妨胀，或时疼痛，不欲饮食，宜服蓬莪茂圆方。

蓬莪茂（三分） 萆薢（半两） 芫花（一两，醋拌，炒令干） 京三棱（三分，微炮，锉） 神曲（一两，炒令微黄） 木香（半两） 麦[16]糵（一两，炒令微黄） 鳖甲（一两，涂醋炙令黄，去裙襕） 麝香（一分，细研）

右件药，捣罗为末，用醋煮面糊和圆，如梧桐子大。每服，不计时候，以热酒下二十圆。

治妇人痃癖，及血气不调，或时脐腹撮痛，鳖甲圆方。

鳖甲（二两，涂醋，炙令微黄，去裙襕为末） 川大黄（二两，锉碎，微炒，别捣为末） 附子（一两，炮裂，去皮脐） 京三棱（一两，炮，锉） 木香（一两） 干漆（一两，捣碎，炒令烟出） 枳壳（一两，麸炒微黄，去瓤） 当归（一两，锉，微炒） 琥珀（一两） 没药（一两）

右件药，捣罗为末，以陈头醋二升，先煎鳖甲、大黄末成膏，入诸药末，和捣三二百杵，圆如梧桐子大。每服不计时候，以热酒下二十圆。

治妇人痃癖气，攻心腹疼痛，没药散方。

没药（一两） 芎䓖（一两半） 鳖甲（二两，涂醋炙令黄，去裙襕）

右件药，捣细罗为散。每服，不计时候，以热葱酒调下一钱。

治妇人痃癖气，心腹冷痛，食饮不消，宜服四等圆方。

川大黄（一两，锉碎，微炒） 诃梨勒皮（一两） 槟榔（一两） 木香（一两）

右件药，捣细罗为末，以酒煮面糊和圆，如梧桐子大。每服食前，生姜橘皮汤下十五圆，温酒下亦得。

又方。

鳖甲（二两，涂醋炙令黄，去裙襕） 川大黄（一两，锉碎，微炒） 京三棱（一两，炮，锉[17]）

右件药，捣细罗为末，以醋煮面糊和圆。每日食前，以生姜汤下十圆。

又方。

附子（一两，炮裂，去皮脐） 芫花（一两，醋拌，炒令干） 桃仁（一两，汤浸去皮尖双仁，麸炒微黄）

右件药，捣罗为末，用醋煮面糊和圆，如梧桐子大。每日食前，以生姜汤下十圆。

治妇人痃癖及血气等，神效方。

右以豮猪肝一具，可及十两者，用巴豆五十枚，去大皮，劄在肝内，用酽醋三碗，慢火熬肝令烂熟，入乳钵内，研合极烂，入京三棱末和就为圆，如梧桐子大，食前以热酒下五圆。

治妇人疝瘕诸方

夫妇人疝瘕之病者，由饮食不节，寒温不调，气血劳伤，脏腑虚弱，受于风冷，令入腹内，与血气相结所生。疝者痛也，瘕者假也，其结聚浮假而痛，推移乃动也，妇人之病，有异丈夫者，或因产后，脏虚受寒，或因经水往来，取冷过度，非独关饮食失节，多是挟于血气所成也，诊妇人疝瘕，其脉弦急者生，虚弱小者死，又尺脉涩如浮牢为血实，气虚也，其发腹痛逆满，气上行，此为妇人胞中绝伤，有恶血久则结成瘕也。

治妇人疝瘕，及血气，攻刺心腹，疼痛不可忍，当归散方。

当归（二[18]两，锉，微炒） 鳖甲（一[19]两，涂醋炙令黄，去裙襕） 芎䓖（半两） 蓬莪茂（三分） 吴茱萸（半两，汤淘[20]七遍，焙干，微炒） 桂心（一两） 赤芍药（三分） 木香（半两） 槟榔（一两） 青橘皮（半两，汤浸去白瓤，焙） 川大黄（一两，锉碎，微炒） 桃仁（三分，汤浸去皮尖双仁，麸炒微黄）

右件药，捣粗罗为散。每服三钱，以水一中盏，入生姜半分，煎至六分，去滓，不计时候稍热服。

治妇人症瘕，腹中拘急，心胁胀满，宜服桃仁散方。

桃仁（一两，汤浸去皮尖双仁，麸炒微黄） 鳖甲（一两，涂醋炙令黄，去裙襕） 枳壳（一两，麸炒微黄，去瓤） 桂心（一两） 桑寄生（一两） 芎䓖（一两） 槟榔（一两） 郁李仁（一两，汤浸去皮，微炒）

右件药，捣筛为散。每服四钱，以水一中盏，入生姜半分，煎至六分，去滓，食前温酒服之。

治妇人症瘕久不消，令人黄瘦羸弱，两胁妨闷，心腹疼痛，干漆散方。

干漆（一两，捣碎，炒令烟出） 木香（半两） 芫花（半两，醋拌，炒令干） 芎䓖（半两） 桂心（半两） 川大黄（二两，锉碎，微炒） 当归（半两，锉，微炒） 赤芍药（半两） 琥珀（半两） 牛膝（三分，去苗） 桃仁（一两，汤浸去皮尖双仁，麸炒微黄） 麝香（一分，研入）

右件药，捣细罗为散。每服不计时候，以热酒调下一钱。

治妇人症瘕及血气，心腹疼痛，鳖甲散方。

鳖甲（一枚，中者，以小便一中盏涂，炙令尽为度，去裙襕） 干漆（一两，捣碎，炒令烟出） 当归（一两，锉，微炒） 琥珀（一两） 桂心（半两）

右件药，捣细罗为散。每服不计时候，以热酒调下二钱。

治妇人症瘕兼血气，脐腹疼痛，不欲饮食，四肢羸瘦，琥珀圆方。

琥珀（半两，细研） 当归（半两，锉，微炒） 芎䓖（半两） 牛膝（一两，去苗） 京三棱（一两，微煨，锉） 桂心（半两） 川大黄（一两，锉碎，微炒） 川乌头（半两，炮裂，去皮脐） 干漆（半两，捣碎，炒令烟出） 桃仁（三分，汤浸去皮尖双仁，麸炒微黄） 鳖甲（一两，涂醋炙令黄，去裙襕）

右件药，捣罗为末，炼蜜和捣三二百杵，圆如梧桐子大。每服不计时候，以暖酒下二十圆。

治妇人症瘕，及胞中积瘀诸病，并宜服大黄圆方。

川大黄（四两，蒸饭熟为度，曝干） 土瓜根（二两） 桃仁（二两，汤浸去皮尖双仁，麸炒微黄） 牛膝（二两，去苗）

右件药，捣罗为末，炼蜜和捣三二百杵，圆如梧桐子大。每服于食前，以粥饮下三十[21]圆。

治妇人症瘕，及积瘀血在脏，时攻腹胁疼痛，硇砂圆方。

硇砂（一两，细研） 当归（半两，锉，微炒） 雄黄（半两，细研） 桂心（半两） 川芒硝（一两） 京三棱（一两，微炮，锉） 川大黄（二两，锉碎，微炒）

右件药，捣罗为末，用米醋一大碗，熬大黄末为膏，次入余药末，和圆如梧桐子大。每于空心，以暖酒下三十圆，以利下恶物为度。

治妇人症瘕，恶血积聚，并月候不通，桓[22]圣圆方。

硇砂（半两，细研） 麒麟竭（半两） 没药（半两） 桂心（半两） 斑蝥（半两，糯米拌，炒令黄，去翅足） 莽草（半两，微炙） 狼毒（半两） 鬼箭羽（半两） 没心草（半两）

右件药，捣罗为末，以醋煮面糊和圆，如梧桐子大。每日空心，煎红蓝花酒，放温下五圆。

治妇人症瘕，及血气疼痛，巴豆圆方。

巴豆（一分，去皮心，醋煮半日） 硇砂（一两，细研） 川大黄（一两，锉碎，微炒） 五灵脂（三分） 木香（半两） 桃仁（三分，汤浸去皮尖双仁，麸炒微黄）

右件药，捣罗为末，炼蜜和圆，如绿豆大。每服，以热酒下五圆。

治妇人症瘕，及血气积聚，时攻腹胁疼痛，木香散方。

木香（半两） 巴豆（一分，去皮心，麸炒黄，纸裹压去油） 干漆（半两，捣碎，炒令烟出） 吴茱萸（一分，汤浸七遍，焙干微炒） 槟榔（半两） 猪牙皂荚（一分，去黑皮，涂酥，炙令黄，去子） 附子（一分，炮裂，去皮脐） 白芜荑（一分） 当归（一分，锉，微炒） 桂心（一[23]分） 干姜（一[24]分，炮裂，锉）

右件药，捣罗为末，炼蜜和捣三五百杵，圆如梧桐子大。每日空心，及痛发时，煎红蓝花当归酒下三圆。

治妇人癥痞诸方

夫妇人癥痞者，由冷热不调，食饮不节，积在腹内，或肠胃之间，与脏相结搏，其牢强推之不移者，名曰癥，言其病形征可验也，气壅塞为痞，言其气痞涩不宣畅也，皆得冷则发动，刺痛，癥痞之病，其形冷结，若冷气入于子脏，则使无子，若冷气入于胞络，搏于血，血得冷则涩，亦令月水不通也。

治妇人癥痞，及血气凝滞，心腹㽲痛，四肢羸瘦，时吐清水，不欲饮食，穿山甲散方。

穿山甲（二两，炙令黄色） 京三棱（二两，微炮，锉） 木香（一两） 槟榔（一两） 桂心（一两） 白术（三分） 鬼箭羽（半两） 桃仁（三分，汤浸去皮尖双仁，麸炒微黄） 川大黄（一两，锉碎，微炒） 防葵（三分） 鳖甲（一两半，涂醋炙令黄，去裙襕） 当归（三分，锉，微炒）

右件药，捣粗罗为散。每服四钱，以水一中盏，入生姜半分，煎至六分，去滓，食前稍热服。

治妇人癥痞，心腹胀满，不能饮食，体瘦无力，宜服桃仁散方。

桃仁（一两，汤浸去皮尖双仁，麸炒微黄） 诃梨勒皮（三分） 白术（三分） 当归（三分） 京三棱（一两，微炮，锉） 赤芍药（三分） 鳖甲（一两半，涂醋炙令黄，去裙襕） 陈橘皮（三分，汤浸去白瓤，焙）

右件药，捣筛为散。每服三钱，水一中盏，入生姜半分，煎至六分，去滓，食前稍热服之。

治妇人癥痞，心腹胀硬如石，经络不利，四肢瘦弱，少思饮食，宜服防葵散方。

防葵（一两） 郁李仁（一两，汤浸去皮，微炒） 桂心（一两） 鬼箭羽（一两） 桃仁（一两，汤浸去皮尖双仁，麸炒微黄） 川大黄（一两，锉碎，微炒） 吴茱萸（一分，汤浸七遍，焙干，微炒） 当归（一两） 枳实（半两，麸炒微黄）

右件药，捣筛为散。每服三钱，以水一中盏，入生姜半分，煎至六分，去滓，食前稍热服之。

治妇人癥痞，及恶血气攻刺，心腹疼痛，面无颜色，四肢瘦弱，宜服穿山甲散方。

穿山甲（一两，炙令黄色） 鳖甲（一两，涂醋炙令黄，去裙襕）

赤芍药（一两） 芎䓖（半两） 当归（半两，锉，微炒） 麝香（一分，细研） 川大黄（一两，锉碎，微炒） 干漆（一两，捣碎，炒令烟出） 桂心（一两） 芫花（半两，醋拌，炒令干）

右件药，捣细罗为散，入麝香，同研令匀。每服，不计时候，以热酒调下一钱。

治妇人癥瘕，腹胁[25]疠痛，令人体瘦，不思饮食，蓬莪茂圆方。

蓬莪茂（三分） 桂心（半两） 当归（半两，锉，微炒） 赤芍药（半两） 槟榔（半两） 鳖甲（一两，涂醋炙令黄，去裙襕） 川大黄（二两，锉碎，微炒） 枳壳（半两，麸炒微黄，去瓤） 木香（半两） 昆布（半两，洗去咸味） 琥珀（半两） 桃仁（一两，汤浸去皮尖双仁，麸炒微黄）

右件药，捣罗为末，炼蜜和捣三五百杵，圆如梧桐子大。每于食前，以粥饮下三十圆。

治妇人癥瘕冷气，或时攻心，腹痛不能食，四肢瘦弱，鳖甲圆方。

鳖甲（一两，涂醋炙令黄，去裙襕） 木香（半两） 川大黄（一两半，锉碎，微炒） 当归（三分，锉，微炒） 安息香（半两） 桂心（半两） 附子（半两，炮裂，去皮脐） 阿魏（半两，面裹煨，以面熟为度）

右件药，捣罗为末，炼蜜和捣三五百杵，圆如梧桐子大。食前，以暖酒下二十圆。

治妇人积年血气，癥瘕不消，四肢黄瘦，腹胁疠痛，经络不通，宜服硇砂煎圆方。

硇砂（一两，细研） 干漆（一两） 川大黄（一两）

以上三味，并捣罗为末，以无灰酒一升，以慢火熬成膏，次入后药。

鳖甲（半两，涂醋炙令黄，去裙襕） 没药（一两） 五灵脂（一两） 狗胆（一枚） 斑蝥（十枚，糯米拌，炒令黄，去翅足） 水蛭（十枚，炒令微黄） 巴豆（十枚，去皮心，研，纸裹压去油）

右件药，捣罗为末，入前膏，和捣三二百杵，圆如小豆大。每于食前，以暖酒下五圆子。

治妇人癥瘩，及恶血气筑心，闷乱疼痛，四肢不和，身体羸瘦，不欲饮食，大黄圆方。

川大黄（一两，锉碎，微炒） 鳖甲（一两，涂醋炙令黄，去裙襕） 干漆（三分，捣碎，炒令烟出） 京三棱（一两，微炒，锉） 吴茱萸（半两，汤淘七遍，焙干，微炒） 琥珀（三分，细研） 桂心（半两） 槟榔（三分） 防葵（半两） 川乌头（三分，炮裂，去皮脐）

右件药，捣罗为末，以酽醋一升半，熬令稠，煮面糊和圆，如梧桐子大。每服不计时候，以生姜醋汤下二十圆。

治妇人癥瘩，心腹胀硬疼痛，芫花圆方。

芫花（一两） 大戟（一两） 甘遂（一两） 木香（半两，别捣罗为末） 巴豆（一两，去皮心，纸裹压去油，研）

右件药，先以芫花等四味捣碎，用米醋一大盏，煮令干，捣细罗为末，研入巴豆，以醋煮面糊和圆，如绿豆大。每服空心，以生姜汤下二圆。

治妇人癥瘩，香墨圆方。

香墨（半两） 硫黄（半两） 硇砂（半两） 朱砂（半两） 麝香（一分） 巴豆（半两，去皮心，研，纸裹压去油）

右件药，同研令极细，以醋煮面糊和圆，如绿豆大，每服空心，以温酒下三圆。

治妇人癥瘩，结块不散，心腹疼痛，水银圆子方。

水银（一两） 硫黄（半两） 硇砂（一分） 硝石（一分） 白矾（一分） 芫花（一两，醋拌，炒令干，捣末）

右件药，同研如面，入铫子中，簇火渐烧烟起，将湿纸搭却，将下，候冷更烧，如此三度即止，候冷都细研令匀，用软饭和圆，如绿豆大。每服食前，以热酒下七圆。

又方。

芫花（半两，醋拌，炒令干） 巴豆（一分，去皮心，研，纸裹压去油） 硇砂（半两，细研） 当归（半两，锉碎，微炒） 鳖甲（一两，涂醋炙令黄，去裙襕） 雄雀粪（一两，炒黄）

右件药，捣罗为末，同研令匀，醋煮面糊和圆，如小豆大。每服空心，以当归酒下三圆。

治妇人积年血癥块诸方

夫妇人积年血癥块者，由寒温失节，脏腑气虚，风冷在内，饮食不消，与血气相结，渐生块段，盘牢不移动者是也。此皆因气血劳伤，月水往来，经络否涩，恶血不除，结聚所生也，久而不差，则心腹两胁苦痛，害于饮食，肌肤羸瘦也。

治妇人积年血癥块，或攻心腹疼痛，四肢不和，面少血色，饮食全微，干漆圆方。

干漆（一两，捣碎，炒令烟出） 川大黄（一两，锉碎，微炒） 琥珀（三分） 红蓝花（半两） 延胡索（半两） 硝石（三分） 蓬莪茂（三分） 腻粉（一分） 硇砂（三分） 桂心（半两） 巴豆（三七枚，去皮，研，纸裹压去油，用浆水两盏煎如饧）

右件药，捣罗为末，入巴豆拌匀，用熟枣瓤和圆，如梧桐子大。每于日未出时，煎苏木汤下十圆，更量患人轻重，加减服之妙。

治妇人积年血癥块不消，状若鬼胎之候，宜服琥珀圆方。

琥珀（三分，细研） 生干地黄（半两） 桂心（三分） 牛膝（三分，去苗） 鳖甲（二两，涂醋炙令黄，去裙襕） 当归（半两，锉，微炒） 京三棱（一两，微炮，锉） 延胡索（半两） 干漆（一两，捣碎，炒令烟出） 芫花（三分，醋拌，炒令干） 水蛭（四十九枚，炒令黄） 虻虫（四十九枚，炒令黄，去翅足） 槟榔（三分） 硇砂（一两，研） 川大黄（二两，锉碎，微炒） 桃仁（三分，汤浸去皮尖双仁，麸炒微黄）

右件药，捣罗为末，醋煮硇砂为膏，入药末，和捣三二百杵，圆如梧桐子大。每于空心，以温酒下十圆。

治妇人积年血癥，痞块不消，时有疼痛，芫花圆方。

芫花（半两，醋拌，炒令干） 朱砂（三分，细研） 硇砂（一两，不夹石者，细研） 川大黄（半两，锉碎，微炒，捣作末） 麝香（一

钱）　桃仁（半两，汤浸去皮尖双仁，麸炒微黄）

右件药，都研为末，用醋煮面糊和圆，如小豆大。每日空心，以温酒下十圆。

治妇人积年血癥块不消，硇砂圆方。

硇砂（一分）　干漆（一分，捣碎，炒令烟出）　水银（一分，以少枣肉研令星尽）　雄黄（一分）　雄雀粪（一分，炒黄）　巴豆（十枚，去皮心，研，纸裹压去油）

右件药，都细研令匀，用枣肉和圆，如绿豆大。每服，以当归酒下三圆，空心一服，临卧一服，取下恶物为效。

治妇人积年血气，癥块往来疼痛，或吐逆不纳食，渐黄瘦至极者，乌头圆方。

川乌头（半两，炮裂，去皮脐）　干姜（半两，炮裂，锉）　当归（半两，锉，微炒）　赤芍药（半两）　川大黄（一两，锉碎，微炒）　桂心（半两）　斑蝥（二十一枚，糯米拌，炒令黄，去翅足）

右件药，捣罗为末，用醋煮面糊和圆，如绿豆大。每服空心，以温酒下五圆。

治妇人血癥，积久不散，值天阴即疼痛，宜服抵圣圆方。

硇砂（一分）　砒霜（一分）　硝石（一分，以上三味同研如粉）　当归（一两，别捣罗为末）　桂心　干姜（炮裂，锉）　牛李子（酒拌，炒干，以上各半两，一处捣罗为末）　巴豆（去皮心，研，纸裹压去油，半两）

右件药，用无灰酒一升，入当归末及巴豆，于瓷器中，慢火熬成膏，下硇砂三味，搅令匀，次下诸药末，拌和为圆，如绿豆大。每日空心，温酒下三圆，晚食前再服，以利下恶物为度。

治妇人积年癥块，及恶血气，久不除，五灵脂圆方。

五灵脂（一两）　川乌头（一两，炮裂，去皮脐）　麝香（半两，细研）　干漆（一两，捣碎，炒令烟出）　巴豆（三十枚，去皮，用醋煮令赤）　硫黄（半两，细研）　硇砂（半两，细研）

右件药，捣罗为末，入研了药令匀，以醋煮面糊和圆，如绿豆大。每服空心，以温酒下五圆。

治妇人积年血瘕块不消，发歇疼痛，宜服此方。

硇砂（三分）　硫黄（三分，水三大盏煮尽取出）　麒麟竭（三分，末）　巴豆（一分，去皮心，纸裹压去细[26]，炒令黄）

右件药，都细研，用糯米饭和圆，如黍粒大。每服空心，以当归酒下五圆。

治妇人积年血气瘕块，攻心腹疼痛，闷乱，遍宜服此黑圣散方。

白马护干（一两，烧灰）　赤骡护干（烧灰，一两）　麝香（一分，细研）　紫驴护干（烧灰，一两）　干漆（一两，捣碎，炒令烟出）

右件药，捣细罗为散，入麝香更研令匀。每服不计时候，用热酒调下一钱。

治妇人积年血气瘕块结痛，大黄煎方。

川大黄（三两，锉碎，微炒）　鳖甲（二两，涂醋炙令黄，去裙襕）　牛膝（一两，去苗）　干漆（一两，捣碎，炒令烟出）

右件药，捣罗为末，用米醋一升，煎为膏。每服食前，用热酒调下一钱。

又方。

芫花（一两，醋拌，炒令干）　当归（一两，锉，微炒）　桂心（一两）

右件药，捣罗为末，以软饭和圆，如梧桐子大。每服食前，以热酒下十圆。

治妇人食瘕诸方

夫妇人食瘕者，由脏腑虚弱，月候来时，食生冷之物，脾胃既虚，不能消化，与脏气相搏，结聚成块，日渐生长，盘牢不移，故谓之食瘕也。

治妇人食瘕久不消，令人瘦弱，食少，硇砂圆方。

硇砂（半两，细研）　青礞石（半两）　硫黄（半两，细研）　京三棱（半两，微炮，锉）　干漆（半两，捣碎，炒令烟出）　穿山甲（半两，炙令黄焦）　巴豆（三十枚，去皮，炒令黄色不出油）

右件药，捣罗为末，用软饭和圆，如小豆大。每服空心，以生姜橘皮汤下五圆。

治妇人食癥块久不消，攻刺心腹疼痛，礞石圆方。

青礞石（一[27]分，末） 木香（一分，末） 硇砂（半两，不夹石者，细研） 朱砂（一分，细研） 粉霜（一[28]分，研入末） 巴豆（一[29]分，去皮心，研，纸裹压去油）

右件药，都研令匀，以糯米饭和圆，如绿豆大。每服空腹，以温酒下二圆，取下恶物为效。

治妇人食癥块，攻心腹疼痛，破癥圆方。

巴豆（十枚，去皮心，研，纸裹压去油） 川乌头（一分，炮裂，去皮脐） 胆子矾（一分） 五灵脂（一分） 芫花（一[30]分，醋拌，炒令干） 百草霜（一分）

右件药，捣罗为末，煮枣肉和圆，如绿豆大。每服，以生姜醋汤下五圆。

治妇人食癥，积年不差，续随子圆方。

续随子（一两，微炒） 雄黄（一分，细研） 木香（一分） 燕脂（一分） 麝香（一钱，研入） 干姜（一分，炮裂，锉） 朱砂（一分，细研） 硇砂（不夹石者，一分，细研）

右件药，捣细罗为末，入研了药令匀，以酒煮面糊和圆，如绿豆大。每服，以生姜汤下三圆。

治妇人食癥，夹恶血，气攻刺，腹胁疼痛不止，干漆圆方。

干漆（一分，捣碎，炒令烟出） 芫花（一分，醋拌，炒令干） 当归（一分，锉，微炒） 五灵脂（一分） 硇砂（半两，细研） 香墨（一分） 麝香（半分，细研） 巴豆（十枚，去皮心，研，纸裹压去油）

右件药，捣罗为末，同研令匀，用醋煮面糊和圆，如绿豆大。每服空心，以温酒下五圆。

治妇人食癥，腹胀气急，面目浮肿，四肢无力，化癥圆方。

硇砂（半两，细研） 巴豆（十枚，去皮心，研，纸裹压去油） 五灵脂（半两） 干姜（半两，炮裂，锉） 雄雀粪（半两，微炒黄） 猪牙皂荚（半两，去皮，涂醋，炙令黄，去子）

右件药，捣罗为末，同研令匀，用醋煮面糊和圆，如绿豆大。每服空心，以温酒下五圆。

治妇人远年食癥，黄瘦不欲饮食，宜服腻粉圆方。

腻粉（一钱） 硇砂（一分） 青黛（一钱） 悉恡脂（一钱） 巴豆（十枚，去皮心，研，纸裹压去油）

右件药，都研令极细，以蒸饼和圆，如绿豆大。每日五更初，以温酒下三圆，如下得恶物，看多少，次日更加减服之。

治妇人宿食不消，结成癥块，兼血气疼痛，芫花圆方。

芫花（一两，醋拌，炒令干） 川乌头（半两，炮裂，去皮脐） 防葵（一分） 硇砂（半两，细研） 巴豆（二十粒，去皮心，研，纸裹压去油） 麝香（一钱，细研）

右件药，捣罗为末，同研令匀，用头醋煎为膏，和圆如梧桐子大。每服，以当归酒下三圆。

治妇人积年食癥，及血气，香墨圆方。

香墨（半两） 芫花（一两，醋拌，炒令干） 川大黄（半两，锉碎，微炒） 青礞石（半两） 巴豆（一分，去皮心，研，纸裹压去油） 硇砂（半两，细研）

右件药，捣罗为末，同研令匀，用醋煮面糊和圆，如小豆大。每服空心，暖干姜汤下五圆。

治妇人食癥久不消散，硫黄圆方。

硫黄（半两，细研） 朱砂（半两，细研） 青礞石（半两，细研） 芫花（一分，醋拌，炒令干，为末） 麝香（一钱，细研） 巴豆（半两，去皮心，研，纸裹压去油）

右件药，都研令匀，以酒煮面糊和圆，如绿豆大。每服空服[31]，以生姜酒下三圆。

治妇人食癥，体瘦成劳，心腹胀痛，不能饮食，常吐酸水，五灵脂圆方。

五灵脂（半两） 硫黄（半两，细研） 硇砂（半两，不夹石者，细研） 芫花（半两，醋拌，炒令干） 巴豆（四十九枚，去皮心，研，纸裹压去油） 木香（半两）

右件药，捣细罗为末，入研了药令匀，以醋煮面糊和圆，如绿豆大。

每服空心，以生姜橘皮汤下二圆。

治妇人久积食癥，及经脉不通，心腹疼痛，宜服此方。

硇砂（一两，细研）　巴豆（一两，去皮心，研，纸裹压去油）　芫花（一两，醋拌，炒令干，捣末）

右件药，同细研令匀，用酽醋二升，同煎成膏，候可圆，即圆如黍米大。空心，以当归酒下三圆。

治妇人久积食癥，腹中结块，面身浮肿，宜服草粉散方。

雄雀粪（半两，微炒，细研）　腻粉（半两）

右件药，以溲了面一鸡子大相和，擀[32]作饼子，煿熟候干，捣细罗为散。每服一钱，五更初以温酒调服，以利下恶物为效。

治妇人八瘕诸方

夫妇人八瘕者，皆由胞胎生产，月水往来，血脉精气不调之所生也。肾为阴，主开闭，左为胞门，右为子户，主定月水，主于子，精神气所出入，合于中黄门，生子之道，脐下三寸名曰关元，主藏魂魄，妇人之胞，三焦之腑，常所从止，然妇人经脉俞络合调，则月水以时来至，故能生子而无病，妇人荣卫经络，断绝不通，邪气便得往入，合于其脏，若生血未尽，而合阴阳，即令妇人血脉挛急，小腹重疼，支滞胸胁腰背相引，四肢疼痛，饮食不调，结牢恶血，月水不时，或前或后。因生聚如怀胎状，邪气盛甚，令人恍惚，多梦，寒热，四肢不举，阴中生气肿，甚者害于小便，小便策痛淋沥，面色黄黑，则不复生子。其八瘕者，黄瘕，青瘕，躁瘕，血瘕，脂瘕，狐瘕，蛇瘕，鳖瘕是也。

黄瘕者，妇人月水始下，或新伤堕，血气未止，卧寝未定，五脏六腑虚羸，精神不理，因向大风便利，阴阳开，关节四达，中于风，气从上下入阴里，稽留为去，名为阴阳虚，则生黄瘕之聚，令人苦，四肢寒热，身重，淋露不欲食，左胁下有血气结牢，不可得抑，苦腰背相引痛，月水不利，令人不产，小便腹下阴中如刀刺，不得小便，或时寒热，下赤黄汁，令人无子也。

青瘕者，妇人新产，未满十日起行，以浣洗太早，阴阳虚，玉门四边皆解散，子户未安，骨肉皆痛，手臂不举，饮食未复，内脏翕翕，又当风卧，不自隐障，若居湿地，令人苦寒洒洒，心腹烦闷，恶血不除，结热不得散，后便化生青瘕，瘕聚在左右胁背膂上，与肩髆腰下挛急，两足肿，面目黄，大小便难，其候月水不通，或不复禁，状如崩中，此自过所致，令人少子。

躁瘕者，妇人月水不下，恶血未尽，其人虚惫，而或夏月热行步疾，若举重移轻，汗出交流，气力未得平复，卒以恚怒，致猥咽不泄，经脉挛急，内结不舒，烦满少气，上达胸膈背膂，小腹壅急，月水与气俱不通利，而反以饮清水快心，月水横流，溢入他脏不去，有热，因生躁瘕之聚，大如半杯，上下腹中苦痛，在两胁下，上引心而烦，害饮食，欲吐，胸及腹中不得太息，腰背重，喜卧盗汗，足酸痛，久立而痛，小便失时，忽然自出，若乃失精，月水闭塞，大便涩难，如此者，令人少子也。

血瘕者，妇人月水新下，夫[33]满日数而中止，因饮食过度，五谷气盛，溢入地[34]藏，若大饥寒，翕翕不足，呼吸未调，而自劳动，血下走肠胃之间，留落不去，内有寒热，与月水合会为血瘕之聚，令人腰痛，不可以俯仰，横胁下有积气，牢如石，小腹里急，背膂疼，腰胯下挛痛，若生风冷，子门僻，月水不时，乍来乍去，此病令人无子也。

脂瘕者，妇人月水新来，若产未满三十日以合阴阳，经脉分，胞门伤，子户失禁，关节散，五脏六腑津液流行阴道，瞤运百脉，关枢四解，外不见其形，子精与血气相遇犯禁，子精化，不足成子，则为脂瘕之聚，令人支满，里急痛痹，引小腹重，腰背如刺，四肢不举，饮食不甘，卧不安席，左右走，腹中切痛，时差时甚，或即小气，头眩，身体疼解，若寒恶风，膀胱胀，月水乍来乍去，不依常度，大小便血不止，如此者，令人无子也。

狐瘕者，妇人月水，常月数来，而反悲哀自恐，或以远行，逢暴风疾雨，电惊恐，衣被沉湿，疲倦少气，心中恍惚未定，四肢懈惰振寒，脉气绝，精神游亡，邪气入于阴里不去，生狐瘕之聚，蚀人子脏，令人月水闭不通，小腹瘀滞，胸胁腰背痛，阴中肿，小便难，胞门子户不受男精，五脏气盛，令人嗜食欲呕，若睡，多所思，如有娠状，四肢不举。有此病者，终身无子，其瘕有手足成形者，杀人也，未者，可治也。

蛇瘕者，妇人月水已下新止，适闭未复，胞门子户劳动，阴阳未平，荣卫分行，若有中风暴病羸劣，饮食未调，若起行当风，及度泥涂，因冲寒太早，若坐湿地，名曰阴阳乱，腹中虚，若远行道，饮洿井之水，不洁之食，吞蛇鼠之精，留落不去，里生蛇瘕之聚，上蚀心肝，长大，絛絛在脐上下，环绕左右胁，不得吐气，两股胫间苦疼，小腹多热，小便赤黄，膀胱引阴中挛急，腰目俱痛，难以动作，喜发寒热，月水或多或少。有此病者，不复生子，其手足成形者杀人，未者可疗也。

鳖瘕者，妇人月水新至，其人剧作疲劳汗出，衣服润湿，不以时去，若当风睡，足践湿地，恍惚觉悟，蹠[35]立未安，颜色未平，复见所好，心为开荡，魂魄感动，五内脱消，若入水浣洗沐浴，不以时出，而神不守，水气与邪气俱入至三焦之中，又暮出入，或闭津液而行，留落不去，因生鳖瘕之聚，大如小盘，令人小腹切痛，恶气走上下，腹中喜痛，若存若亡，持之躍手，下引阴里，腰背亦痛，不可以息，月水不通，面目黄黑，脱声少气。有此病者，令人绝子，其瘕有手足成形者杀人，未者，可治也。

治黄瘕皂荚散方。

皂荚（二两，去子皮，炙黄焦）　川椒（一两，去目）　细辛（一两半）

右件药，捣罗为末，作三角囊，大如指长三寸贮之，以内阴中，欲便则出之，已则复内之，候恶血出毕，乃以温汤洗之。

治青瘕戎盐散方。

戎盐（一合）　皂荚（半两，去皮子，炙黄焦）　细辛（一两半）

右件药，捣罗为末，以三角囊大如指长三寸贮之，以内阴中，但卧，瘕当下青如葵汁，将养如产法也。

治妇人躁瘕方。

川大黄（一两，锉碎，微炒）　干姜（二两，炮裂，锉）　黄连（三两，去须）　鸡肶胵中黄膜（一分）　桂心（一两）　虻虫（三枚，微炒）　厚朴（半两，去粗皮，涂生姜汁，炙令香熟）　郁李仁（一两，汤浸，去皮尖，微炒）

右件药，捣细罗为散。每服空心，以温酒半盏调下三钱，其瘕当下。

下必养之如产妇方。

治妇人血瘕痛方。

干姜（一两，炮裂，锉） 乌贼鱼骨（一两） 桃仁（一两，汤浸去皮尖双仁，微炒）

右件药，捣细罗为散。每服空心，以温酒调下二钱。

又方。

古铁秤锤或大斧头或铁杵，以炭火烧令赤，投酒中五升已来，稍稍饮之。

又方。

桂末温酒调下一钱。

治妇人血瘕，攻刺腹胁时痛导药方。

川大黄（半两） 当归（半两） 山茱萸（一两） 皂荚（一两，去皮子，炙黄焦） 细辛（一分） 戎盐（一分）

右件药，捣罗为末，以香脂圆如指大，每以绵裹内阴中，正坐良久瘕当下，养如产妇之法。

治妇人脂瘕方。

皂荚（三分，去皮子，炙令焦） 白矾（半两，烧灰） 五味子（半两） 川椒（半两，去目） 细辛（半两） 干姜（半两）

右件药，捣罗为末，香脂和如指大，深内阴中，其瘕乃愈。

治妇人绝产不复生，及未曾生，皆有脂瘕，宜用此受子导散方。

皂荚（一两，去皮子，炙黄焦） 吴茱萸（一两） 当归（一两） 干姜（半两） 川椒（半两，去目） 白矾（三分，烧灰） 细辛（三分） 五味子（三分） 川大黄（二两） 戎盐（二两）

右件药，捣罗为末，以轻绢缝作袋如指大，长三寸，盛药内阴中，坐卧随意，勿行，小便时去之，别换。

治妇人狐瘕方。

右取新死鼠一枚，用新絮裹，以黄泥泥作毬，以火熁候干，大火断令通赤，一食久，候冷去泥，取出入桂心末一两，同研令细。每服空心，以热酒调下二钱。

治妇人蛇瘕方。

川大黄（半两，锉碎，微炒）　黄芩（半两）　川芒硝（半两）　甘草（一两，炙微赤，锉）　乌贼鱼骨（三两）　皂荚（六梃，去皮子，涂酥，炙令黄焦）

右件药，捣粗罗为散。每服五钱，以水一大盏，煎至五分，去滓，空心温服，当下恶物矣。

治妇人鳖瘕方。

川大黄（一两半，锉碎，微炒）　干姜（半两，炮裂，锉）　侧子（半两，炮裂，去皮脐）　附子（半两，炮裂，去皮脐）　人参（半两，去芦头）　䗪虫（十枚，微炒）　桂心（一两）　细辛（三分）　白术（一两）

右件药，捣细罗为散。每服空心，以温酒调下二钱。

治妇人腹中瘀血诸方

夫妇人腹中瘀血者，由月经否涩不通，或产后余秽未尽，因而乘风取凉，为风冷所乘，血得冷则结成瘀也，血瘀在内，则时时体热面黄，瘀久不消，则变成积聚癥瘕也。

治妇人脏腑宿冷，经脉不利，腹中有瘀血，攻刺疼痛，虻虫散方。

虻虫（半两，炒令微黄，去翅足）　水蛭（半两，炒令微黄）　桃仁（三分，汤浸去皮尖双仁，麸炒微黄）　乌贼骨（半两）　牛膝（半两，去苗）　鲤鱼鳞（半两，烧灰）　芫花（半两，醋拌，炒令干）　枳壳（半两，麸炒微黄，去瓤）　当归（半两，锉，微炒）　赤芍药（半两）　硇砂（半两）　桂心（半两）

右件药，捣细罗为散。每服食前，以暖酒调下一钱。

治妇人脏腑风冷，宿有瘀血不消，令人黄瘦羸困，乌金散方。

鲤鱼鳞（三两）　乱发（二两）　槐蛾（三分）　桑蛾（三分）　虻虫（一分）　水蛭（一[36]分）　川大黄（一两，锉碎）　硇砂（半两）　芫花（半两）　牛膝（半两，去苗）

右件药，并入瓷瓶子内，用瓦子盖，以盐泥固济，候干，以大火断令通赤，慢慢去火，候冷取出，入麝香二钱，同研令细。每服空心，以热酒调下二钱。

治妇人脏腑瘀血，气胀头疼，咽干，胸中妨闷，食即呕逆，脐下满疼，四肢无力，萎黄瘦弱，宜服此方。

乱发灰（一两） 釜下墨（一两） 桂心（一两） 神曲（一两，微炒） 麝香（一分，细研入）

右件药，捣细罗为散。每服空腹，以热酒下二钱。

治妇人腹中宿有瘀血，结聚不散，疼痛，芫花散方。

芫花（一两，醋拌，炒令干） 川乌头（一分，炮裂，去皮脐） 鬼箭羽（一分） 虻虫（一分，炒令微黄，去翅足） 水蛭（一分，炒令微黄） 桃仁（一分，汤浸去皮尖双仁，麸炒微黄）

右件药，捣细罗为散。每服食前，以热酒调下半钱。

治妇人气血不调，腹中积聚瘀血，疼痛，地龙散方。

地龙（一两，微炒） 蜴蜥（一两，微炙） 芎䓖（一两） 桂黄（一两） 干姜（半两，炮裂，锉） 苏枋木（一两，锉） 木香（三分） 蒲黄（三分） 赤芍药（三分） 牡丹（三分） 水蛭（三分，微炒） 桃仁（一两，汤浸去皮尖双仁，麸炒微黄）

右件药，捣细罗为散。每服二钱，食前以温酒调下。

治妇人经络否涩，腹内有瘀血，疼痛不可忍，麒麟竭圆方。

麒麟竭（半两） 没药（半两） 硇砂（一两，用狗胆内浸一七日） 干漆（一两，捣碎，炒令烟出） 红蓝花（一两） 芫花（一两，醋拌，炒令干） 延胡索（半[37]两） 白附子（半两） 川乌头（半两，炮裂，去皮脐） 当归（一两，锉，炒令干） 砒霜（半两） 伏龙肝（一两） 虻虫（一两，微炒，去翅） 水蛭（一两，微炒） 巴豆（一分，去皮心，研，纸裹压去油）

右件药，捣罗为末，用生铁铫子，内入头醋一升，先下硇砂搅匀，然后下药末一半，用慢火熬如膏，后入余药末和圆，如小豆大。每服不计时候，以热酒下五圆。

治妇人经络涩滞，致有瘀血在脏，结聚欲成癥块，当归圆方。

当归（一两半，锉，微炒）　鳖甲（半两，涂醋炙令黄，去裙襕）　琥珀（半两）　桃仁（一两，汤浸去皮尖双仁，麸炒微黄）　川大黄（半两，锉碎，微炒）　菴蕳子（半两）　牡丹（半两）　牛膝（半两，去苗）　赤芍药（半两）　芎䓖（半两）　桂心（半两）　虻虫（三分，炒微黄，去翅足）　水蛭（三分，炒令黄）

右件药，捣罗为末，炼蜜和捣三二百杵，圆如梧桐子大。每日空心，以热酒下二十圆。

治妇人积瘀血在脏，攻心腹时痛，四肢黄瘦，夜卧心烦，硇砂圆方。

硇砂（半两）　硫黄（半两，与硇砂同结为砂子，细研）　芫花（半两，醋拌，炒令干）　没药（半两）　水蛭（半两，炒令黄）　当归（半两，锉，微炒）　川大黄（半两，锉碎，微炒）　牡丹（半两）　虻虫（半两，炒令黄，去翅足）

右件药，捣罗为末，入砂子，研令匀，炼蜜和捣三二百杵，圆如绿豆大。每服空心，以热酒下五圆。

治妇人久积瘀血在腹内，疼痛不可忍，胜金圆方。

水银（二两）　硫黄（一两，以上二味同结作[38]砂子，细研）　棕榈皮（一两，烧灰）　干漆（一两，捣碎，炒令烟出）　鲤鱼鳞（一两，烧灰）　自然铜（一两，细研）　麒麟竭（一两）　狗胆（一枚，干者）　当归（一两，锉，微炒）　延胡索（半两）　虻虫（一分，微炒令黄，去翅足）　水蛭（一分，炒令微黄）　乌蛇（一两，酒浸，去皮骨，炙微黄）　桂心（半两）　乱发（一两，烧灰）　没药（半两）

右件药，捣罗为末，都研令匀，以酒煮面糊和圆，如梧桐子大。不计时候，以热酒下十圆。

治妇人腹内有瘀血，月水不利，或断或来，心腹满急，桃仁圆方。

桃仁（三两，汤浸去皮尖双仁，麸炒微黄）　虻虫（四十枚，炒微黄，去翅足）　川大黄（三两，锉碎，微炒）　水蛭（四十枚，炒微黄）

右件药，捣罗为末，炼蜜和捣百余杵，圆如梧桐子大。每服空心，以热酒下十五圆子。

治妇人腰脚疼痛诸方

夫肾主于腰脚，女人肾脏系于胞络，若劳伤，肾气虚弱，而风冷客于胞络，邪气与真气交争，故令腰脚疼痛也，

治妇人血气风虚，腰脚疼痛，头目昏闷，食少无力，酸枣仁散方。

酸枣仁（三分，微炒） 防风（半两，去芦头） 牛膝（三分，去苗） 羌活（半两） 当归（三分，锉，微炒） 芎䓖（三分） 桂心（三分） 木香（三分） 海桐皮（一分） 杜仲（三分，去粗皮，微炙，锉） 附子（三分，炮裂，去皮脐） 萆薢（三分，锉） 续断（三分） 甘草（一分，炙微赤，锉）

右件药，捣筛为散。每服四钱，以水一中盏，入生姜半分，煎至六分，去滓，食前温温服之。

治妇人血风气攻，腰脚疼痛，腹胁拘急，肢节不利，宜服骨碎补散方。

骨碎补（一两） 萆薢（一两） 牛膝（一两，去苗） 赤芍药（三分） 海桐皮（一两） 当归（一两） 芎䓖（三分） 附子（三分，炮裂，去皮脐） 桂心（一两） 槟榔（一两） 桃仁（一两，汤浸去皮尖双仁，麸炒微黄） 枳实（半两，麸炒微黄）

右件药，捣筛为散。每服四钱，水一中盏，入生姜半分，煎至六分，去滓，食前稍热服之。

治妇人血气攻注，腰脚疼痛，仙灵脾散方。

仙灵脾（一两） 羌活（三分） 海桐皮（三分） 牛膝（三分，去苗） 当归（三分） 芎䓖（三分） 骨碎补（三分，去毛） 延胡索（三分） 桂心（三分） 木香（三分） 桃仁（一两，汤浸去皮尖双仁，微炒用） 菴蕳子（三分） 枳壳（三分） 槟榔（一两） 蛜蝌（半两，微炒） 麝香（一分，细研入）

右件药，捣细罗为散。每服食前，以豆淋酒调下一钱。

治妇人血风流注，腰脚疼痛不可忍，宜服藁本散方。

藁本（一两半） 狗脊（一两，去毛） 没药（一两） 天麻（一两） 麒麟竭（一两） 蝉壳（一两，微炒） 骨碎补（一两） 桂心（一两） 虎胫骨 败龟 穿山甲（以上各二两，各以醋涂，炙令黄焦） 麝香（半两，研入）

右件药，捣细罗为散。每服，以炒生姜黑豆淋酒下二钱，空心及食前服。

治妇人血风攻注，腰脚疼痛，经络滞涩，四肢烦疼，宜服琥珀散方。

琥珀（一两） 牛膝（一两，去苗） 当归（一两） 凌霄花（一两） 赤芍药（一两） 没药（一两） 地龙（半两，微炒） 桃仁（一两半，汤浸去皮尖双仁，麸炒微黄） 水蛭（一两，炒令微黄） 麝香（一分，细研入）

右件药，捣细罗为散。每服食前，以温酒调下二钱。

治妇人风毒流注，腰脚疼痛，行立艰难，败龟散方。

败龟（二两，涂酥，炙令黄） 白僵蚕（一两，微炒） 没药（半两） 薏苡仁（一两） 当归（一两，锉，微炒） 桂心（三分） 乳香（三分） 虎胫骨（二两，涂酥，炙令黄） 地龙（三分，微炒） 杜仲（一两，去粗皮，炙微黄，锉）

右件药，捣细罗为散。每于食前，以暖薄荷酒[39]调下二钱。

治妇人血风流注，腰脚骨节，酸疼不可忍，附子圆方。

附子（三分，炮裂，去皮脐） 牛膝（一两，去苗） 海桐皮（半两，锉） 桂心（半两） 延胡索（半两） 安息香（半两） 天麻（三分） 羚羊角屑（三分） 芎䓖（三分） 当归（三分） 白芷（半两） 木香（半两） 干蝎（一分，微炒） 酸枣仁（三分，微炒） 羌活（三分） 防风（三分，去芦头） 漏芦（一两）

右件药，捣罗为末，炼蜜和捣三五百杵，圆如梧桐子大，每于食前，以暖酒下三十圆。

治妇人血气风流注腰脚，骨节疼痛不可忍，虎骨圆方。

虎胫骨（一两，涂酥，炙令黄） 槟榔（一两） 败龟（一两，涂酥，炙令黄） 防风（半两，去芦头） 附子（半两，炮裂，去皮脐）

赤芍药（半两） 麒麟竭（半两） 当归（三分） 川大黄（三分，锉碎，微炒） 桂心（半两） 没药（半两） 牛膝（一两，去苗） 木香（三分） 桃仁（三分，汤浸去皮尖双仁，麸炒微黄） 海桐皮（二分，锉） 地龙（半两，炒令微黄）

右件药，捣罗为末，炼蜜和捣三五百杵，圆如梧桐子大。每于食前，以暖酒下二十圆。

治妇人血风，腰脚骨节酸痛，筋脉拘急，行立艰难，两胁抽痛，萆薢圆方。

萆薢（一两） 牛膝（一两，去苗） 丹参（三分） 赤芍药（三分） 当归（一两） 防风（三分，去芦头） 杜仲（三分，去粗皮，炙微黄，锉） 酸枣仁（三分） 桂心（三分） 石斛（一两，去根，锉） 附子（一两，炮裂，去皮脐） 虎胫骨（一两半，涂酥，炙令黄）

右件药，捣罗为末，炼蜜和捣三二百杵，圆如梧桐子大。每日空心及晚食前，以温酒下三十圆。

治妇人腰脚风冷疼痛，行立无力，宜服海桐皮圆方。

海桐皮（一两，锉） 桂心（二[40]两） 牛膝（一两，去苗） 杜仲（一两，去粗皮，炙微黄，锉） 石斛（一两，去根，锉[41]） 熟干地黄（一两）

右件药，捣罗，炼蜜和圆，如梧桐子大。每于空心，及晚食前，以温酒下三十圆。

治妇人腰脚风冷疼痛，久不差，牛膝圆方。

牛膝（二两，去苗） 虎胫骨（二两，涂酥，炙令黄） 没药（一两） 羌活（一两） 当归（一两） 桂心（一两） 败龟（二两，涂酥，炙令黄）

右件药，捣罗为末，炼蜜和捣三二百杵，圆如梧桐子大。每于食前，以温酒下三十圆。

治妇人腰脚，积年疼痛不差，附子散方。

附子（二两，炮裂，去皮脐） 没药（一两） 桂心（二两） 威灵仙（一两） 干漆（一两，捣碎，炒令烟出） 牛膝（一两，去苗）

右件药，捣细罗为散。于食前，以温酒调下二钱。

治妇人腰脚疼痛，大肠不利，威灵仙散方。

威灵仙（二两）　牵牛子（二两，微炒）　木香（半两）　枳壳（一[42]两，麸炒微黄，去瓤）

右件药，捣细罗为散。每日空心，以茶清调下二钱，以利为效。

治妇人血气心痛诸方

夫妇人血气心痛者，由脏虚，气血不调，风冷邪气乘于心也，其痛发，有死者，有不死成疢者，心为诸脏之王，而主于神，其正经不可伤，伤之而痛者，名为真心痛，朝发暮死，暮发朝死，心之支别络为风冷所乘而痛者，故痛发，乍间乍甚，而成疢者也。

治妇人血气攻心痛，面无颜色，四肢不和，当归散方。

当归（三分，锉，微炒）　槟榔（三分）　吴茱萸（半两，汤浸七遍，焙干微炒）　桂心（三分）　蓬莪茂（三分）　白术（三分）

右件药，捣粗罗为散。每服三钱，以水一中盏，入生姜半分，煎至六分，去滓，不计时候稍热服。

治妇人血气心痛，及蛔虫疰心痛并主之，木香散方。

木香（一两）　赤芍药（一两）　伏龙肝（半两）　鹤虱（一两半）　当归（二两，锉，微炒）　槟榔（一两）

右件药，捣细罗为散。每服食前，以热酒调下一钱。

治妇人血气壅滞，攻心疼痛，没药散方。

没药（半两）　当归（一两，锉，微炒）　赤芍药（一两）　牡丹（一两）　桂心（一两）　槟榔（一两）　川大黄（一两，锉碎，微炒）　牛膝（一两，去苗）

右件药，捣细罗为散。每服食前，以热酒调下一钱。

治妇人血气攻心痛，发歇不定，乌药散方。

乌药（一两）　蓬莪茂（一两）　桂心（一两）　当归（一两，锉碎，微炒）　桃仁（一两，汤浸去皮尖双仁，麸炒微黄）　青橘皮（一两，汤浸去白瓤，焙）　木香（一两）

右件药，捣细罗为散。每服食前，以热酒调下一钱。

治妇人血气攻心痛，腹胁妨闷，不欲饮食，地黄散方。

熟干地黄（三分） 当归（三分，锉，微炒） 木香（三分） 干漆（三分，捣碎，炒令烟出） 白术（三分） 桂心（三分） 枳壳（三分，麸炒微黄，去瓤） 槟榔（三分）

右件药，捣细罗为散，每服食前，醋汤调下一钱。

治妇人血气攻心疼痛，及一切积冷气痛，阿魏圆方。

阿魏（一两，面裹煨，面熟为度） 当归（一两，锉，微炒） 桂心（一两） 青橘皮（一两，汤浸去白瓤，焙） 附子（一两，炮裂，去皮脐） 芎䓖（一两） 白术（一两） 吴茱萸（三分，汤浸七遍，焙干微炒） 朱砂（一两，细研，水飞过） 干姜（三分，炮裂，锉） 木香（三分） 延胡索（一两） 肉豆蔻（一两，去壳） 蓬莪茂[43] 槟榔（一两）

右件药，捣罗为末，先以醋一升，煎阿魏成膏，和药末，捣三五百杵，圆如梧桐子大。每服食前，以热酒嚼下二十圆。

又方。

当归（三分，锉，微炒） 吴茱萸（一分，汤浸七遍，焙干微炒） 桂心（三分）

右件药，捣细罗为散。每服食前，以生姜热酒调下一钱。

治妇人血气攻心，疼痛不止，牡丹圆方。

牡丹（一两） 桂心（一两） 川乌头（一两，炮裂，去皮脐）

右件药，捣罗为末，炼蜜和圆，如梧桐子大。不计时候，以热酒下十圆。

治妇人久冷，血气攻心，疼痛不止方。

吴茱萸（三两） 桃仁（二[44]两，汤浸，去皮尖）

右件药，以慢火同炒令熟，即拣去茱萸。不计时候，以热酒嚼下桃仁五枚。

又方。

叶子雌（二两，细研）

右以醋一升，煎似稠糊，圆如小豆大。每服不计时候，用醋汤下五圆。

又方。

右取豉一团，如鸡子大，以青布裹，系定，剪却剩布，烧令烟尽，勿使成灰，捣细罗为散。不计时候，以热酒调下二钱。

治妇人血气心腹疼痛诸方

夫妇人血气心腹疼痛者，由脏腑虚弱，风邪乘于血，其间与真气相击，故疼痛，其痛随气上下，或上冲于心，或下攻于腹，故云血气攻心腹疼痛也。

治妇人血气攻心腹疼痛，延胡索散方。

延胡索（三分） 当归（三分，锉，微炒） 芎䓖（三分） 木香（半两） 桃仁（一两，汤浸去皮尖双仁，麸炒微黄） 赤芍药（半两） 桂心（三[45]分） 熟干地黄（一两） 枳实（半两，麸炒微黄）

右件药，捣粗罗为散。每服三钱，以水一中盏，入生姜半分，煎至六分，去滓，不计时候稍热服。

治妇人血气不利，攻心腹疼痛，没药散方。

没药（一两） 当归（一两，锉，微炒） 琥珀（一两） 木香（半两） 赤芍药（三分） 麝香（一钱，细研） 桂心（一两）

右件药，捣细罗为散，入麝香，同研令匀。每服以热酒调下二[46]钱，日三四服。

治妇人血气，上攻心腹疼痛，经络不利，黄瘦虚羸，琥珀散方。

琥珀（一两，细研） 麒麟竭（半两） 没药（半两） 木香（半两） 桂心（半两） 延胡索（一两） 当归（一两，锉，微炒） 牡丹（一两） 芸苔子（半两） 麝香（一钱，细研） 吴茱萸（半两，汤浸七遍，焙干，微炒） 青橘皮（半两，汤浸去白瓤，焙）

右件药，捣细罗为散，入麝香，研令匀。每于食前，以热酒调下二钱。

治妇人血气上攻，心腹疼痛不可忍，神情闷乱，乌药散方。

乌药（一两） 木香（一两） 桂心（一两） 青橘皮（一两，汤浸去白瓤，焙） 蓬莪茂（一两）

右件药，捣细罗为散。每服，以生姜半两，拍碎，黑豆半合，同炒令豆熟，入童子小便一中盏，煎三五服，滤去滓，调下散子二钱。

治妇人久冷血气，心腹疼痛，乳香散方。

乳香（一分） 木香（一分） 当归（三分，锉，微炒） 芎䓖（三分） 吴茱萸（一分，汤浸七遍，焙干，微炒） 桂心（半两） 没药（一分） 硇砂（一分，细研）

右件药，捣细罗为散。每服食前，热酒调下一钱。

治妇人血气攻，心腹烦躁闷乱，疼痛不止，琥珀散方。

琥珀（一两，细研） 没药（一两） 当归（一两，锉，微炒） 赤芍药（一两） 牡丹（一两） 延胡索（一两） 蒲黄（一两） 蓬莪茂（一两） 桂心（一两）

右件药，捣细罗为散。不计时候，以温酒调下一钱。

治妇人血气攻，心腹疼痛，经脉不调，口干烦躁，没药圆方。

没药（半两） 木香（一两） 槟榔（一两） 蓬莪茂（一两） 硇砂（一两，细研） 当归（一两，锉，微炒） 朱砂（半两，细研）

右件药，捣罗为末，用米醋熬硇砂成膏，和圆如绿豆大。不计时候，以热酒下一十圆。

治妇人血气攻，心腹疼痛，宜服此行经脉，利气血，神效硇砂圆方。

硇砂（一两） 水银（一两） 琥珀（一两） 朱砂（一分） 麝香（一分） 硫黄（一分）

右件药，以硫黄水银，结成砂子，都研令极细，用酒煎狗胆一枚为膏，和圆如梧桐子大。每服，以温酒下五圆。

治妇人久积血风冷气，经候不调，心腹疼痛，蓬莪茂圆方。

蓬莪茂（一两） 牛膝（三分，去苗） 没药（三分） 当归（三分，锉，微炒） 木香（三分） 桂心（三分） 硇砂（一两，别研）

右件药，捣罗为末，用酽醋煎硇砂成膏，入药末和圆，如梧桐子大。每于食前，以热酒下十圆。

治妇人血气不和，心腹冷痛，当归圆方。

当归（二两，锉，微炒）　硇砂（一两半，别研）　桂心（一两）　没药（一两）　蓬莪茂（二两）

右件药，捣罗为末，用好醋一大盏，银器内，以慢火熬硇砂成膏，入药末和圆，如梧桐子大。每日空心及晚食前，以醋汤下十[47]圆。

治妇人血气，心腹疼痛，木香圆方。

木香（半两）　肉豆蔻（一两，去壳）　川大黄（一两，锉碎，微炒）　槟榔（一两）　干姜（一两，炮裂，锉）　蓬莪茂（一两）　香墨（一两）　巴豆（一分，去皮心，研，纸裹压去油）

右件药，捣罗为末，入巴豆，同研令匀，醋煮面糊和圆，如绿豆大。每于食前，以温酒下五圆，粥饮下亦得。

治妇人血气攻心腹，疼痛不可忍方。

熟艾（五两）　生姜（四两，细切）

右件药，以布包，用水三大盏，煮令水尽，于包中绞取汁一中盏，每服，以热酒调下三[48]合。

治妇人血气小腹疼痛诸方

夫妇人小腹疼痛者，此由胞络之间，夙有风冷，搏于血气，停结小腹，因风虚发动，与血相击，故疼痛也。

治妇人久冷气滞[49]，血刺小腹疼痛，威灵仙散方。

威灵仙（一两）　当归（半两，锉，微炒）　没药（半两）　木香（半两）　桂心（半两）

右件药，捣细罗为散。每服不计时候，以热酒调下一钱。

治妇人血气攻小腹，疼痛不可忍，宜服干漆散方。

干漆（一两，捣碎，炒令烟出）　芫花（半两，醋拌，炒令干）　木香（半两）　槟榔（半两）　肉豆蔻（半两，去壳）　当归（三分，锉，微炒）　桂心（三分）　青橘皮（三分，汤浸去白瓤，焙）

右件药，捣细罗为散。不计时候，以热酒调下一钱。

治妇人久积风冷，气血不调，小腹疞刺疼痛，凌霄花散方。

凌霄花（半两）　当归（一两，锉，微炒）　木香（一两）　没药（一两）　桂心（半两）　赤芍药（半两）

右件药，捣细罗为散。每服，不计时候，以热酒调下一钱。

治妇人血气，小腹妨闷，疼痛不止，宜服没药散方。

没药（一两）　赤芍药（半两）　当归（半两，锉，微炒）　红蓝花（半两）　芫花（半两，醋拌，炒令干）　槟榔（半两）　干漆（半两，捣碎，炒令烟出）

右件药，捣细罗为散。每服不计时候，以热酒调下一钱。

治妇人血气攻膀胱，连小腹疼痛，宜服牡丹散方。

牡丹（二两）　赤芍药（一两）　当归（一两，锉，微炒）　桂心（一两）　延胡索（一两）　没药（半两）　麒麟竭（半两）　芎䓖（半两）

右件药，捣细罗为散。每服不计时候，以热酒调下一钱。

治妇人血气攻小腹疼痛，及恶血积聚不散，芫花圆方。

芫花（一两，醋拌，炒令干）　硇砂（一分）　香墨（一分）　釜底墨（一分）　当归（三分，锉，微炒）　桂心（一两）

右件药，捣罗为末，煎醋浸蒸饼和圆，如梧桐子大。每于食前，以热酒下十圆。

治妇人久积血气，疞刺小腹疼痛，四肢无力，不能饮食，当归散方。

当归（半两，锉，微炒）　赤芍药（半两）　刘寄奴（半两）　没药（一两）　枳壳（半两，麸炒微黄，去瓤）　延胡索（半两）

右件药，捣细罗为散。每服不计时候，以热酒调下一钱。

治妇人血气，小腹疞痛，宜服刘寄奴散方。

刘寄奴（一两）　当归（一两，锉）　桂心（一两）　芎䓖（一两）　牛膝（一两）　琥珀（一两）

右件药，捣罗为散。每服不计时候，以温酒调下二钱。

治妇人血气，攻刺小腹，痛不可忍方。

当归（一两）　石菖蒲（一两）　刘寄奴（一两）

右件药，捣细罗为散。每服二钱，以酒一小盏，水一小盏，入生姜五片子，同煎至半盏，去生姜和滓热服。

又方。

麒麟竭（一分）　阿魏（一分，面裹煨，以面熟为度）　桂心（半两）

右件药，捣细罗为散。每服不计时候，以热酒调下一钱。

又方。

芸苔子（一两，微炒）　当归（一两，锉，微炒）

右件药，捣细罗为散。每服，以热酒调下一钱。

又方。

硇砂（一两）　附子（一两，炮裂，去皮脐）

右件药，捣罗为末，以醋煮饭和令熟，圆如梧桐子大。每服食前，以热酒下十圆。

又方。

芫花（半两，醋拌，炒令干）　灶突煤（半两）

右件药，捣罗为末，用醋煮面糊和圆，如梧桐子大。每服不计时候，以热酒下七圆子。

治妇人血刺，小腹疼痛不止，紫桂圆方。

紫桂心（一两）　芸苔子（一两，微炒）　干姜（一两，炮裂，锉）

右件药，捣罗为末，用醋煮面糊和圆，如梧桐子大。每服不计时候，以醋汤下五圆子。

治妇人两胁胀痛诸方

夫妇人两胁胀痛者，由脏腑虚弱，气血不调，风冷之气，客于肠胃，伤于胞络之间，与血气相搏，壅塞不宣，邪正交争，冲击，故令两胁胀痛也。

治妇人心腹气滞，两胁胀痛，四肢无力，不思饮食，诃梨勒散方。

诃梨勒（一两，煨用皮）　槟榔（半两）　桂心（半两）　木香（半两）　白术（三分）　赤芍药（三分）　桔梗（三分，去芦头）　当归

（三分，锉，微炒） 芎䓖（半两） 陈橘皮（一两，汤浸去白瓤，焙） 鳖甲（一两，涂醋炙令黄，去裙襕）

右件药，捣筛为散。每服四钱，以水一中盏，入生姜半分，煎至六分，去滓，不计时候温服。

治妇人血气攻，两胁胀痛，背膊壅闷，手足烦疼，不能饮食，木香散方。

木香（三分） 白术（一两） 桂心（半两） 诃梨勒皮（三分） 鳖甲（一两半，涂醋炙令黄，去裙襕） 赤芍药（三分） 川大黄（一两半，锉碎，微炒） 当归（三分，锉，微炒） 桃仁（三分，汤浸去皮尖双仁，麸炒微黄）

右件药，捣粗罗为散。每服四钱，以水一中盏，入生姜半分，煎至六分，去滓，不计时候温服。

治妇人脾胃虚，气攻两胁胀痛，宜服草豆蔻散方。

草豆蔻（一两，去皮） 桂心（三分） 芎䓖（半两） 当归（半两，锉，微炒） 厚朴（三分，去粗皮，涂生姜汁，炙令香熟） 干姜（半两，煨裂，锉） 桔梗（三分，去芦头） 槟榔（半两） 诃梨勒（一两，炮，用皮） 甘草（一分，炙微赤，锉）

右件药，捣粗罗为散，每服四钱，以水一中盏，煎至六分，去滓，每于食前稍热服。

治妇人脏腑虚冷，宿血气攻，两胁胀痛，坐卧不安，宜服菴䕡子散方。

菴䕡子（一两） 延胡索（一两） 桂心（一两） 琥珀（一两） 桃仁（一两，汤浸去皮尖双仁，麸炒微黄） 当归（一两） 赤芍药（半两） 木香（半两） 没药（半两）

右件药，捣细罗为散。每服不计时候，以温酒调下二钱。

治妇人虚冷，气攻两胁，胀痛不能饮食，木香散方。

木香（一两） 吴茱萸（半两，汤浸七遍，焙干微炒） 芎䓖（三分） 高良姜（半两，锉） 桂心（三分） 当归（三分，锉，微炒） 桃仁（三分，汤浸去皮尖双仁，麸炒微黄）

右件药，捣细罗为散。不计时候，以热酒调下二钱。

治妇人心腹气滞，两胁胀痛，不能饮食，枳壳圆方。

枳壳（三分，麸炒微黄，去瓤） 槟榔（一[50]两） 桂心（三分） 鳖甲（一两，涂醋炙令黄，去裙襕） 吴茱萸（半两，汤浸七遍，焙干微炒） 当归（半两，锉，微炒） 诃梨勒皮（三分） 川大黄（一两，锉碎，微炒） 陈橘皮（三分，汤浸去白瓤，焙） 芎䓖（半两） 木香（半两）

右件药，捣罗为末，炼蜜和捣三二百杵，圆如梧桐子大。每服以暖酒下三十圆。

治妇人胸胁胀满诸方

夫妇人胸胁胀满者，由劳伤体虚，而风冷之气乘之，客于脏腑肠胃之间，搏于血气，血气壅之不宣，气得冷则逆，与血相搏，则上抢胸胁胀满也。

治妇人心胸气壅，两胁胀满，不欲饮食，槟榔散方。

槟榔（三分） 前胡（三分，去芦头） 赤芍药（半两） 芎䓖（三分） 青橘皮（三分，汤浸去白瓤，焙） 桂心（半两） 桔梗（半两，去芦头） 木香（半两） 川大黄（一两，锉碎，微炒） 甘草（一分，炙微赤，锉） 枳壳（半两，麸炒微黄，去瓤）

右件药，捣筛为散。每服四钱，以水一中盏，入生姜半分，煎至六分，去滓，不计时候温服。

治妇人胸膈气壅，两胁胀闷，不欲饮食，木香散方。

木香（半两） 白术（半两） 前胡（一两，去芦头） 赤茯苓（三分） 川大黄（一两，锉碎，微炒） 诃梨勒（一两，焙，用皮） 桂心（三分） 大腹皮（半两） 枳壳（一两，麸炒微黄，去瓤）

右件药，捣粗罗为散。每服三钱，以水一中盏，入生姜半分，煎至六分，去滓，不计时候温服。

治妇人两胁胀满，上冲心胸，满闷，不下饮食，大腹皮散方。

大腹皮（一两，锉） 前胡（三分，去芦头） 桔梗（半两，去芦头） 赤茯苓（三分） 青橘皮（半两，汤浸去白瓤，焙） 桂心（半两）

右件药，捣粗罗为散。每服三钱，水一中盏，入生姜半分，煎至六分，去滓，不计时候分温服。

治妇人心胸气壅，两胁满闷，不能饮食，大黄散方。

川大黄（一两，锉碎，微炒）　桂心（半两）　枳壳（三分，麸炒微黄，去瓤）　诃梨勒（一两，煨，用皮）　前胡（一两，去芦头）　桔梗（一两，去芦头）

右件药，捣粗罗为散。每服四钱，以水一中盏，入生姜半分，煎至六分，去滓，不计时候温服。

治妇人血气攻，心胸气滞，腹胁虚胀，槟榔散方。

槟榔（半两）　当归（一两，锉，微炒）　桂心（半两）　木香（半两）　吴茱萸（一分，汤浸七遍，焙干微炒）　赤芍药（一两）　青橘皮（一两，汤浸去白瓤，焙）

右件药，捣细罗为散。不计时候，以热酒调下一钱。

治妇人心腹胀满诸方

夫妇人心腹胀满者，由脏腑久冷，气血虚损，而邪气客之，乘于心脾故也，足太阴脾之经也，脾虚则胀，足少阴肾之经也，其脉起于足小指之下，循行上络于膀胱，其直者从肾上入肺，其支者从肺出，络于心脏，虚邪气客于三经，与正气相搏，积聚在内，气并于脾，脾虚则胀，故令心腹烦满，气急而胀也。诊其脉迟而滑者，胀满也。

治妇人脾胃气虚，心腹胀满，不欲饮食，四肢少力，白术散方。

白术（三分）　桂心（半两）　草豆蔻（三[51]分，去皮）　槟榔（半两）　赤茯苓（半两）　诃梨勒（三分，煨，用皮）　陈橘皮（一两，汤浸去白瓤，焙）　厚朴（一两，去粗皮，涂生姜汁，炙令香熟）　人参（一两，去芦头）　甘草（一分，炙微赤，锉）

右件药，捣筛为散。每服四钱，以水一中盏，入生姜半分、枣三枚，煎至六分，去滓，每于食前稍热服。

治妇人脏腑气滞，心腹胀满，不能饮食，槟榔散方。

槟榔（一两）　桔梗（三分，去芦头）　桂心（一两）　陈橘皮（三分，汤浸去白瓤，焙） 鳖甲（一两，涂醋炙令黄，去裙襕） 枳壳（三分，麸炒微黄，去瓤） 川大黄（一两，锉碎，微炒） 当归（半两，锉，微炒） 桃仁（一两，汤浸去皮尖双仁，微炒）

右件药，捣粗罗为散。每服三钱，以水一中盏，入生姜半分，煎至六分，去滓，不计时候温服。

治妇人心腹两胁胀满，不思饮食，四肢少力，诃梨勒散方。

诃黎勒（三分，煨，用皮） 吴茱萸（半两，汤浸七遍，焙干微炒） 人参（半两，去芦头） 半夏（半两，汤浸七遍去滑） 陈橘皮（三分，汤浸去白瓤，焙） 桂心（三分） 当归（三分，锉，微炒） 木香（半两） 白术（三分） 厚朴（三分，去粗皮，涂生姜汁，炙令香熟） 甘草（一分，炙微赤，锉） 桃仁（三[52]分，汤浸去皮尖双仁，麸炒微黄）

右件药，捣粗罗为散。每服四钱，以水一中盏，入生姜半分、枣三枚，煎至六分，去滓，不计时候温服。

治妇人血气壅滞，心腹胀满，攻背膊疼闷，鳖甲散方。

鳖甲（一两，涂醋炙令黄，去裙襕） 赤芍药（半两） 枳壳（半两，麸炒微黄，去瓤） 芎䓖（半两） 赤茯苓（三分） 木香（半两） 京三棱（三分，微炮，锉） 陈橘皮（三分，汤浸去白瓤，焙） 川大黄（一两，锉，微炒） 甘草（一分，炙微赤，锉） 桃仁（半两，汤浸去皮尖双仁，麸炒微黄）

右件药，捣筛为散。每服三[53]钱，以水一中盏，入生姜半分，煎至六分，去滓，每于食前温服。

治妇人脾胃虚冷，心腹胀满，不欲饮食，木香散方。

木香（一两） 神曲（三两，微炒令黄） 桂心（一两） 白术（一两） 干姜（一两，炮裂，锉） 陈橘皮（一两，汤浸去白瓤，焙） 草豆蔻（一两，去皮） 诃梨勒（一两，煨，用皮） 人参（一两，去芦头） 甘草（半两，炙微赤，锉）

右件药，捣细罗为散。每服一钱，如茶点稍热服。

治妇人脾胃久冷，心腹虚胀，面无颜色，四肢羸瘦，不思饮食，胡椒圆方。

胡椒（一两） 桂心（三分） 芎䓖（三分） 当归（三分，锉，微炒） 高良姜（一两，锉） 附子（一两，炮裂，去皮脐） 木香（半

两）　草豆蔻（一两，去皮）　白术（三分）

右件药，捣罗为末，炼蜜和捣三五百杵，圆如梧桐子大。不计时候，以热酒下三十圆。

治妇人脏气久虚，腹胀不能食，宜服阿魏圆方。

阿魏（三分）　木香（一两）　槟榔（一两）　肉豆蔻（半两，去壳）　青橘皮（三分，汤浸去白瓤，焙）　当归（一两，锉，微炒）　诃梨勒（一两，煨，用皮）　桃仁（三两，汤浸去皮尖双仁，研如膏）　丁香（十[54]两）　附子（半两，炮裂，去皮脐）　桂心（半两）　白术（三分）

右件药，捣罗为末，用童子小便，煎阿魏桃仁成膏，入煎药末，和捣三五百杵，圆如梧桐子大。不计时候，以温生姜酒下二十圆。

治妇人乳痈诸方

夫妇人乳痈者，由乳肿，结皮薄以泽，是痈也。足阳明之经脉，从缺盆下于乳，若劳伤血气，其脉虚寒，客于经络，寒搏于血，则血涩不通，其气又归之，气积不散，故结聚成痈。年四十以下，治之多愈，年五十以上，宜速治之即差，若不治才多死。又中年又怀娠，发乳痈肿，及体结痈，此必无害也，盖怀胎之痈，病起于阳明，阳明者，胃之脉也，至[55]肌肉，不伤脏，故无害也，诊其右手关上脉沉，则为阴虚者，则病乳痈，乳痈久不差，因变为瘘。

治妇人乳痈，焮肿疼痛，大黄散方。

川大黄（一两，锉碎，微炒）　川楝子（一两）　赤芍药（一两）　马蹄（一两，烧灰）　玄参（一两）　蒲公草（一两）

右件药，捣细罗为散。每服一钱，以温酒调下，日三服，汗出差。

治妇人妬乳生痈方。

露蜂房（一两，微炙）　猪甲中土（一两）　车辙中土（一两）

右件药，研为细散，以醋和涂之良。

又方。

川大黄（一分，锉） 鼠粪（一分，湿者） 黄连（一分，去须）

右件药，捣细罗为散，入鼠粪更捣令匀，以黍米粥清和调，敷乳四边痛上，即愈，如无黍米用粳米亦得。

治妇人乳痈，毒气不散方。

冬瓜皮（研，取汁） 当归（半两，末）

右件药，以冬瓜汁调涂之，以差为度。

治妇人乳汁不下，内结成肿，名为乳毒，乃急于痈也，宜服此方。

川大黄（一两，锉碎，微炒） 黄连（三两，去须） 牛蒡子（一两）

右件药，捣粗罗为散。每服三钱，以水一中盏，煎至六分，去滓，不计时候温服。

又方。

蛇蜕皮（一两，烧灰） 赤小豆（一两）

右件药，捣细罗为散，用鸡子白调涂乳上，干即再涂。

治妇人勒乳后疼闷，乳结成痈方。

右捣益母草，细罗为末，以新汲水调涂于奶上，以物抹之，一宿自差，生者捣烂用之。

治妇人乳痈，疼痛，寒热至甚，宜用此方。

右取蔓菁根并叶，净择去土，勿洗，以盐捣贴奶上，频换，不过三五度差，若是野生者妙。冬无叶，即用根也。

又方。

右取鞍[56]下马蹄，烧为灰，细研，以酥调涂绯帛上贴，日二换之。

治妇人乳痈，身体壮热，疼痛不可忍方。

右取蒲公草并根，捣绞取汁半合，酒和服之，如无新者，用干者捣细罗为散，每服，温酒调下三钱。

治妇人乳痈并吹奶，疼痛不止方。

虾蟆（一枚，五月五日收阴干者）

右以罐子盛，烧令赤，候冷取出，细研为散。每服，以热酒调下二钱。

治妇人乳痈遍毒方。

右取生人牙齿烧灰，细研，酥调涂神验。

治妇人乳痈，热毒肿痛方。

右取青牛腹下毛，烧作灰，细研，水和服之，立效。

治妇人乳痈不消方。

右用白面半斤，炒令黄色，用醋煮为糊，涂于乳上即消。

又方。

鹿角屑（一两，炒微黄）

右捣细罗为散，以猪胆汁调一钱服，不过再服，神验。以醋浆水服之亦得。

又方。

嫩皂荚刺（二两，黄色者[57]，微炒）

右捣细罗为散。以温酒调下二钱，立差。

治妇人乳痈，汁不出，畜积[58]内结，因成脓肿，一名妬[59]乳方。

露蜂房（一分，微炙）

右以水二大盏，煮取一盏，去滓，细细服之，当日令尽。

治妇人乳痈肿硬如石诸方

夫妇人乳痈肿硬如石者，是足阳明之脉，有下于乳者，其经虚，为风寒气客之，则血涩结成痈肿，而寒多热少，其痈则无大热，微强不赤，但结核肿硬也。

治妇人乳痈，肿硬如石，疼痛，当归散方。

当归（三两，锉，微炒）　赤芍药（二两）　黄芪（二两，锉）　人参（一两，去芦头）　蒺藜子（二两，微炒去刺）　枳实（二两，麸炒微黄）　鸡骨香（一两）　桂心（一两）　薏苡仁（一两，微炒）　附子（一两，炮裂，去皮脐）

右件药，捣细罗为散。每服，以温酒调下一钱，日三服。

治妇人乳痈，经年肿硬，如石不消，宜贴大黄散方。

川大黄（一两，锉） 当归（一两，锉，微炒） 赤芍药（一两） 黄芪（一两，锉） 芎䓖（一两） 防风（一两，去芦头） 黄连（一两，去须） 莽草（一两） 栀子仁（一两） 腻粉（一分） 乳香（半两）

右件药，捣细罗为散，入腻粉和匀，以鸡子白并蜜调令匀，涂帛上贴，干即易之。

治妇人乳痈焮肿，赤硬，疼痛不止方。

赤小豆（三分，微炒） 白芷（三分） 白蔹（三分） 鸡子（一枚，用白）

右件药，捣细罗为散，入鸡子白调如稀糊，涂乳肿处，干即更涂之。

治妇人乳中结塞，肿硬如石，成痈方。

蔓荆子（一两） 乱发灰（半两） 蛇蜕皮（半两，微炒）

右件药，捣细罗为散。每于食后，以温酒调下一钱。

又方。

玄参（半两） 白檀香（半两）

右件药，捣细罗为散，用醋调涂肿结处，干即更涂。

治妇人乳结硬，疼痛方。

右取鳝鱼皮烧灰，捣细罗为散。空心，以暖酒调下二钱，服之。

治妇人乳痈久不差诸方

夫妇人乳痈久不差者，此谓发乳痈而有冷气乘之，故痈肿结，经久不消，或溃而为冷所客，若脓汁不尽，而久不差也。

治妇人乳痈，穿穴，脓水不住，年月深远，蚀肉伤筋，或时碎骨疮中自出，肉冷难生，疼痛不可忍，芎䓖圆方。

芎䓖（二两） 当归（一两半，锉，微炒） 桂心（一两） 黄芪（一两，锉） 沉香（一两） 安息香（一香） 附子（半两，炮裂，去皮脐） 白芷（半两） 麒麟竭（半两） 丁香（半两） 木香（一两） 枳壳（半两，麸炒微黄，去瓤） 羌活（半两） 赤芍药（半两）

右件药，捣罗为末，炼蜜和捣三五百杵，圆如梧桐子大。每日空心，午时，晚食前，以甘草酒下二[60]十圆。

治妇人乳结颗块，浆[61]水宿滞，恶血，疼痛不差，血脉壅闭，无名异散方。

无名异（半分[62]） 没药（三分） 麒麟竭（三分） 木香（半两） 人参（半两，去芦头） 赤茯苓（半两） 白芷（半两） 当归（半两，锉，微炒） 虎杖（三分） 黄芩（半两） 黄芪（一两，锉） 牡丹（半两） 桂心（半两） 生干地黄（半两）

右件药，捣细罗为散。每服空腹，及晚食前，以温酒调下二钱。

治妇人乳痈风毒，肿久不消，未成脓，先用药汤淋熨，令四向恶物消散方。

赤小豆（五合，粗碾破） 葱（二七茎，并须细切） 白矾（二两，碎研） 甘草（一两，生锉） 乳香（半两） 芥子（二合） 桑根白皮（一两，细锉）

右件药，用青布裹，于锅内，以水三升，煮药令熟，承热熨肿处，冷即再暖熨之，一日可五七度熨，则令内消。

治妇人乳痈，肿未穴，痛不可忍，及已成疮，久不差者，宜敷薰陆香散方。

薰陆香（半两） 百合（半分） 雄鼠粪（半分） 盐（半钱）

右件药，捣细罗为散，用醋调涂贴，立效。

治妇人乳痈成疮，久不差，脓汁出，疼痛欲死，不可忍，鹿角散方。

鹿角（二两） 甘草（半两）

右件药，捣细罗为散，用鸡子白和，于铜器中暖令温，敷患处，五七易即愈。

治妇人乳肿诸方

夫足阳明之经，胃之脉也，其脉直从缺盆下于乳，因劳动则肤腠理虚，受风邪，入于荣卫，荣卫否涩，血气不流，热结于乳，故令乳肿，其结肿不散，则成痈也。

治妇人乳，初觉肿妨疼痛，及欲成痈结，升麻散方。

川升麻（一两） 玄参（一两半） 桑根白皮（三两，锉） 赤芍药（一两） 白芷（三分） 川大黄（一两，锉碎，微炒） 马蹄（三分，烧灰） 甘草（一两，炙微赤，锉） 川朴硝（二两）

右件药，捣粗罗为散。每服四钱，以水一中盏，煎至六分，去滓，每于食前温服，以利为度。

治妇人乳肿妨痛，日夜不可忍方。

煅炉底土（二两） 露蜂房（半两，微炙） 赤小豆（一分[63]） 川大黄（一两） 木香（一两） 桂心（一两）

右件药，捣细罗为散。以麻油调涂肿上，经宿神效。

治妇人乳肿痛，虑作痈毒，宜服此方。

甘草（半两，一半生用，一半微炙） 栝楼（一枚，去皮用瓤子，细锉令烂）

右件药，以酒一大盏，煎甘草，取六分，入栝楼，绞取汁，顿服，未差更服。

治妇人乳肿，痛不可忍，吃甘草栝楼酒后，宜更用此方，淋熨肿痛上。

柳白皮（锉，一升） 地菘（二握，锉）

右件药，以水五升，煎至三升，及稍热，并滓熏乳肿处，以通手，即淋熨乳上，当日即退。

治妇人乳肿不消方。

川大黄（三分） 莽草（三分） 伏龙肝（三分）

右件药，捣细罗为散，入生姜汁半合，入少醋和涂乳上，干即再涂。

又方。

桂心（三分） 甘草（三分） 川乌头（一分，炮裂，去皮脐）

右件药，捣细罗为散，以醋和涂纸上覆之，其脓当化为水。

又方。

右取鱼枕为末，唾调涂之。

治乳肿痛甚者方。

野菘（半斤，不用洗）

右和盐烂捣，厚涂肿上，干即换之。

治妇人乳疽诸方

夫妇人乳疽者，由肿而皮强，上如牛领之皮，谓之疽也。足阳明之脉，从缺盆下于乳者，其脉虚则腠理开[64]，寒气客之，寒搏于血，则血涩不通，故结肿，而气又归之，气淳盛故成疽也，热久散[65]不散，则肉败为脓也。

治妇人乳疽及妒乳，作寒热疼痛，宜敷附子散方。

附子（一两，去皮脐）　藜芦（半两，去芦头）

右件药，捣罗为末，用醋调敷之，干即再敷之。

又方。

米粉（一合）　鸡子白（三枚）

右件药相和，涂帛上，以贴疽，帛上开一小眼，以泄毒气，燥即易之。

又方。

釜底土（一两）　鸡子白（三枚）

右件药，捣相和涂之，如少破，弥良。

又方。

黄柏（一两，捣末）　鸡子白（三枚）

右件药相和，厚涂数易之，即愈。

又方。

右于石上水摩鹿角，取浓汁涂疽上，干复易之，随手渐消。

又方。

半夏末（一两）　鸡子白（三枚）

右件药，和涂之，极效。

又方。

右以醋和吴茱萸末，或捣生姜，或小蒜和敷之，并良。

治妇人乳结核诸方

夫足阳明之经脉，有从缺盆下于乳者，其经虚，风冷乘之，冷折于血，则生结核也。夫肿热则变败为脓，冷则核不消，人由疲劳，动气而生热，亦焮痒也。

治妇人乳生结核，坚硬，或肿疼痛，宜用消毒肿止疼痛，水膏方。

黄柏（二两，锉） 露蜂房（半两，微炙） 糯米（二合） 赤小豆（一合） 盐（一两）

右件药，捣细罗为散，捣生地黄取汁，调令稀稠得所，看肿痛处大小，剪生绢上厚涂贴之，干即换之。

治妇人乳痈毒，始生结核，肉消散方。

川大黄（一两） 黄芩（一两） 黄连（一两，去须） 黄药（一两） 地龙（一两，炒令黄） 乳香（一两）

右件药，捣细罗为散，用生地黄汁调匀，涂于肿毒上，干即易之，不过三五度差。

治妇人乳生结核，疼痛，散毒气，止疼痛，当归散方。

当归（三分，锉，微炒） 甘草（一两，锉） 川芒硝（一两） 黄连（三分，去须） 黄药（三分） 川大黄（一两） 蒲公英（三分） 玄参（三分）

右件药，捣细罗为散，用鸡子白调为膏，于生绢上涂贴服，效为度。

治妇人乳生结核，及肿疼，宜熁贴方。

盐草根（二两） 生蒻头（二两）

右捣如泥，贴之立效。

治妇人乳痈疮肿疼痛诸方

夫妇人乳痈，疮肿疼痛者，是风毒积聚，而成痈疮也。盖产后，不勤

捏去乳汁，畜积不出[66]，其恶汁内引于热结，故令疮肿痛也，

治妇人乳痈，以成瘀肿脓水，疼痛不可忍，木通散方。

木通（一两半，锉） 黄芪（二[67]两，锉） 玄参（一两半） 沉香（三分） 赤芍药（二两） 子芩（一两） 败酱（一两） 露蜂房（一两，炙黄） 汉防己（一两半） 川朴硝（二[68]两）

右件药，捣筛为散。每服四钱，以水一中盏，煎至六分，去滓，不计时候温服。

治妇人乳痈，疮肿疼痛，除热大黄圆方。

川大黄（一两，锉，微炒） 桂心（半两） 薏苡仁（半两） 鸡骨香（半两） 黄连（半[69]两，去须） 人参（半两，去芦头） 附子（半两，炮裂，去皮脐） 黄芪（半两，锉） 木通（半两，锉） 当归（半两，锉，微炒） 枳实（半两，麸炒微黄） 败酱（一分） 赤芍药（半两） 白蒺藜（一两，微炒，去刺）

右件药，捣罗为末，炼蜜和捣三二百杵，圆如梧桐子大。每服不计时候，以温水下三十圆。

治妇人乳痈疮肿，焮热疼痛，宜用散毒气，葶苈散方。

甜葶苈（一两） 赤芍药（三分） 白芷（一两） 丁香（三分） 黄芪（一两，锉） 羊桃皮（一两，锉） 硝石（三分） 半夏（一两，汤洗七遍，去滑） 白蔹（一两） 莽草（半两） 木香（一两） 木鳖子（一两，去壳）

右件药，捣细罗为散，用酥[70]浆水调和令匀，摊于故帛上贴之。

治妇人乳头裂痛，欲成疮方。

燕脂（三分） 蚌蛤粉（一两）

右件药，研细涂乳裂处，神效。

治乳痈肿成疮，疼痛方。

鸡子（一枚，打破）

右以热酒调为一服，五七服即疮愈。

又方。

防风（一两，去芦头） 牵牛子（二两，微炒） 牛蒡子（一两）

右件药，捣细罗为散，不计时候，以温水调下二钱。

又方。

蔓荆子（一两）　甘草（二寸，一半生，一半熟）　干薄荷（半两）

右件药，捣细罗为散，每服二钱，用暖酒调下，日三服。

又方。

车前子（一两）

右捣罗为末，用暖酒调下二钱，日三服。

又方。

赤小豆（一两）　莽草（一两）

右件药，捣罗为末，以酒调涂之。

治妇人乳痈熏法诸方

治乳痈宜熏方。

耶屈律藤蔓（切，一斤）

右以水二升，煮取一升半，泻于小口瓷瓶中，熏患处良。

又方。

和泥葱（七茎）

右捣如泥，以水二升，煮取一升半，泻于小口瓷瓶中，熏患处，三五度差。

又方。

和泥芥菜

右捣，以水二升，煮取一升半，泻于小口瓷瓶中，熏患处，三五度差。

治妇人乳痈疼痛,宜熏方。

露蜂房（半斤，细锉）

右件药，以醋五升，煮令热，相和，倾于瓶中，热熏乳上，三五度即差，令即再煎用之妙。

【校注】

① 二：日本抄本作"一"。
② 三分，微炙：日本抄本作"一两锉碎微炒"六字。
③ 一：日本抄本作"二"。
④ 炒：日本抄本作"炙"字。
⑤ 焦：日本抄本作"微"字。
⑥ 刺：日本抄本作"利"，义长可从。
⑦ 沸：日本抄本作"滞"，义长可从。
⑧ 二：日本抄本作"一"。
⑨ 十五：日本抄本作"五"字。
⑩ 两：日本抄本作"分"字。
⑪ 积：日本抄本作"稍"，义长可从。
⑫ 一两：其下日本抄本有"炮裂"二字。
⑬ 锉：日本抄本作"裂"字。
⑭ 赤芍药：其下诸本皆无用量，疑有脱文，待考。
⑮ 二：日本抄本作"三"。
⑯ 麦：日本抄本作"麦"，义长可从。
⑰ 锉：日本抄本作"裂"字。
⑱ 二：日本抄本作"一"。
⑲ 一：日本抄本作"二"。
⑳ 淘：日本抄本作"浸"字。
㉑ 十：日本抄本作"七"字。
㉒ 拒：据文义疑为"抵"。抵，"抵"的异体字。
㉓ 一：日本抄本作"二"。
㉔ 一：日本抄本作"三"。
㉕ 胁：日本抄本作"腑"字。
㉖ 细：日本抄本作"油"字，义长可从。
㉗ 一：日本抄本作"二"。
㉘ 一：日本抄本作"三"。
㉙ 一：日本抄本作"二"。
㉚ 一：日本抄本作"三"。
㉛ 服：日本抄本作"心"字。
㉜ 擀：日本抄本作"捣"字。
㉝ 夫：据文义疑为"未"。
㉞ 地：据文义疑为"他"。
㉟ 踱（lù 鹿）：行。
㊱ 一：日本抄本作"二"。
㊲ 半：日本抄本作"三"。
㊳ 作：日本抄本作"成"字。
㊴ 酒：日本抄本作"汤"字。
㊵ 二：日本抄本作"一"。
㊶ 锉：日本抄本作"节"字。
㊷ 一：日本抄本作"二"。
㊸ 蓬莪茂：其下诸本皆无用量，疑有脱文，待考。
㊹ 二：日本抄本作"一"。
㊺ 三：日本抄本作"一"。
㊻ 二：日本抄本作"一"。
㊼ 十：日本抄本作"一"。
㊽ 三：日本抄本作"二"。
㊾ 滞：其下日本抄本有"气"字。
㊿ 一：日本抄本作"半"字。
51 三：日本抄本作"二"。

㊾ 三：日本抄本作“一”。

㊿ 三：日本抄本作“二”。

54 十：日本抄本作“半”字。

55 至：日本抄本作“主”字。

56 豎：日本抄本作“鋻”字。

57 者：日本抄本作“煮”字。

58 畜积：日本抄本作“积畜”字。畜，“蓄”的异体字。

59 姤：日本抄本作“妨”字。

60 二：日本抄本作“一”。

61 浆：日本抄本作“脓”字。

62 分：日本抄本作“两”字。

63 分：日本抄本作“合”字。

64 开：日本抄本作“闭”字。

65 散：日本抄本作“肉”字。

66 出：日本抄本作“止”字。

67 二：日本抄本作“一”。

68 二：日本抄本作“一”。

69 半：日本抄本作“十”。

70 酥：日本抄本作“酸”字。

卷第七十二

治妇人月水不通诸方

夫妇人月水不通者，由劳损血气，致令体虚受风冷，邪气客于胞内，伤损冲任之脉，并手太阳少阴之经，致胞络内血绝气不通故也。冲妊之脉，起于胞内，为经脉之海，手太阳小肠之经也，手少阴心之经也，此二经为表里，主下为月水，风冷伤其经血，血性得温则宣流，得寒则涩闭，既为风冷所搏，故血结在内，故令月水不通也。又云：肠中鸣，则月水不来，病本在胃，胃气虚不能消化水谷，使津液不生血气故也。又云：醉以入房，则内气竭绝，伤于肝，使月水衰少不来也，所以尔者，肝藏于血，劳伤过度，血气枯竭于内也，又先经唾血及吐血下血，谓之脱血，使血枯，亦月水不来也，所以尔者，津液减耗故也，但益津液，则其经自下也，诊其肾脉微涩者，是月水不来也，又左手关后尺内浮为阳绝者，无膀胱脉也，月水则闭，又肝脉沉而急，隐之亦然，时小便难，苦头眩痛，腰背痛，足寒时疼，月水不来时，恐得之时有所堕坠也，月水不通，久则血结于内生块，变为血瘕，亦作血癥，血水相并，壅涩不通，脾胃虚弱，变为水肿也，所以然者，脾候身之肌肉，象于土，土主克消于水，水血既并，脾气衰弱，不能克消，故水气流溢，浸渍肌肉，故肿满也。

治妇人月水不通，心腹胀满，腰间疼痛，赤芍药散方。

赤芍药（三分）　柴胡（一两，去苗）　菴蔄子（半两）　土瓜根（半两）　牛膝（三分，去苗）　枳壳（半两，麸炒微黄，去瓤）　牡丹（半两）　桂心（半两）　桃仁（三分，汤浸去皮尖双仁，麸炒微黄）　川大

黄（一两，锉碎，微炒）　川朴硝（三分）

右件药，捣筛为散。每服三钱，以水一中盏，入生姜半分，煎至六分，去滓，食前温服之。

治妇人月水不通，牡丹散方。

牡丹（一两半）　当归（一两半，锉，微炒）　白芷（一两）　琥珀（一两）　川大黄（一两半，锉碎，微炒）　赤芍药（一两）　桂心（一两）　芎䓖（一两）　虻虫（半两，炒令微黄，去翅足）　水蛭（半两，炒令黄）

右件药，捣细罗为散。每服三钱，以酒一中盏，煎至六分，去滓，空心及晚食前，温服之。

治妇人月水不通，脐腹疞刺疼痛，菴䕡子散方。

菴䕡子（三分）　川大黄（半两，锉碎，微炒）　当归（三分，锉，微炒）　桂心（半两）　牛膝（三分，去苗）　桃仁（三分，汤浸去皮尖双仁，麸炒微黄）　川芒硝（三分）

右件药，捣筛为散。每服四钱，以水一中盏，煎至五分，去滓，食前温服。

治妇人月水不通，脐下疞痛，腹胁妨闷，琥珀散方。

琥珀（三分，细研）　牛膝（一两，去苗）　当归（一两，锉，微炒）　延胡索（三分）　桃仁（三分，汤浸去皮尖双仁，麸炒微黄）　芎䓖（半两）　赤芍药（半两）　桂心（半两）　川大黄（三分，锉碎，微炒）　牡丹（半两）　水蛭（一分，炒微黄）

右件药，捣粗罗为散。每服三钱，以水一中盏，入生姜半分，煎至五分，去滓，食前温服。

治妇人月水不通，心腹妨闷，四肢烦疼，大黄散方。

川大黄（一两，锉，微炒）　川朴硝（半两）　牛膝（三分，去苗）　当归（三分，锉，微炒）　桃仁（三分，汤浸去皮尖双仁，麸炒微黄）　虻虫（一分，炒令微黄，去翅足）　赤芍药（三分）　水蛭（一分，炒微黄）　土瓜根（三分）　干膝（半两，捣碎，炒令烟出）　桂心（半两）

右件药，捣细罗为散。每于食前，以温酒调下一钱。

治妇人月水不通，血气攻刺，腹胁疼痛，四肢干瘦，不欲饮食，虻虫散方。

虻虫（半两，炒令微黄，去翅足）　水蛭（半分，炒令微黄）　当归

（半两，锉，微炒） 人参（三分，去芦头） 木香（一分） 红蓝花（半两） 童子头发（三分，烧灰） 井内倒悬草（三分） 干姜（一分，炮裂，锉） 赤芍药（三分） 姜黄（三分） 荷叶（一两）

右件药，捣细罗为散。每于食前，以温酒调下一钱。

治妇人月水不通，时作寒热，食少体瘦，斑蝥散方。

斑蝥（一分，糯米中同炒令黄，去翅足） 川大黄（三分，锉，微炒） 水蛭（一分，炒微黄） 当归（三分，锉，微炒） 虻虫（一分，炒令微黄，去翅足）

右件药，捣细罗为散。每于食前，以温酒调下一钱。

治妇人血气滞，致经脉不通，渐渐羸瘦，日久成劳，芫花散方。

芫花（三分，醋拌，炒令干） 硇砂（一分） 没药（一分） 当归（一分，锉，微炒） 延胡索（一[①]分） 红蓝花子（一分） 水蛭（二十一枚，微炒）

右件药，捣细罗为散。每服空心，以豆淋薄荷酒调下一钱，夜深心腹空时，再一服。

治妇人月候不通，琥珀煎圆方。

琥珀（一两，细研，以醋三升熬如膏） 虻虫（半两，去翅足，炒黄） 水蛭（半两，炒黄） 肉桂（三两，去皴皮） 桃仁（一两，汤浸去皮尖双仁，别研，生用） 川大黄（三两，生用）

右件药，捣罗为末，以琥珀膏和圆，如梧桐子大。每服空心，以温酒下三十圆。

治妇人月水不通，手足心热，腹满喘急，不欲睡卧，心神烦闷，鬼箭圆方。

鬼箭羽（一两） 川芒硝（一两） 柴胡（一两，去苗） 水蛭（一分，炒微黄） 虻虫（一分，炒令微黄，去翅足） 川大黄（三分，锉，微炒） 赤茯苓（三分） 干漆（半两，捣碎，炒令烟出） 川椒（一分，去目及闭口者，微炒去汗） 杏仁（三分，汤浸去皮尖双仁，麸炒微黄） 桃仁（三分，汤浸去皮尖双仁，麸炒微黄） 牡丹（二分） 甜葶苈（一两，隔纸炒令紫色）

右件药，捣罗为末，炼蜜和捣三二百杵，圆如梧桐子大。每于食前，以温酒下二十圆。

治妇人月水不通，腹中刺痛，牛膝圆方。

牛膝（一两，去苗） 当归（一两，锉，微炒） 桃仁（半两，汤浸去皮尖双仁，麸炒微黄） 琥珀（一两） 芎䓖（半[②]两） 川大黄（三分，锉，微炒） 水蛭（一分，炒令微黄） 鬼箭羽（三分）

右件药，捣罗为末，炼蜜和圆，如梧桐子大。每于食前，以温酒下二十圆。

治妇人月水不通，没药圆方。

没药（半两） 硇砂（半两） 干漆（半两，捣碎，炒令烟出） 桂心（一两） 芫花（半两，醋拌一宿，炒干） 狗胆（二枚，干者） 水银（三分，入少枣肉研令星尽）

右件药，捣罗为末，以枣肉和圆，如绿豆大。每于食前，以温醋汤下十圆。

治妇人月水不通，小腹宿血积滞，芫青[③]圆方。

芫青（一分，微炒） 牛膝（半两，去苗） 硇砂（一分） 藕节（半两） 桂心（半两） 水银（一分，入少枣肉研令星尽）

右件药，捣罗为末，研入水银令匀，用醋煮面糊和圆，如绿豆大。每日空心，以温酒下五圆，如小腹涩痛，即用滑石栀子等份煎汤投之。

治妇人月水不通，腹胁疼痛，穿山甲圆方。

穿山甲 没药 延胡索 当归（锉，微炒） 硇砂（以上各半两） 狗胆（二枚，干者）

右件药，捣罗为末，以竹筒内盛，饭甑中蒸三溜，入炼蜜和圆，如绿豆大。每于食前，以温酒下十圆。

治妇人月水不通，烦热疼痛，苏枋木煎方。

苏枋木（二两，锉） 硇砂（半两，研） 川大黄（末，一两）

右件药，先以水三大盏，煎苏木至一盏半，去滓，入硇砂大黄末，同熬成膏，每日空心，以温酒调下半大匙。

治妇人月水不通，心腹滞闷，四肢疼痛，水银圆方。

水银（半两，以少枣肉研令星尽） 硇砂（半两，细研） 朱砂（半两，细研） 巴豆（十枚，去皮心，研，纸裹压去油）

右件药，都研令匀，以狗胆汁和圆，如梧桐子大。每日空心，温酒下三圆。

又方。

水蛭（十枚，炒令微黄）　川椒（一分，去目及闭口者，微炒去汗）　硇砂（一分，细研）　獭胆（一枚，干者）　狗胆（一分，干者）

右件药，捣罗为末，以醋煮面糊和圆，如绿豆大。每于食前，当归酒下五圆。

又方。

芫花（半两，醋拌，炒令干）　水蛭（一分，炒微黄）

右件药，捣细罗为散。每日空心，以暖酒调下半钱。

又方。

赤马肝（一片，炙令燥[④]）

右捣细罗为散，每于食前，以热酒调下一钱。

治妇人月水不调诸方

夫妇人月水不调者，由劳伤气血，致体虚，受风冷之气也。若风冷之气客于胞内，伤于冲任之脉，损手太阳少阴之经，冲任之脉皆起于胞内，为经络之海，手太阳小肠之经，手少阴心之经也，此二经为表里，主上为乳汁，下为月水，然则月水是经络之余，若冷热调和，则冲脉任脉气盛，太阳少阴所生之血宣流，依时而下，若寒温乖适，经脉则虚，若有风冷，虚则乘之，邪搏于血，或寒或温，寒则血结，温则血消，故月水乍多乍少，故为不调也。

治妇人月水不调，或多或少，若[⑤]腰痛，四肢骨节痛，脚手心热，胸膈躁闷，不多思食，牛膝散方。

牛膝（去苗）　土瓜根　当归（锉，微炒）　丹参　赤芍药　桃仁（汤浸，去皮尖双仁，麸炒微黄）　桂心　黄芩　川朴硝　（以上各一两）　牡丹（二两）　生干地黄（二两）

右件药，捣筛为散。每服三钱，以水一中盏，入生姜半分，煎至六分，去滓温服，日三服。

治妇人月水不调，或月前，或月后，或如豆汁，腰痛如折，两脚疼痛，胞中

风冷，宜下之，大黄散方。

川大黄（二两，锉，微炒）　牡丹（一两）　川朴硝（二两）　甘草（半两，炙微赤，锉）　牛膝（一两，去苗）　当归（一两，锉，微炒）　赤茯苓（一两）　桃仁（一两，汤浸去皮尖双仁，麸炒微黄）　水蛭（半两，炒微黄）　虻虫（半两，炒令黄，去翅足）

右件药，捣粗罗为散。每服五钱，以水一大盏，煎至五分，去滓，空心服，如人行十里已来，当下恶物，如未，即次日再服。

治妇人月水不调，或一月再来，或月前月后，及闭塞不通，杏仁散方。

杏仁（二两，汤浸去皮尖双仁，麸炒微黄）　川大黄（三两，锉，微炒）　虻虫（三十枚，炒令微黄，去翅足）　水蛭（三十枚，炒微黄）　桃仁（一两，汤浸去皮尖双仁，麸炒微黄）

右件药，捣筛为散。每服三钱，以水一中盏，煎至五分，去滓，空心温服。良久，当随小便有恶物，所下多，即住服，少即次日更服。

治妇人月水不调，或淋沥不断，断后复来，状如泻水，四体虚翕，不能饮食，腹中坚痛，举体沉重，唯欲眠睡，桃仁散方。

桃仁（一两，汤浸去皮尖双仁，麸炒微黄）　泽兰（二两）　牛膝（二两，去苗）　当归（二两，锉，微炒）　桂心（二两）　牡丹（二两）　赤芍药（二两）　生干地黄（三两）　甘草（一两，炙微赤，锉）　半夏（一两，汤洗七遍，去滑）　人参（二两，去芦头）　蒲黄（二两）　芎䓖（二两）

右件药，捣筛为散。每服五钱，以水一大盏，入生姜半分，煎至五分，去滓温服，日三服。

治妇人月水不调，脐下㽲痛，不多嗜食，桑耳散方。

桑耳（一两）　菴䕡（一两）　牛膝（一两半，去苗）　赤芍药（一两）　土瓜根（一两）　赤茯苓（一两）　牡丹（一两半）　桂心（一两半）　芎䓖（一两）　川大黄（一两半，锉，微炒）　生干地黄（一两）　甘草（半两，炙微赤，锉）

右件药，捣细罗为散。每日空腹及晚食前，以温酒调下二钱。

治妇人月水不调，及产后恶露不下，狂语闷乱，口干，寒热往来，腹中疼痛，牡丹散方。

牡丹　土瓜根　牛膝（去苗）　虎杖　桃仁（汤浸，去皮尖双仁，麸炒微黄）　赤芍药　当归（锉，微炒）　川大黄（细锉，醋拌，炒干）　槟榔　荷叶　红蓝花　延胡索　蒲黄　虻虫（炒微黄，去翅足）　水蛭（微炒，以上各半两）

右件药，捣细罗为散。每服不计时候，以当归酒调下一[6]钱。

治妇人月水不调，或一月再来，或隔月不来，来又或多或少，淋沥不断，或青或黄，或黑或如清水，腰腹刺痛，四体虚翕，心腹坚痛，举体沉重，唯欲眠而不欲食，渐加羸瘦，牡丹圆方。

牡丹（一两）　生干地黄（一两）　当归（三分，锉，微炒）　蒲黄（一两）　牛膝（三分，去苗）　琥珀（一两）　桃仁（一两，汤浸去皮尖双仁，麸炒微黄）　赤芍药（三分）　川椒（一两，去目及闭口者，微炒去汗）　菴蕳子（一两）　水蛭（半两，炒令微黄）　干姜（三分，炮裂，锉）　泽兰（一两）　䗪虫（三七枚，微炒）　黄芩（三分）　桑耳（三分）　芎䓖（一两）　虻虫（半两，炒令微黄，去翅足）

右件药，捣罗为末，炼蜜和捣三五百杵，圆如梧桐子大。每日空心及晚食前，以温酒下三十圆。

治妇人月水不调，或一月再来，或盈月不来，或多或少，脐下㽲痛，面色萎黄，四体虚翕，羸瘦，不能饮食，生干地黄圆方。

生干地黄　桃仁（汤浸，去皮尖双仁，麸炒微黄）　当归（锉，微炒）　牛膝（去苗）　川大黄（别捣为末）　芎䓖　土瓜根　赤芍药　桂心　川芒硝（以上各二两）　虻虫（一两，炒令微黄，去翅足）　水蛭（半两，炒微黄）

右件药，捣罗为末，以头醋三升，熬大黄末成膏，和诸药末，捣三二百杵，圆如梧桐子大。每日空心及晚食前，煎红蓝花汤下二十圆。

又方。

生地黄（切一斤）

右以酒三大盏，煎取一盏半，去滓，分为三服，一日服尽。

又方。

右取鹿角捣罗为末，每服，以温酒调下三钱。

治妇人月水久不通诸方

夫妇人月水久不通者，由脏腑虚损，气血劳伤，风冷客于胞内，伤于冲任之脉，并手少阴太阳之经故也。夫手少阴心也，手太阳小肠也，二经以为表里，其经血上为乳汁，下为月水也，凡血得温则流通，得冷则壅结，令风冷留于经络，搏于气血，气血枯竭，胞络闭结，故令久不通也。

治妇人月水不通，年月深远，面上皯䵳[7]，黑如噀[8]墨，每思咸酸之物，食之不已，意无足时，此由凝血在脏，热入血室，即歌詠[9]言笑，悲泣不止，便将是鬼魅魍魉，桃仁散方。

桃仁（一两，汤浸去皮尖双仁，麸炒微黄） 茜根（一两半） 虻虫（二七枚，微炒，去翅足） 水蛭（二七枚，炒令微黄） 赤芍药（一两） 琥珀（一两，细研） 木通（一两，锉） 川大黄（一两半，锉碎，微炒） 川朴硝（一两）

右件药，捣筛为散。每服三钱，以水一中盏，煎至六分，去滓，空腹温服，如人行十里再服，良久当利下黑血黄延，亦如泔淀，如下不多，次日再服，使令绝其根本，一月以上，不得吃面并驴马猪牛等肉。

治妇人月水久不通，经数年已来，羸瘦食少，诸方不效，宜服鬼箭散方。

鬼箭羽（半两） 赤芍药（半两） 川大黄（半两，微炒） 桂心（半两） 鳖甲（半两，涂醋炙令黄，去裙襕） 当归（半两，锉，微炒） 牛膝（半两，去苗） 土瓜根（半两） 水蛭（一分，炒微黄） 琥珀（一两，细研） 川朴硝（一两） 虎杖（三分） 桃仁（三分，汤浸去皮尖双仁，麸炒微黄） 虻虫（一分，炒微黄）

右件药，捣粗罗为散。每服三钱，以水一中盏，入生姜半分，煎至五分，去滓，每于食前温服。

治妇人月水久不通，立效方。

积年屋上瓦松（一分） 护火草（一分） 龙胎（半分，此物山间大

水中有之，似干鱼鳞，蜀中尤多，甚腥秽）

右件药，都捣碎，用水二中盏，煎至一盏，去滓，分为二服，空心服之，少须，当取下恶血甚多，如不快，即晚再服。

治妇人月水不通，必[10]神烦闷，腹胁气胀，宜服乌金散方。

乱发（一两，须是丈夫者，剪碎） 不蚛皂荚（一梃，肥者，寸锉） 神曲（二[11]两） 赤鲤鱼鳞（一两） 大麦糵（一两）

右件药，入在一瓷瓶子内，实填，口上安一团[12]瓦子盖瓶口，用纸筋泥固济，候干，先用慢火熁，后著大火烧令通赤，去火候冷，取出，入麝香一钱，同研令细，每于食前，以温酒调下一钱。

治妇人月水不通，三年内者，宜服紫石英散方。

紫石英（细研，水飞过） 朱砂（细研，水飞过） 虎杖（锉） 细瓷末 滑石（以上各半两） 斑蝥（十枚，糯米同炒令黄，去翅足）

右件药，捣细罗为散。都研令匀，空心以温酒调下一钱，至巳时，小便先涩痛，即恶物下如鸡肝。

治妇人月水不通，六七年，或肿满气逆，腹胀瘕痛，神验方。

虻虫（半两，糯米炒令黄，去翅足） 蛴螬（半两，微炒） 熟干地黄（二两） 牡丹（一两） 桃仁（一两，汤浸去皮尖双仁，麸炒微黄） 水蛭（半两，炒微黄） 干漆（一两，捣碎，炒令汗出） 赤茯苓（一两） 川芒硝（一两） 人参（一两，去芦头） 黄芩（半两） 海藻（半两，洗去咸味） 甜葶苈（半两，捣[13]纸炒令紫色） 牡蒙（一两） 赤芍药（一两） 牛膝（二[14]两，去苗） 土瓜根（一两） 吴茱萸（一两，汤浸七遍，微炒）

右件药，捣[15]罗为末，炼蜜和捣三二百杵，圆如梧桐子大。每于[16]食前，以温酒下十圆。

治妇人月水久不通，日渐羸瘦，变为血痨，及血气结聚，疼痛，猪[17]胆圆方。

狗胆（五枚，取[18]汁） 硇砂（半两，胆汁浸三七日） 干漆（半两，捣碎，炒令烟出） 芫花（半两，醋拌，炒令干） 牛李仁（半两） 延胡索（半两） 干姜（一分，炮裂，锉） 斑蝥（一分，糯米拌炒令黄，去翅足） 当归（半两，锉，微炒） 麒麟竭（一分） 砒霜（一分） 伏龙肝（半两，细研） 自然铜（一两，别细研） 虻虫（半两，炒令微

黄，去翅足）　水蛭（半两，炒微黄）

右件药，捣罗为末，用头醋一升，先入自然铜末，煎十沸已来，去却石脚，却入铫子内，入药末一半，以慢火煎如膏，后更入硇砂狗胆及一半药末，和捣三二百杵，圆如绿豆大。每于食前，以温酒下七圆。

治妇人月水久不通，令人乍寒乍热，羸瘦盗汗，或加咳嗽，不欲饮食，牡蛎圆方。

牡蛎粉（一两）　川大黄（二两，锉碎，微炒）　柴胡（一两，去苗）　川芒硝（一两）　干姜（一分，炮裂，锉）　芎䓖（一分）　川椒（一分，去目及闭口者，微炒去汗）　赤茯苓（半两）　甜葶苈（半两，隔纸炒令紫色）　水蛭（一分，炒微黄）　杏仁（三分，汤浸去皮尖双仁，麸炒微黄）　虻虫（一分，炒令微黄，去翅足）　桃仁（二分，汤浸去皮尖双仁，麸炒微黄）

右件药，捣罗为末，炼蜜和捣三二百杵，圆如梧桐子大。每日空心及晚食前，以温酒下十圆。

治妇人月水久不通，或成肿满，气逆咳嗽，羸瘦食少，蛴螬圆方。

蛴螬（三分，微炒）　生干地黄（一两）　牡丹（三分）　干漆（半两，捣碎，炒令烟出）　赤芍药（三分）　牛膝（三分，去苗）　土瓜根（三分）　桂心（半两）　桃仁（三分，汤浸去皮尖双仁，麸炒微黄）　黄芩（半两）　琥珀（半两）　虻虫（一分，炒微黄，去翅足）　水蛭（一分，炒微炒[19]）　甜葶苈（三分，隔纸炒令紫色）　赤茯苓（一两）　海藻（三分，洗去咸味）　桑根白皮（三分，锉）

右件药，捣罗为末，炼蜜和捣三二百杵，圆如梧桐子大。每于食前，以温酒下二十圆。

治妇人月水久不通，洒洒往来寒热，虻虫圆方。

虻虫（半两，炒微黄，去翅足）　桃仁（二两，汤浸去皮尖双仁，麸炒微黄）　桑螵蛸（半两，微炒）　蛴螬（一两，微炒）　代赭（一两）　水蛭（半两，炒令微黄）　川大黄（一两，锉，微炒）

右件药，捣罗为末，炼蜜和圆，如梧桐子大。每于食前，以温酒下十圆。

治妇人气滞，月水久不通，桃仁煎圆方。

桃仁（二两，汤浸去皮尖双仁，麸炒微黄）　川大黄（二两，微炒）　川朴硝（二两）　虻虫（一两，炒令微黄，去翅足）

右件药，捣罗为末，用酽醋五升，于铜铛中，以慢火熬，候可圆，即圆如鸡头实大。当晚不食，五更初，以温酒下一圆，至明朝午际，下如豆汁或如鸡肝，虾血虾蟆衣，其病下即差。

治妇人月水久不通，心腹少[20]痛，硇砂圆方。

硇砂（一两）　斑蝥（一分，糯米拌炒令黄，去翅足）　桂心（半两）　当归（半两，锉，微炒）

右件药，捣罗为末，用软饭和圆，如绿豆大。每于食前，以温酒下五圆，服此药后，如小便涩，宜服后方。

又方。

蘧麦　木通（锉）　灯心　滑石　甘草（炙微赤，锉，各一分）

右件药，捣筛为散。以水一大盏，煎至六分，去滓，分为二服，以小便利为度。

治妇人月水久不通，四肢伏如枯木，上气咳嗽，背膊烦闷，涕唾稠黏，少食多睡，桂心圆方。

桂心（三分）　夜明砂（三分，微炒）　砒霜（一分）　斑蝥（一分，糯米拌炒黄，去翅足）　硇砂（三分，细研）　甘草（三分，炙微赤，锉）　皂荚（一分，去黑皮，涂酥，炙令黄，去子）

右件药，捣罗为末，用软饭和圆，如梧桐子大。每于食前，以温酒下三圆。

治妇人月水久不通，恶血攻刺，腹内㽲痛，四肢干瘦，黑圣圆方。

胎发（一两，烧灰）　赤鲤鱼皮（三两，烧灰）　虻虫（一分，炒微黄，去翅足）　水蛭（一分，炒微黄）　黑豆（一合，醋拌，炒令黑烟尽）　羚羊角屑（半两）　麒麟竭（半两）　巴豆（七枚，去皮心，研，纸裹压去油）　香墨（半两）

右件药，捣罗为末，以软饭和圆，如梧桐子大。不计时候，以热酒下十圆。

治妇人月水不通，心腹烦闷，四肢痛弱，金花散方[21]。

桂心（半两，末）　斑蝥（一两，去翅足）　麝香（一钱，细研）

右件药，先用水和白面，裹斑蝥，以慢火翻覆，烧令烟尽，放冷，净去却焦面，取斑蝥灰，与桂心末，及麝香，同研令细，每五更初，用暖酒调下一钱，服药后，或憎寒壮热，腹内搊撮疼痛，或小便似淋。勿怪，此是药行，须臾即通，如未快通，即隔日再服。

治妇人月水久不通，乌金散方。

童男发（三两，烧灰）　童女发（三[22]两，烧灰）　斑蝥（三七枚，糯米拌，炒令黄，去翅足）

右件药，入麝香一钱，同研令细。每于食前，以热生姜酒调下一钱。

治妇人月水不利诸方

夫妇人月水不利者，由劳伤血气，致冷体虚，而受风冷客于胞内，损伤冲任之脉，手太阳少阴之经故也。冲任之脉为经脉之海，皆起于胞内，手太阳小肠之经也，手少阴心之经也，此二经为表里，主下为月水，风冷客于经络，搏于气血，血得冷则壅滞，故令月水来不宣利也。诊其脉，从寸口来至，状如琴弦，若腹痛，月水不利，孔窍生疮，又左[23]手关上脉沉，足厥阴经也，沉为阴，生月水不利，腰腹痛，尺脉滑，血气实，经络不利，又尺脉来而断绝者，月水不利也，又寸关调如故，而尺脉绝不至者，月水不利也，当患小腹引腰痛，气滞上攻胸膈也。

治妇人月水不利，脐腹疼痛，不欲饮食，牡丹散方。

牡丹（一两）　赤茯苓（三分）　木香（半两）　赤芍药（三分）　当归（三分，锉，微炒）　生干地黄（三分）　桂心（三分）　白术（三分）　石韦（半两，去毛）　桃仁（三分，汤浸去皮尖双仁，麸炒微黄）　川大黄（一两，锉，微炒）

右件药，捣粗罗为散。每服三钱，以水一中盏，入生姜半分，煎至五分，去滓，每于食前稍热服之。

治妇人月水不利，攻脐腹疼痛，口干不食，琥珀散方。

琥珀（一两） 土瓜根（一两） 当归（一两，锉，微炒） 藕根（一两） 姜黄（一两） 白术（半两） 桂心（半两） 生干地黄（三分） 赤芍药（三分） 牛膝（三分，去苗） 凌霄花（三分） 菴蕳子（三分） 川大黄（一两，锉，微炒）

右件药，捣筛为散。每服三钱，以水一中盏，煎至五分，去滓，每于食前温服。

治妇人月水不利，攻脐腹疼痛，头目昏闷，赤龙鳞散方。

赤鲤鱼鳞（二两，烧灰） 黑豆（二合，醋拌，炒令焦） 羚羊角（三两，炒令焦[24]） 乱发灰（一两） 藕节（一两） 水蛭（一分，炒微黄） 桂心（一两） 木香（一两） 虻虫（一分，炒微黄，去翅足） 当归（一两，锉，微炒） 白僵蚕（三分，微炒） 赤芍药（一两） 麝香（一分，细研）

右件药，捣细罗为散。入麝香研令匀。每于食前，以热酒调下一钱。

治妇人月水不利，脐腹疞痛，牛膝散方。

牛膝（一两，去苗） 桂心（半两） 赤芍药（半两） 当归（半两，锉，微炒） 木香（半两） 牡丹（半两） 延胡索（半两） 芎䓖（半两） 桃仁（三分，汤浸去皮尖双仁，麸炒微黄）

右件药，捣细罗为散。每服食前，以温酒调下一钱。

治妇人月水不利，脐腹疼痛不可忍，没药散方。

没药 当归（锉，微炒） 延胡索 鬼箭羽 琥珀 菴蕳子 （以上各一两）

右件药，捣细罗为散。不计时候，以热酒调下一钱。产后败血攻刺，心腹疼痛，服之亦效。

治妇人月水不利，脐腹疼痛，不多饮食，四肢瘦弱，牛膝圆方。

牛膝（一两，去苗） 当归（半两，锉，微炒） 白术（半两） 芎䓖（半两） 桂心（半两） 桃仁（三分，汤浸去皮尖双仁，麸炒微黄） 川大黄（一两，锉，微炒） 水蛭（一分，炒微黄） 鬼箭羽（三分）

右件药，捣罗为末，炼蜜和圆，如梧桐子大。每于食前，以温酒下二十圆。

治妇人月水不利，忧悒，心下支满，血气上攻，心腹疼痛，不得睡卧，桂心圆方。

桂心（半两） 赤芍药（半两） 土瓜根（半两） 汉椒（一分，去目及闭口者，微炒去汗） 黄芩（半两） 干漆（半两，捣碎，炒令烟出） 当归（半两，锉，微炒） 川大黄（一两，锉碎，微炒）

右件药，捣罗为末，炼蜜和圆，如梧桐子大。每于食前，以温酒下二十圆。

治妇人月水不利，脐下结痛，桃仁圆方。

桃仁（三分，汤浸去皮尖双仁，麸炒微黄） 牛膝（一两，去苗） 当归（一两，锉，微炒） 桂心（半两） 蘧麦（半两） 川大黄（一两，锉，微炒）

右件药，捣罗为末，炼蜜和圆，如梧桐子大。每于食前，以温酒下二十圆。

治妇人月水不利，腹胁妨闷，背膊烦疼，鳖甲圆方。

鳖甲（二两，涂醋炙令黄，去裙襕） 川大黄（一两，锉，微炒） 琥珀（一两半）

右件药，捣罗为末，炼蜜和圆，如梧桐子大。每于食前，以温酒下二十圆。

又方。

虎杖（三两） 凌霄花（一两） 没药（一两）

右件药，捣细罗为散。不计时候，以热酒调下一钱。

治妇人月水不通无子诸方

夫妇人月水不通，而无子者，由风寒邪气客于经血，夫血得温则宣流，得寒则凝结，冷热结血，搏于子脏而成病，致阴阳之气不和，故月水不通而无子也。月水不通，非止令无子，血结聚不消，则变为血瘕，经久盘结成块，亦作血癥，血水相并，津液壅涩，脾胃衰弱者，水气流溢，变为水肿，如此之候，难可复治，多致无子也。

治妇人月水不通，无子，由子宫风冷，积血滞于膀胱，故致腰胯疼痛，手脚心热，背膊妨闷，经络不调，腹内多气，四肢乏力，面无血色，及多皯䵟，宜服桃花散方。

桃花　苏合香　安息香　木香　槟榔　川芒硝（以上各三分）　水蛭（半两，炒令微黄）　虻虫（半两，炒令微黄，去翅足）　鳖甲（涂醋，炙令黄，去裙襕）　麒麟竭　附子（炮裂，去皮脐）　柴胡（去苗）　卷柏　当归（锉，微炒）　辛夷　白芷　紫石英（细研，水飞过）　禹余粮（炒，醋淬七遍）　芎䓖　牡丹　细辛　麦门冬（去心，焙）　羌活　桂心　肉豆蔻（去壳，以上各一两）

右件药，捣罗为末，炼蜜和捣三二百杵，圆如梧桐子大。每日空心及晚食前，煎茅香汤下三十圆。

治妇人脏腑宿冷，恶血凝结，月水不通，致令无子，宜服干漆圆方。

干漆（一两，捣碎，炒令烟出）　牡丹（一两）　射干（一两）　桃仁（二两，汤浸去皮尖双仁，麸炒微黄）　黄芩（一两）　桂心（一两）　吴茱萸（一两，汤浸七遍，焙干微炒）　川大黄（一两，锉，微炒）　水蛭（半两，炒微黄）　柴胡（一两，去苗）　虻虫（半两，炒微黄，去翅足）　菴蕳子（一两）　乱发灰（半两）　䗪虫（半两，微炒）　鳖甲（二两，涂醋炙令黄，去裙襕）　大麻仁（一两，别研如膏）　蛴螬（二十枚，微炒）

右件药，捣罗为末，以酒煎干漆为膏，和捣三二百杵，圆如梧桐子大。每服，以后浸药酒下二十圆，日二服。

浸药酒方。

大麻仁　菴蕳子　牛膝（去指）　射干　土瓜根　桃仁（汤浸去皮尖双仁，麸炒微黄）　桂心　灶底墨（各二两）

右件药，都细锉，以酒二斗，浸三日后，每服药时，暖一小盏下之，单服此酒亦佳。

治妇人脏腑久冷，腰膝疼痛，背膊虚烦，月水不利，故令无子，白薇圆方。

白薇（一两）　熟干地黄（二两）　白前（半两）　当归（半两，锉，微炒）　附子（半两，炮裂，去皮脐）　干漆（半两，捣碎，炒令烟出） 山茱萸（半两） 牛膝（半两，去苗） 防风（半两，去芦头） 厚朴（半两，去粗皮，涂生姜汁，炙令香熟） 桂心（半两） 白芷（半两） 赤石脂（一两） 吴茱萸（半两，汤浸七遍，焙干微炒） 柏子仁（一两） 禹余粮（一两，烧醋淬七遍） 藁本（半两） 牡丹（三分）

右件药，捣罗为末，炼蜜和捣三五百杵，圆如梧桐子大。每于空心及晚食前，以湿[25]酒下三十圆。

治妇人月水不利，四肢羸瘦，吃食减少，渐觉虚之[26]，故令无子，熟干地黄圆方。

熟干地黄（二两） 牡丹（一两） 柏子仁（一两，微炒） 白芍药（半两） 当归（半两，锉，微妙） 人参（三分，去芦头） 紫石英（一两，细研，水飞过） 白茯苓（三分） 桂心（半两） 附子（半两，炮裂，去皮脐） 泽兰（三分） 白薇（半两） 萆薢（半两，锉） 牛膝（三分，去苗） 石斛（三分，去根，锉） 白术（半两） 细辛（半两） 芎䓖（半两） 吴茱萸（半两，汤浸七遍，焙干，微炒） 木香（半两） 槟榔（半两）

右件药，捣罗为末，炼蜜和捣五七百杵，圆如梧桐子大。每于空心及晚食前，以温酒下三十圆。

治妇人月水不断诸方

夫妇人月水不断者，由损伤经血，冲任脉虚损故也。冲任之脉，为经脉之海，手太阳，小肠之经也，手少阴，心之经也，此二经以为表里，主下为月水，若劳伤经脉，冲任所虚，故不能制其经血，令月水不断也。凡月水不止，而合阴阳，则冷气上入于脏，令人身体面目萎黄，亦令绝子不产也。

治妇人月水不断，口干烦热，吃食减少，四肢无力，熟干地黄散方。

熟干地黄 黄芩 当归（锉，微炒） 地榆（锉） 伏龙肝 艾叶（微炒） 柏叶（微炒，以上各一两） 芎䓖（半两）

右件药，捣粗罗为散。每服三钱，以水一中盏，入生姜半分、枣二枚，煎至五分，去滓，每于食前温服。

治妇人月水不断，吃食减少，四肢黄瘦，艾叶散方。

艾叶（微炒） 阿魏（捣碎，炒令黄燥） 干姜（炮裂，锉） 当归（锉，微炒） 龙骨 黄芪（锉） 芎藭 熟干地黄（以上各一[27]两） 甘草（半两，炙微赤，锉）

右件药，捣粗罗为散。每服三钱，以水一中盏，入枣三枚，煎至六分，去滓，每于食前温服。

治妇人月水不断，木贼散方。

木贼节（一两） 赤芍药（一两） 神曲（半两，微炒） 荷叶（一分） 柏叶（半两，微炒）

右件药，捣细罗为散。每于食前，以当归酒调下二钱。

治妇人月水不断，胞内积有虚冷，或多或少，乍赤乍白，阳起石散方。

阳起石（二两，细研） 附子（一两，炮裂，去皮脐） 续断（一两） 赤石脂（二两，细研） 人参（一两，去芦头） 伏龙肝（二两，细研） 生干地黄（二两） 甘草（一两，炙微赤，锉） 干姜（一两，炮裂，锉） 桂心（一两）

右件药，捣筛为散，都研令匀。每服四钱，以水一中盏，煎至六分，去滓，每于食前温服。

治妇人月水不断，口干心烦，四肢羸瘦，吃食少味，渐加之弱，续断圆方。

续断 当归（锉，微炒） 乌贼鱼骨 黄芪（锉） 牛角鰓（烧灰） 五味子 赤石脂 熟干地黄 甘草（炙微赤，锉） 龙骨 （以上各一两） 地榆（半两） 艾叶（三分，微炒） 芎藭（三分） 干姜（三分，炮裂，锉） 附子（三分，炮裂，去皮脐）

右件药，捣罗为末，炼蜜和捣三五百杵，圆如梧桐子大。每于食前，以温酒下三十圆。

治妇人久冷，月水不断，面色萎黄，四肢瘦弱，心神虚烦，不多饮食，禹余粮圆方。

禹余粮（三两，烧醋淬七遍） 鹿角胶（三分，捣碎，炒令黄燥） 紫石英（一两，细研，水飞过） 续断（一两） 熟干地黄（一两） 赤石脂（一两） 芎藭（一两） 干姜（炮裂，锉） 黄芪（锉） 艾叶

（微炒）　柏叶（微炒）　当归（锉，微炒）　人参（去芦头）　白茯苓（以上各半两）

右件药，捣罗为末，炼蜜和捣三五百杵，圆如梧桐子大。每于食前，以粥饮下三十圆。

治妇人血海虚损，月水不断，牡蛎圆方。

牡蛎粉（一两）　阿胶（三分，捣碎，炒令黄燥）　当归（三分，锉，微炒）　芎䓖（三分）　续断（三分）　鹿茸（三分，去毛，涂酥，炙令微黄）　干姜（三分，炮裂，锉）　赤石脂（一两）　代赭（一两）　甘草（一分，炙微赤，锉）

右件药，捣罗为末，炼蜜和圆，如梧桐子大。每服食前，以温酒下三十圆。

治妇人劳损，月水不断，五脏气虚，肉色黄瘦，血竭暂止，少日复发，不耐动摇，小劳辄剧，若久疾失治者，可长服此龙骨圆方。

禹余粮（二两，烧醋淬七遍）　龙骨（三两）　紫石英（三两，细研，水飞过）　人参（三[28]两，去芦头）　桂心（二两）　川乌头（二两，炮裂，去皮脐）　川椒（二两，去目及闭口者，微炒去汗）　桑寄生（三两）　石斛（三两，去根，锉）　泽泻（三两）　当归（三两，锉，微炒）　杜仲（二两，去皴皮，炙微黄，锉）　远志（二两，去心）　肉苁蓉（二两，酒浸一宿，刮去皴皮，炙干）　干姜（三两，炮裂，锉）　牡蛎粉（二两）　甘草（一两，炙微赤，锉）

右件药，捣罗为末，炼蜜和捣三五百杵，圆如梧桐子大。每于食前，以温酒下三十圆，渐加至五十圆。

又方。

槐鹅（二两，炒令黄）　赤石脂（二两）

右件药，捣细罗为散。每服食前，以热酒调下二钱。

又方。

右以桑黄捣罗为末，每于食前，以热酒调下二钱。

又方。

船茹（半斤，净洗）

右以河水三大盏，煎取一盏，分为二服，食前温服之。

治妇人月水不通脐腹积聚诸方

夫心主于血，合于小肠，小肠者通于胞门子脏，故手少阴太阳之经，以为表里，其经血上为乳汁，下为月水。若气血和平，则经络通利，若劳伤体虚，风冷所乘，则血凝结在内，故令不通也，因其脾胃虚冷，饮食不消，与脏气相搏，故成积聚也。

治妇人月水不通，血气滞留，积聚成块，或攻心腹疼痛，不纳饮食，牛膝散方。

牛膝（一两，去苗） 川大黄（二[29]两，锉，微炒） 当归（半两，锉，微炒） 芎䓖（半两） 鳖甲（一两，涂醋炙令黄，去裙襕） 川芒硝（二两） 桂心（半两） 赤芍药（半两） 木香（半两） 桃仁（半两，汤浸去皮尖双仁，麸炒微黄） 槟榔（半两） 青橘皮（半两，汤浸去白瓤，焙）

右件药，捣粗罗为散。每服四钱，以水一中盏，入生姜半分，煎至六分，去滓，每于食前稍热服之。

治妇人月水不通，血气积聚，脐腹㽲痛，不能饮食，芫花散方。

芫花（一两，醋拌，炒令黄） 牡丹（一两半） 鳖甲（一两，涂醋炙令黄，去裙襕） 没药（三分） 干漆（三分，捣碎，炒令烟出） 当归（半两，锉，微炒） 木香（半两） 川大黄（一两，锉碎，微炒） 芎䓖（半两） 青橘皮（半两，汤浸去白瓤，焙） 干姜（半两，炮裂，锉） 赤芍药（半两） 桂心（半两）

右件药，捣细罗为散。每于食前，以热酒调下一钱。

治妇人寒热羸瘦，胸中支满，肩背腰脊重痛，腹里急坚，积聚，怠堕不可忍，引腰小腹痛，四肢烦疼，手足厥逆，寒或时烦热，涎唾喜出，时欲食酸甜，身体时如锥刀所刺，月水不通，大小便难，苦下重，不著肌肤，宜服干姜圆方。

干姜（二两，炮裂，锉） 柴胡（二两，去苗） 赤芍药（二两） 人参（二两，去芦头） 川椒（一两，去目及闭口者，微炒去汗） 硝石（一两） 川大黄（一两，锉碎，微炒） 当归（一两，锉，微炒） 杏仁（二两，汤浸去皮尖双仁，麸炒微黄） 芎䓖（一两） 水蛭（半两，炒微黄） 虻虫（半两，炒令微黄，去翅足） 桃仁（一两，汤浸去皮尖双仁，麸炒微黄） 赤茯苓（一两） 蛴螬（半两，炒微黄） 䗪虫（半两，微炒）

右件药，捣罗为末，炼蜜和捣三五百杵，圆如梧桐子大。每于食前，以温酒下十圆，不通，稍加之。

治妇人月水不通，积聚成块，或发歇寒热，时复刺痛，大黄圆方。

川大黄（三两，锉，微炒，别研为末） 鳖甲（一两，涂醋炙令黄，去裙襕） 柴胡（一两，去苗） 吴茱萸（半两，汤浸七遍，焙干，微炒） 当归（半两，锉，微炒） 京三棱（半两，微煨，锉） 赤芍药（半两） 牛膝（半两，去苗） 槟榔（半两） 桂心（半两） 干漆（三分，捣碎，炒令烟出）

右件药，捣罗为末，先以醋一升，入大黄末，熬成膏，入药末和捣三二百杵，圆如梧桐子大。每于食前，以生姜橘皮汤下三十圆。

治妇人月水不通，血气留滞于脐腹，或加妨闷，时有疼痛，芫花煎圆方。

芫花（一两，醋拌，炒干，别杵为末） 硇砂（半两，细研） 牛膝（半两，去苗） 当归（半两，锉，微炒） 赤芍药（半两） 青橘皮（半两，汤浸去白瓤，焙） 虻虫（一分，炒令微黄，去翅足） 木香（三分） 水蛭（一分，炒微黄） 川大黄（三分，锉，微炒） 桂心（半两） 琥珀（半两）

右件药，捣罗为末，以醋一升，熬芫花末成膏，入药末和圆，如梧桐子大。每于食前，以温酒下七圆。

治妇人月水不通，脐腹积聚，或时疼痛，不思饮食，硇砂圆方。

硇砂（二两，于净生铁器内用酸聚[30]水两碗旋旋添，以慢火熬尽浆水为度） 干漆（一两，捣碎，炒令烟出） 桂心（一两） 没药（一两） 琥珀（一两）

右件药，捣罗为末，入硇砂都研令匀，用糯米软饭和圆，如梧桐子大。每于食前，以温酒下二十圆。

治妇人月水不通，脐腹积聚疼痛，斑蝥圆方。

斑蝥（一两，糯米拌，炒令黄，去翅足） 干漆（一分，捣碎，炒令烟出） 硇砂（一分） 麒麟竭（一分） 没药（一分） 凌霄花（一分） 胎发（一两，烧灰） 狗胆（二枚，干者）

右件药，捣罗为末，熬醋如饧和圆，如绿豆大。每日空心，以桃仁汤下五圆。

又方。

硇砂（一两） 皂荚（五梃，不蚛者，去皮子，锉用）

右件药，捣罗为末，以头醋一大盏，熬成膏，用陈橘皮末三两，拌和，更捣三二百杵，圆如梧桐子大。每于食前，以温酒下五圆。

治妇人月水不通，脐下积聚，结硬如杯，发热往来，食少羸瘦，干漆煎圆方。

干漆（半斤，杵寒） 生地黄（半斤，捣绞取汁） 生牛膝（五斤，捣绞取汁）

右件药，入于银锅中，以慢火熬，不住手搅成煎，又用桂心芎䓖末各二两和圆，如梧桐子大。每于食前，以热酒下二十圆。

治妇人夙有风冷，留血结聚，月水不通，菴蕳子酒方，

菴蕳子（一升[31]） 桃仁（二两，汤浸去皮尖双仁） 大麻仁（二升）

右件药，都捣令碎，于瓷瓶内，以酒二斗浸，密封头，五日后，每服暖饮三合，渐加至五合，日三服。

治妇人月水来腹痛诸方

夫妇人月水来腹痛者，由劳伤血气，致令体虚，风冷之气，客于胞络，损冲任之脉，手太阳少阴之经，冲脉任脉皆起于胞内，为经脉之海也，手太阳，小肠之经也，手少阴，心之经也，此二经为表里，主下为月水，其经血虚则受风冷，故月水将下之际，血气动于风冷，风冷与血气相击，故令痛也。

治妇人月水每来，不得快利，于脐下疼痛不可忍，熟干地黄散方。

熟干地黄（三[32]分） 菴䕡子 延胡索 当归（锉，微炒） 木香 京三棱（微煨，锉） 蓬莪茂 桂心 赤芍药（以上各半两）

右件药，捣粗罗为散。每服三[33]钱，以水一中盏，入生姜半分，煎至六分，次入酒二合，更煎三两沸，去滓，食前稍热服。

治妇人月水每来，脐下疞刺，四肢烦疼，芎䓖散方。

芎䓖 桂心 桃仁（汤浸去皮尖双仁，微炒） 吴茱萸（汤浸七遍，焙干，微炒） 当归（锉，微炒，各三分） 厚朴（一两，去粗皮，涂生姜汁，炙令香熟）

右件药，捣筛为散。每服三钱，以水一中盏，煎至六分，去滓，食前稍热服。

治妇人月水每来，绕脐疼痛，上抢心胸，往来寒热，桃仁散方。

桃仁（汤浸去皮尖双仁，麸炒微黄） 薏苡仁 代赭 赤茯苓 牛膝（去苗） 川大黄（锉，微炒，以上各一两） 桂心（一两） 䗪虫（一两，微炒）

右件药，捣细罗为散。每于食前，以温酒调下一钱。

治妇人月水每来，腰腹疼痛，䗪虫散方。

䗪虫（四枚，微炒） 芎䓖（半两） 女青（一分） 川大黄（二[34]分，锉，微炒） 川椒（一分，去目及闭口者，微炒去汗） 干姜（一分，炮裂，锉） 桂心（半两）

右件药，捣细罗为散。每于食前，以温酒调下一钱。

治妇人胞络风挟风冷，每至月事来时，脐腹多痛，蓬莪茂散方。

蓬莪茂（一两） 当归（一两，锉，微炒） 桂心（半两） 芎䓖（半两） 川大黄（一两，锉，微炒） 牡丹（半两） 木香（半两） 延胡索（半两） 赤芍药（半两） 桃仁（三分，汤浸去皮尖双仁，麸炒微黄）

右件药，捣细罗为散。每于食前，以温酒调下一钱。

治妇人月信来时，脐腹痛如锥刀所刺，麒麟竭散方。

麒麟竭 芫花（醋拌，炒令干） 芎䓖 桂心 延胡索 当归（锉，微炒） 琥珀（以上各半两） 麝香（一分，研入）

右件药，捣细罗为散。每于食前，以热酒调下一钱。

治妇人月水每来，心间刺痛，腹内疠结，琥珀散方。

琥珀（三分）　芫花（一分，醋浸，炒令干）　牛膝（三分，去苗）　当归（三分，锉，微炒）　赤芍药（三分）　没药（半两）

右件药，捣细罗为散。每服于食前，以温酒调下一钱。

治妇人月水每来，脐腹疠痛，时发寒热，面色萎黄，䗪虫散方。

䗪虫（十枚，微炒）　芎䓖（一两）　当归（一两，锉，微炒）　女青（一两）　赤芍药（一两）　川大黄（半两，锉，微炒）　川椒（一分，去目及闭口者，微炒去汗）　桂心（半两）

右件药，捣细罗为散。每于食前，以温酒调下一钱。

治妇人夙有滞血，至月水来时，脐腹疼痛，干漆圆方。

干漆（一两，捣碎，炒令烟出）　桃仁（三分，汤浸去皮尖双仁，麸炒微黄）　木香（半两）　槟榔（半两）　芫花（三分，醋拌，炒令干[35]）　赤芍药（三分[36]）　硇砂（半两）　当归（三分，锉，微炒）　桂心（三分）

右件药，捣罗为末，以醋煮面糊和圆，如梧桐子大。每服不计时候，以生姜酒下七圆。

治妇人月水每来，脐下疠痛，如锥刀所刺，及腰背疼痛，当归圆方。

当归（二两，锉，微炒）　琥珀（一两）　菴蕳子（一两）　吴茱萸（一两，汤浸七遍，炒令黄）　桂心（一两）　益母草（半两）　秦椒（一两，去目及闭口者，微炒去汗）　牛膝（一两，去苗）　水蛭（半两，炒微黄）　芎䓖（一两）　延胡索（一两）　没药（一两）

右件药，捣罗为末，炼蜜和捣三五百杵，圆如梧桐子大。每于食前，以温酒下十五圆。

治妇人夙有积血，月水来时，腹中疠痛，宜下之，朴硝圆方。

川朴硝　当归（锉，微炒）　薏苡仁　川大黄（锉，微炒，以上各二两）　代赭　牛膝（去苗）　桃仁（汤浸去皮尖双仁，麸炒微黄，各一两）

右件药，捣罗为末，炼蜜和捣三二百杵，圆如梧桐子大。每于食前，以温酒下十圆。

治妇人久积虚冷，四肢羸瘦，饮食微少，月水来时，脐腹疼痛不可忍，硇砂圆方。

硇砂（二两，以浆水一升熬如膏） 当归（锉，微炒） 琥珀 附子（炮裂，去皮脐） 没药 桂心 木香 （以上各一两）

右件药，捣罗为末，以枣肉并硇砂膏同和，捣三五百杵，圆如梧桐子大。每于食前，以温酒下十圆。

治妇人风血积滞，每至月水来时，脐下疞痛，金漆圆方。

金漆（一两） 硫黄（一两） 水银（半两，与硫黄绪[37]为砂子，细研） 硇砂（半两，细研） 没药（一两，细研） 鬼箭羽（一两） 当归（一两，锉，微炒，捣末） 巴豆（一分，去皮心，研，纸裹压去油） 狗胆（四枚，干者，捣末）

右件药，先将水银砂子及巴豆，同研令匀，以酽醋一升半，熬金漆令稠，下诸药末和圆，如绿豆大。每于食前，以温酒下五圆。

治妇人血海风冷，月水每来，攻刺脐腹疼痛，面色萎黄，四肢无力，朱砂圆方。

朱砂（二两，细研，水飞过） 硇砂（二两，细研） 半夏（一两，汤洗七遍，去滑） 木香（一两） 当归（一两半，锉，微炒） 巴豆（一分，去皮心，研，纸裹压去油）

右件药，捣罗为末，都研令匀，先以酽醋一升，和狗胆一枚，汁煎如稀饧，和圆如绿豆大。每于食前，以醋汤下二圆。

又方。

芫花（一分，醋拌，炒令干） 当归（半两，锉，微炒） 木香（半两）

右件药，捣细罗为散。不计时候，以热酒调下一钱。

又方。

延胡索（一两） 当归（一两，锉，微炒）

右件药，捣筛为散。每服三钱，以水一中盏，入生姜半分，煎至五分，去滓，食前稍热服之。

治妇人月水不通腹内癥块诸方

夫妇人阴阳不调，劳伤血气，风冷伤于冲任之脉，并手太阳少阴之经，故令月水不通也。夫血得温则宣流，得寒则涩闭，既为风冷所乘，则血积在内，因其食饮不化，结聚相搏，成其癥块也。

治妇人月水不通，腹内有癥块，发来攻心腹，疠刺疼痛，吃食全少，四肢羸瘦，紫葛散方，

紫葛（二分，锉） 鳖甲（一两，涂醋炙令黄，去裙襴） 桂心（半两） 牛膝（三分，去苗） 京三棱（三分，微煨，锉） 桃仁（半两，汤浸去皮尖双仁，麸炒微黄） 虻虫（一分，炒令微黄，去翅足） 蒲黄（半两） 当归（三分，锉，微炒） 赤芍药（三分） 木香（半两） 牡丹（三分） 芎䓖（三分） 川大黄（一两，锉，微炒）

右件药，捣粗罗为散。每服三钱，以水一中盏，入生姜半分，煎至五分，去滓，每于食前稍热服之。

治妇人月水不通，腹内有癥块，或时寒热，渐加羸瘦，大黄散方。

川大黄（二两，锉，微炒） 鳖甲（一两，涂醋炙令黄，去裙襴） 牛膝（一两，去苗） 桃仁（一两，汤浸去皮尖双仁，麸炒微黄） 桂心（三分） 当归（三分，锉，微炒） 白术（三分） 芎䓖（三分） 防葵（三分）

右件药，捣粗罗为散。每服三钱，以水一中盏，入生姜半分，煎至五分，去滓，每于食前稍热服。

治妇人月水不通，积成癥块，四肢羸瘦，琥珀散方。

琥珀（一两，细研） 芫花（三分，醋拌，炒令干） 黄柏（三分，微炙，锉） 干漆（一两，捣碎，炒令烟出） 当归（三分，锉，微炒） 桂心（三分） 川大黄（一两，锉，微炒）

右件药，捣细罗为散。每于食前，以热酒调下一钱。

治妇人月水不通，久成癥块，时攻心腹疼痛，硇砂散方。

硇砂（一两，细研） 没药（一两） 麒麟竭（一两） 虻虫（半两，炒令微黄，去翅足） 水蛭（半两，炒微黄） 鲤鱼鳞灰（二两） 干漆（一两，捣碎，炒令烟出） 灶突墨（一两） 延胡索（一两） 麝香（一分，细研）

右件药，捣细罗为散，入麝香等研令匀。每于食前，以热[38]酒调下一钱。

治妇人月水不通，渐为癥块，芫花根散方。

芫花根（一两，黄泥裹烧令赤，将出盆合少时去泥） 桂心（半两） 黄柏（半两，锉） 干漆（一两，捣碎，炒令烟出） 桃仁（一两，汤浸去皮尖双仁，麸炒微黄）

右件药，捣细罗为散。每于食前，以生姜汤调下二钱。

治妇人月水不通，渐为癥块，日渐羸瘦，面上斑点，不能饮食，鳖甲圆方。

鳖甲（二两，涂醋炙令黄，去裙襕） 川大黄（二两，锉，微炒） 防葵（一两） 木香（一两） 干漆（一两，捣碎，炒令烟出） 桃仁（一两，汤浸去皮尖双仁，麸炒微黄） 陈橘皮（一两，汤浸去白瓤，焙） 麝香（一分，细研）

右件药，捣罗为末，都研令匀，用酽醋和如稀膏，入瓷器中，以重汤煮，看稀稠可圆，即圆如梧桐子大。每于食前，以温酒下十五圆，渐加至二十圆为度。

治妇人月水不通，结成癥块，多攻心腹疼痛，不思饮食，日渐羸瘦，水银圆方。

水银（半两，用少枣肉研令星尽） 朱砂（半两，细研，水飞过） 麒麟竭（半两） 硇砂（半两，研） 雄黄（半两） 麝香（一分） 狗胆（二枚，取汁，以醋一大盏熬如膏）

右件药，都研为末，用狗胆膏和圆，如绿豆大。五更初，以温酒下七圆，如人行十里，更用热酒一大盏投之，恶物当下，如未，即次日再服。

治妇人积年血块，兼月水不通，神效凌霄花圆方。

凌霄花（半两） 芫花（一[39]分，醋拌，炒令干） 京三棱（半两，微煨，锉） 木香（半两） 姜黄（半两） 水蛭（一分，炒令微黄） 硇

砂（半两） 斑蝥（十枚，糯米拌炒令黄，去翅足） 雄雀粪（一分，微炒）

右件药，捣罗为末，用糊[40]米饭和圆，如梧桐子大，空心以温酒下七圆，服药后觉寒热，小腹内及连腰疼痛，当下恶物即差，如未应，即次日再服。

治妇人月水不通，结为瘤[41]块，时攻心腹疼痛，防葵圆方。

防葵（一两） 没药（半两） 干漆（半两，捣碎，炒令烟出） 硇砂（半两，细研） 水蛭（一分，炒令微黄） 狗胆（一枚，干者） 姜黄（半两） 芫花（一分，醋拌，炒令干）

右件药，捣罗为末，用糯米饭和圆，如绿豆大。每五更初，以热酒下七圆。良久当下恶物，如未，即次日再服。

治妇人月水不通，结为癥块，腹内疠痛，面色萎黄，砒霜圆方。

砒霜（半两） 硇砂（一分） 腻粉（半两） 巴豆（二[42]七枚，去皮心，麸炒出油） 斑蝥（二七枚，糯米拌炒令黄，去翅足） 芫花（一分，醋拌，炒令干，别捣为末） 狗胆（一枚，汁）

右件药，都研为末，以醋一大盏，熬芫花狗胆为膏，和圆如黄米大。每日空心，以温当归酒下五圆。

治妇人数年月水不通，面色萎黄，唇口青白，腹内成块，肚上筋脉，腿胫或肿，桃根煎方。

桃树根（一斤） 牛蒡子根（一斤） 马鞭草根（一斤） 牛膝（一[43]斤，去苗） 蓬虆根（一斤）

右件药，都锉，以水三斗，煎取一斗，去滓，更于净锅中，以慢火煎如饧，盛于瓷器中，每于食前，以热酒调下半大匙。

治妇人月水滞涩不通，结成癥块，腹肋胀大欲死，虎杖煎方。

虎杖（五斤，锉） 土瓜根汁（二斤） 牛膝汁（二斤）

右件药，以水二大斗，渍虎杖一宿，明旦煎取汁二升，内土瓜根牛膝汁中，搅令调，以重汤煮如稀饧，每日空心，及晚食前，以温酒调下一合。

又方。

牛李子根（二斤）

右件药，细锉，蒸三遍，用生绢袋盛，以酒二斗，浸五日，每于食前，暖一小盏服之。

又方。

蓬虆根（五斤，细锉）

右件药，以水五斗，煎至一斗，去滓，别于净器中熬成膏。每于食前，以温酒调下半匙。

又方。

马鞭草根苗（五斤）

右件药，细锉，以水五斗，煎至一斗，去滓，别于净器中熬成煎。每于食前，以温酒调下半匙。

治室女月水不通诸方

夫冲任之脉，起于胞内，为经脉之海，手太阴少阳心与小肠也，二经为表里，心主于血，上为乳汁，下为月水也，女子十四天癸至，肾气当全盛，冲任流通，经血既盈，应时而下，名之月水，常以三旬而一见，谓之平和也，若衍期者，由劳伤血气壅结，故令月水不通也。

治室女月水不通，两颊多赤，口干心躁，四肢烦热疼痛，咳嗽喘促，不思饮食，牡丹散方。

牡丹（一两）　蒲黄（一两）　柴胡（一两，去苗）　鳖甲（一两，涂醋炙令黄，去裙襕）　赤芍药（半两）　桃仁（半两，汤浸去皮尖双仁，麸炒微黄）　甘草（半两，炙微赤，锉）　虎杖（半两）　犀角屑（半两）　黄芩（半两）　当归（半两，锉，微炒）　川大黄（一两，锉，微炒）　土瓜根（三分）　琥珀（三分）

右件药，捣粗罗为散。每服三钱，以水一中盏，煎至六分，去滓，不计时候温服。

治女子年长，月水未来，颜色萎黄，气力渐少，饮食无味，宜服此黄芩散方。

黄芩　牡丹　蘧麦　赤芍药　桃仁（汤浸去皮尖双仁）　枳实（麸炒微黄）　芎䓖　射干　海藻（洗去咸味，以上各二两）　虻虫（一两，炒

令微黄，去翅足） 水蛭（一两，炒微黄） 蛴螬（五十枚，微炒） 川大黄（三两，锉，微炒）

右件药，捣筛为散。每服三钱，以水一中盏，煎至六分，去滓，每于食前温服。

治室女月水不通，心神烦热，四肢疼痛，不思饮食，地骨皮散方。

地骨皮（一两） 柴胡（一两，去苗） 琥珀（三两，细研） 赤芍药（半两） 土瓜根（半两） 木通（半两，锉） 黄芩（半两） 青蒿子（半两） 当归（三分，锉，微炒） 川大黄（一两，锉，微炒） 牡丹（半两） 甘草（一分，炙微赤，锉）

右件药，捣筛为散。每服三钱，以水一中盏，入生姜半分，煎至六分，去滓，每于食前温服。

治室女月水不通，烦热咳嗽，不思饮食，渐加瘦弱，桃仁散方。

桃仁（汤浸去皮尖双仁，麸炒微黄） 川大黄（锉，微炒） 鳖甲（涂醋，炙令黄，去裙襕） 龙胆（去芦头） 琥珀（细研） 土瓜根 赤芍药 柴胡（去苗） 黄芩 杏仁（汤浸去皮尖双仁，麸炒微黄） 桑根白皮（锉，各一两） 甘草（半两，炙微赤，锉）

右件药，捣筛为散。每服三钱，以水一大盏，入生姜半分、桃柳心各半握、薄荷二七叶、豉五十粒，同煎至五分，去滓，食前温服。

治室女月水不通，时作寒热，当归散方。

当归（半两，锉，微炒） 延胡索（半两） 川大黄（半两，锉，微炒） 铅霜（一分，细研） 桃仁（三分，汤浸去皮尖双仁，麸炒微黄） 虻虫（一分，炒令微黄，去翅足） 木通（三分，锉） 水蛭（一分，炒微黄）

右件药，捣细罗为散，铅霜同研令匀。每于食前，以温酒调下一钱。

治室女月水不通，立效方。

百草霜（一两，细研） 大戟（一分，锉，微炒，杵为末） 麝香（半两，细研）

右件药，都研令匀。每至五更，以温酒调下一钱，服药后，且宜吃粥。

治室女月水不通，琥珀圆方。

琥珀（一两，细研）　虻虫（半两，去头翅足，微炒）　水蛭（半两，微炒）　桃仁（一两，汤浸去皮尖双仁，别研）　川大黄（三两，锉，微炒）　肉桂（三两，去皴皮）

右件药，捣罗为末，入研了药令匀，以酽醋三升，熬药末，候可圆，即圆如梧桐子大。每日空心，以温酒下二十圆。

治室女成长，月事不通，脐腹积滞，宜服狗胆圆方。

狗胆（五枚）　硇砂（半两）　没药（三分）　赤芍药（一两）　木香（半两）　桃仁（三分，汤浸去皮尖双仁，别研如膏）　硝石（半两）　当归（一两，锉，微炒）

右件药，捣罗为末，先将狗胆硇砂桃仁硝石，用酒一中盏，同熬成膏，后入药末和圆，如绿豆大。每于食前，以温酒下十圆。

治室女月事过期不通，诸药无效，凌霄花圆方。

凌霄花（三分）　没药（三分）　水蛭（三分，微炒）　桃仁（半两，汤浸去皮尖双仁，麸炒微黄）　滑石（半两）　硇砂（半两）　斑蝥（一分，糯米拌炒令黄，去翅足）　狗胆（半两，干者）

右件药，捣罗为末，用软饭和圆，如梧桐子大。每于食前，以温酒下七圆。

治室女月水不通，桃仁圆方。

桃仁（二两，汤浸去皮尖双仁，麸炒微黄）　川大黄（半两，锉，微炒）　虻虫（半两，炒微黄）　朴硝（半两）

右件药，捣罗为末，铜器内，先煎米醋一升如膏，后相次下药末，以慢火熬，候可圆，即圆如梧桐子大。五更初以当归末一钱，酒一小盏煎三两沸，放温，下五圆，却卧良久，泻下恶物如赤小豆汁，经脉立通。

治室女月水不通，心神恍惚，烦热方。

生地黄汁（三合）　铅霜（半两，细研）

右以地黄汁一合，调下铅霜半钱，日三四服。

治室女月水不通方。

鼠屎（一两，烧灰）

右细研空心，以温酒调下一钱，神效。

治室女月水不通，血结成块，多攻心腹疼痛，宜服此方。

质汗　姜黄　川大黄（锉，微炒，各半两）

右件药，捣细罗为散。每于食前，以温酒调下一钱。

治妇人淋诸方

夫妇人淋者，由肾虚而膀胱热也。膀胱与肾为表里，俱主于水，行于脬者为小便也，腑脏不调，为邪所乘，肾虚则小便数，膀胱热，则小便涩。其状，小便疼痛涩数，淋沥不宣，故谓之淋也。

治妇人五淋，木通散方。

木通（一两，锉）　葵子（二两）　茅根（二两）　榆白皮（一两，锉）　蘧麦（一两）　大麻仁（一两）　贝齿（二两）　硝石（一两）　甘草（半两，炙微赤，锉）

右件药，捣筛为散。每服五钱，以水一大盏，煎至五分，去滓，食前温服。

治妇人小便卒淋涩，石韦散方。

石韦（去毛）　黄芩　木通（锉）　榆白皮（锉）　葵子　（以上各一两）　甘草（一两，炙微赤，锉）　蘧麦（一两）

右件药，捣粗罗为散。每服五钱，以水一大盏，入生姜半分，煎至五分，去滓，食前温服。

治妇人五淋涩痛，葵根散方。

葵子（一两，锉）　车前子（二两）　乱发灰（半两）　川大黄（一两，锉，微炒）　桂心（一两）　滑石（二两）　冬瓜瓤（二两，干者）　木通（二两，锉）　甘草（半两，炙微赤，锉）

右件药，捣粗罗为散。每服五钱，以水一大盏，入生姜半分，煎至五分，去滓，食前温服。

治妇人五淋，小便涩痛不通，蜂房散方。

露蜂房灰　白茅根　葵子　乱发灰　车前子　滑石　（以上各一两）

右件药，捣细罗为散。食前，以灯心汤调下一钱。

治妇人五淋，小便涩，腹痛气闷，葵子散方。

葵子　石韦（去毛）　王不留行　滑石　当归（锉，微炒）　蘧麦　赤芍药　琥珀　甘草（炙微赤，锉，各一两）

右件药，捣细罗为散。每服食前，以大麦粥饮调下二钱。

治妇人劳淋气淋，小便涩，小腹痛，琥珀散方。

琥珀　石韦（去毛）　滑石　葵子　蘧麦　（以上各一两）　当归（锉，微炒）　赤芍药　木香　（以上各半两）

右件药，捣细罗为散。每服食前，以葱白汤调下二钱。

治妇人劳冷淋，小腹结痛，王不留行散方。

王不留行（一两）　当归（三分，锉，微炒）　乱发灰（半两）　葵子（三分）　车前子（三分）　鲤鱼齿（一两，细研）　赤芍药（三分）　枳实（半两，麸炒微黄）

右件药，捣细罗为散。每服食前，以温酒调下二钱。

治妇人气淋冷淋，小便涩，赤茯苓散方。

赤茯苓　葵根　桂心　石韦（去毛）　赤芍药　琥珀　木通（锉，以上各一两）　青橘皮（三分，汤浸去白瓤，焙）

右件药，捣筛为散。每服三钱，以水一中盏，入生姜半分、葱白二茎，煎至六分，去滓，食前温服。

治妇人气淋劳淋，桃胶散方。

桃胶（二两）　榆白皮（二两）　车前子　冬瓜子　鲤鱼齿　葵子　蘧麦　木通　（以上各一两）　枳实（半两，麸炒微黄）

右件药，捣筛为散。每服五钱，水一大盏，入生姜半分、葱白二茎，煎至七分，去滓，食前分温二服。

治妇人热淋，滑石散方。

滑石（一[44]两）　车前子（三分）　蘧麦（三分）　海蛤（一两，细研）　茅根（三分）　葵子（三分）

右件药，捣细罗为散，入研了药令匀。每服食前，以灯心葱白汤调下二钱。

治妇人结热成淋，小便引痛，或时尿血，或如小豆汁，贝齿[45]。

贝齿（二[46]两） 葵子（三两） 石燕（二两） 滑石（二两）

右件药，捣细罗为散，研过。食前以葱白汤调下一钱。

治妇人血淋，鸡苏散方。

鸡苏叶（二两） 滑石（三两） 刺蓟根（一两，锉） 木通（二两，锉） 生干地黄（二两）

右件药，捣粗罗为散。每服五钱，以水一大盏，入竹叶三七片，煎至五分，去滓，食前温服。

治妇人血淋及尿血，涩痛方。

生干地黄（三两） 郁金（二两） 蒲黄（二两）

右件药，捣细罗为散。每服，煎车前叶汤调下二钱，日三服，以利为度。

又方。

乱发（一两） 牛耳中毛（半两）

右二味同烧为灰，细研。每于食前，以温水调下半钱。

治妇人脬转诸方

夫妇人脬转之病者，由饱为热所过[47]，或忍小便，俱令水气还迫于脬，屈辟不得充张，外水应入不得入，内溲应出不得出，内外壅滞，胀满不通，故为脬转。其状，小腹急痛，不得小便，甚者至死，不可治也。

治妇人脬转，小便数日不通，滑石散方。

滑石（二两） 寒水石（二两） 葵子（一合）

右件药，捣碎，以水三中盏，煎至一盏半，去滓，食前分温三[48]服。

又方。

乱发灰 葵子 车前子（以上各半两）

右件药，捣细罗为散。每服，以葱汤调下一钱，日三四服。

治妇人忍小便，不得时起，致令脬转，经四五日，困笃欲死，宜服此方。

滑石（二两） 乱发灰（一两）

右件药，细研为散，取桃白皮一斤，熟捣，以水三大盏，绞取汁，不计时候，温半盏调下二钱。

又方。

乱发（一斤，烧为灰）　滑石（三两）　鲤鱼齿（一两）

右件药，捣细罗为散。不计时候，以温水调下二钱。

治妇人过忍小便，致脬转方。

车前草（一斤，切）

右以水七升，煮至三升，去滓，每于食前，温一中盏服之。

又方。

浮萍草（二两，干者）

右捣细罗为散。每于食前，以灯心汤调下一钱，亦通小便，利流肿。

又方。

右自取爪甲烧灰细研，水调服之。

又方。

右以梁上尘，研令极细，水调一钱服之。

又方。

右以滑石末，葱汤调二钱服之。

治妇人小便不通诸方

夫妇人小便不通者，由水行于小肠，入脬为小便，肾内[49]膀胱俱主于水，此二经为脏腑，若内生热，则热气入于小肠及脬，脬内既热，故小肠不通，令小腹胀满，气喘急也。

治妇人小便不通，木通散方。

木通（三分，锉）　车前子（半两）　甘草（半两，炙微赤，锉）　葵根（三分）　蘧麦（半两）　滑石（一两）

右件药，捣筛为散。每服三钱，以水一中盏，煎至六分，去滓，食前温服。

治妇人小便不通，及大便难，葵子散方。

葵子　车前子　川大黄（锉，微炒）　冬瓜仁　当归（以上各三分）木通（半两，锉）　滑石（一两）　甘草（半两，炙微赤，锉）

右件药，捣筛为散。每服三钱，以水一中盏，煎至六分，去滓，食前温服。

治妇人小便不通，小腹疼痛，榆皮散方。

榆白皮（锉）　木通（锉）　赤芍药　猪苓（去黑皮）　滑石（以上各三分）　葵子（半两）　黄芩（半两）

右件药，捣细罗为散。食前，以木通汤调下二钱。

治妇人小便不通，葵根饮子方。

葵根（一两）　滑石（半两）　紫葛（半两，锉）　蘧麦（半两）白茅根（三分）

右件药，细锉和匀。每服半两，以水一大盏，入葱白五寸，煎至五分，去滓，每于食前温服。

治妇人卒小便不通方。

阴地草（一两，烧灰）　滑石（半两）　葵子（一两）

右件药，捣细罗为散。每于食前，以葱汤调下二钱。

又方。

乱发（如拳大，烧灰）

右细研，以温酒调下二钱，立通。

又方。

杏仁（二七枚，熬令黑色）　滑石（一分）

右碾为末，以热酒调，顿服之，立通。

治妇人小便不通，或急闷欲死方。

盐（二斤）

右捣碎，熬令热，布裹熨脐下，挼[50]，小便渐渐令出，不住手挼熨，以通快即止。

又方。

湿生虫（一七枚，烂研）

右以新汲水调，顿服之，立通。

又方。

车前子（二两）

右件药，捣罗为末，食前，以井华水调下二钱。

治妇人小便出血诸方

夫妇人小便出血者，由心主于血，血之行身，通遍经络，循环脏腑，血性得寒则凝涩，热则流散，失其常经，溢渗入于脬，故小便血也。

治妇人小便出血，心神烦闷，茜根散方。

茜根　当归（锉，微炒）　甘草（炙微赤，锉）　贝母（煨微黄）　牡丹　瓜蒂　羚羊角屑　柏叶（微炙，以上各一两）　红蓝花（二两）　生干地黄（三两）

右件药，捣粗罗为散。每服三钱，以水一中盏，煎至五分，去滓，食前温服。

治妇人伤中尿血，牡蛎散方。

牡蛎粉　车前子　桂心　黄芩（以上各半两）

右件药，捣细罗为散。每服，以粥饮调下二钱，日三四服。

治妇人卒伤热，尿血，大黄散方。

川大黄（半两，锉，微炒）　川芒硝（半两）　蒲黄（三分）

右件药，捣细罗为散。食前，以冷水调下二钱。

治妇人劳损虚羸，尿血，鹿茸散方。

鹿茸（一两，去毛，涂酥，炙微黄）　当归（一两，锉，微炒）　熟干地黄（一两）　葵子（一两）　蒲黄（一两）　续断（一两）

右件药，捣细罗为散。每服，以温酒调下二钱，日三四服。

治妇人尿血不止，生干地黄散方。

生干地黄（二两）　柏叶（一两，微炙）　黄芩（半两）　阿胶（一两，捣碎，炒令烟出）

右件药，捣粗罗为散。每服三钱，以水一中盏，入生姜半分，煎至五分，去滓，每于食前温服。

又方。

羚羊角屑　龙骨　当归（锉，微炒）　蒲黄　（以上各半两）　生干地黄（一两）

右件药，捣细罗为散。食前，以粥饮调下二钱。

治妇人小便出血，或时尿血，当归散方。

当归（半两，锉，微炒）　刺蓟叶（三分）　赤芍药（半两）　生干地黄（一两）　羚羊角屑（半两）

右件药，捣筛为散。每服三钱，以水一中盏，煎至六分，去滓，食前温服。

又方。

龙骨　黄芩　当归（锉，微炒）　生干地黄　茜根　（以上各三分）

右件药，捣细罗为散。每服，煎青竹茹汤调下二钱，日三四服。

治妇人无故小便出血方。

龙骨（一两）

右件药，捣细罗为散。食前，以温酒调下二钱。

又方。

鹿角屑（微炒）　大豆黄卷（微炒）　桂心　（以上各半两）

右件药，捣细罗为散。每于食前，以温酒调下二钱。

又方。

甜瓜子（微炒）　重叶蜀葵花　（以上各一两）

右件药，捣细罗为散。每服，浓煎木通灯心汤半[51]盏，入童子小便一合，调下二钱，日三四服。

治妇人小便出血不止方。

马兜铃根　刺蓟根　（以上各一两）

右件药，捣细罗为散。每服食前，当归酒调下二钱。

又方。

右以生地黄捣后取汁，每服一小盏，日三服。

又方。

右以蓷葱浓煎作汤，每服一小盏，日三四服。

又方。

右以葎草捣绞取汁，每服一小盏，日三四服。

又方。

右以蒲黄末，酒调二钱服之，水服亦得。

又方。

棘刺（一两，锉碎）

右以水二大盏，煎至一盏，分为二[52]服，食前温温服之，

又方。

鹿角胶（三两，炙令黄，捣碎）

右件以水二大盏，煎至一盏半，去滓，分为三服，食前服之。

治妇人小便数诸方

夫妇人小便数者，由肾与膀胱俱主于水，肾气通于阴，此二经俱虚，而有热乘之，则小便涩，虚则小便数也。

治妇人小便数，鸡肶胵散方。

鸡肶胵（十具，微炙）　桑螵蛸（半两，微炙）　厚朴（一两，去粗皮，涂生姜汁，炙令香熟）　菝葜（一两，锉）　当归（一两，锉，微炒）　熟干地黄（一两）　甘草（一两，炙微赤，锉）

右件药，捣粗罗为散。每服三钱，以水一中盏，入生姜半分，煎至六分，去滓，食前温服。

治妇人久虚冷，小便日夜三五十行，鹿茸散方。

鹿茸（一两，去毛，涂酥，炙微黄）　龙骨（一两）　桑寄生（一两）　当归（三分，锉，微炒）　附子（三分，炮裂，去皮脐）　白芍药（三分）　乌贼鱼骨（一两）　桑螵蛸（半两，微炒）

右件药，捣细罗为散。食前，以温酒调下二钱。

治妇人虚冷，小便数，桑螵蛸散方。

桑螵蛸（三十枚，微炒）　鹿茸（二两，去毛，涂酥，炙令微黄）

黄芪（半两，锉）　牡蛎粉（二[53]两）　甘草（二两，炙微赤，锉）

右件药，捣细罗为散，食前，以生姜汤调下一钱。

治妇人虚冷，小便滑数，菝葜散方。

菝葜（锉）　桑螵蛸（微炒）　附子（炮裂，去皮脐）　龙骨（各一两）　韭子（半两，微炒）　桂心（半两）

右件药，捣细罗为散。每服食前，以温酒调下二钱。

治妇人脏腑久冷，小便滑数，牡蛎散方。

牡蛎（二两，烧为粉）　龙骨（一两）　鸡肶胵（十枚，微炙）　附子（一两，炮裂，去皮脐）　吴茱萸（一分，汤浸七遍，焙干，微炒）　鹿角屑（一两，炒黄）

右件药，捣细罗为散。每服食前，以温酒调下一钱。

治妇人久积虚冷，小便白浊滑数不禁，鹿茸圆方。

鹿茸（一两，去毛，涂酥，炙微黄）　椒红（一两，微炒）　桂心（一两）　附子（一两，炮裂，去皮脐）　牡蛎（一两，烧为粉）　桑螵蛸（三分，微炒）　补骨脂（一两）　石斛（一两，去根，锉）　沉香（一两）　肉苁蓉（一两，酒洗，去皴皮，微炙）　鸡肶胵（一两，微炙）

右件药，捣细罗为末，酒煮面糊和圆，如梧桐子大。每服食前，以温酒下二十圆。

治妇人小便滑数，龙骨圆方。

龙骨（二两，烧过）　鹿茸（一两，去毛，涂酥，炙微黄）　椒红（一两，微炒）　附子（一两，炮裂，去皮脐）

右件药，捣细罗为散，以酒煮面糊和圆，如梧桐子大。每服食前，温酒下二十圆。

又方。

右以鹿角屑炒令黄，捣细罗为散。每服食前，温酒调下二钱。

又方。

右鸡肶胵微炙，捣细罗为散。每服食前，以温酒调下一钱。

又方。

右以桑螵蛸微炒，捣细罗为散。每服食前，以生姜[54]汤调下二钱。

治妇人大便不通诸方

夫妇人大便不通者，由五脏不调，冷热之气，结于肠胃，则津液竭燥，大肠壅涩，故大便不通也。张仲景云：妇人经水过多者，则亡津液，亦大便难也。

治妇人大便不通，牵牛子散方。

牵牛子（五两，半生半炒熟） 桂心（一两） 枳壳（麸炒微黄，去瓤） 郁李仁（一两，汤浸去皮，微炒） 木香（半两） 木通（一两，锉） 青橘皮（一两，汤浸去白瓤，焙）

右件药，捣细罗为散。空心，以熟[55]水调下二钱，如茶煎一沸，放温，搅起服之亦佳。

治妇人大便不通，调气圆方。

槟榔 羌活 桂心 芎䓖 木香 （以上各一两） 郁李仁（汤浸，去皮，微炒） 川大黄（锉，微炒） 牵牛子（半生半炒熟） 青橘皮（汤浸，去白瓤，焙，各二两）

右件药，捣罗为末，炼蜜和捣五七百杵，圆如梧桐子大。空心，以温生姜汤下三十圆。

治妇人气壅，大肠秘涩，宜转木香圆方。

木香 川大黄（锉，微炒） 桂心 槟榔 青橘皮（汤浸，去白瓤，焙，以上各一两） 巴豆（半两，去皮心，用新汲水浸三日后微火炒令黄，研，纸裹压令油尽）

右件药，捣罗为末，入巴豆研令匀，用面糊和圆，如粟米大。每服，以温水下七圆。

治妇人大便不通，搜风转气，郁李仁散方。

郁李仁（二两，汤浸去皮，微炒） 牵牛子（一两，微炒） 神曲（微炒） 桂心 木香 青橘皮（汤浸，去白瓤，焙） 槟榔（以上各半两）

右件药，捣细罗为散。空心，以生姜茶调下二钱。

治妇人大便不通，通神散方。

川大黄（锉，微炒）　川芒硝　槟榔　桃花　郁李仁（汤浸去皮，微炒，以上各一两）　木香（半两）

右件药，捣细罗为散。空心，以粥饮调下二钱。

治妇人大便秘涩，芫花圆方。

芫花（半两，醋拌，炒令干）　青橘皮（半两，汤浸去白瓤，焙）　川大黄（三分，锉，微炒）

右件药，捣罗为末，炼蜜和圆，如梧桐子大。食前，以生姜汤下十圆。

治妇人大便不通，心腹虚胀，牵牛子散方。

牵牛子（四两，生用）　青橘皮（二两，汤浸去白瓤，焙）　木香（一两）

右件药，捣罗为末，炼蜜和圆，如梧桐子大。空心，以温水下二十圆。

治妇人夹宿食，大便不通，玄豆圆方。

玄豆（一分，炙令焦，去皮子）　巴豆（五枚，去皮心，纸裹压去油）　香墨（二钱）

右件药，捣罗为末，入巴豆研令匀，以醋煮面糊和圆，如梧桐子大。每服一圆，嚼干柿裹，以温水下。

治妇人肠胃风结，大便常秘，大麻仁圆方。

大麻仁（二两，别捣如膏）　川大黄（二两，锉碎，微炒）　槟榔（一两）　木香（一两）　枳壳（一两，麸炒微黄，去瓤）

右件药，捣罗为末，入大麻仁，同研令匀，以炼蜜和圆，如梧桐子大。每日空心，以温水下二十圆。

治妇人大便下血诸方

夫妇人脏腑损伤，风邪易入，凡热气在内，令人下血，风气在内，亦大便血，色或如小豆汁，腹中疼痛，若前便后下血者，血来远，前下血后便者，血来近，远近者，言病在上焦下焦也，妇人面无血色，时寒时热，脉浮弱，按之绝者，为下血也。

治妇人风虚，大便后，时时下血，宜服荆芥散方。

荆芥　黄芪（锉）　熟干地黄　当归（锉，微炒）　桑茸[56]　地榆（锉）　樗白皮（微炙，锉）　皂荚刺（微炒）　干姜（炮裂，锉）　槐豆（微炒）　牛蒡子（微炒）　甘草（炙微赤，锉，已上各半两）

右件药，捣细罗为散。食前，以粥饮调下二钱。

治妇人大便后下血不止，侧柏散方。

侧柏（二两，微炒）　龙骨（二两）　鹿角胶（捣碎，炒令黄燥）　熟干地黄　木香　当归（锉，微炒，已上各一两）

右件药，捣细罗为散[57]，食前，以粥饮调下二钱。

治妇人大便下血，小腹中切痛不止，桑耳散方。

桑耳（微炒）　牡蛎粉　龙骨　当归（锉，微炒）　白芍药　（以上各一两）　黄芩（半两）　甘草（半两，炙微赤，锉）

右件药，捣细罗为散。食前，以粥饮调下二钱。

治妇人大便下血不止，阿胶圆方。

阿胶（二两，捣碎，炒令黄燥）　乌贼鱼骨（二[58]两）　白芍药（一[59]两）　当归（一两，锉，微炒）　刘寄奴（一两）

右件药，捣罗为末，炼蜜和捣三二百杵，圆如梧桐子大。食前，以粥饮下二十圆。

治妇人大便下血，或似小豆汁，乌贼鱼骨圆方。

乌贼鱼骨（一两）　芎䓖（三分）　熟干地黄（一两半）　茜根（一两）　当归（一两，锉，微炒）　白芍药（三分）　阿胶（二两，捣碎，炒令黄燥）

右件药，捣罗为末，炼蜜和捣三五百杵，圆如梧桐子大。食前，以粥饮下三十圆。

治妇人大便后下血不止，腹内疼痛，乌龙圆方。

乌龙尾煤（一两）　伏龙肝（一两）　香墨（一两）　当归（一两，锉，微炒）　皂荚子仁（半两，微炒）

右件药，捣细罗为末，以面糊和圆，如梧桐子大。每服食前，以生姜艾叶煎汤下二十圆。

治妇人腹肚胀满，脐下疞痛，大便下血不止，艾叶圆方。

艾叶（一两，微炒） 鳖甲（一两半，涂醋炙令黄，去裙襕） 当归（一两，锉，微炒） 卷柏（一两半） 白龙骨（二两） 附子（一两，炮裂，去皮脐） 干姜（一两，炮裂，锉） 赤芍药（三分）

右件药，捣罗为末，炼蜜和捣三五百杵，圆如梧桐子大。食前，以粥饮下三十圆。

治妇人大便卒下血不止方。

豉（一升）

右以水三大盏，煮取一盏，去滓，分为三服，一日温温服尽。

又方。

巴豆（一枚，烧灰） 乱发（如鸡子大，烧灰）

右二味细研，以酒三合调，顿服之。

治妇人痔病诸方

夫妇人痔病者，由劳伤于经络，而血渗之所成之。此痔有五种：肛边疮如乳出在外，时出脓血者，为牡痔也。肛边肿生疮而出血者，为牡[60]痔也。肛边生疮痒而复痛者，为血脉痔也。肛边肿核痛，发寒而出血者，为肠痔也。因便转而清血随出者，为血痔也。

治妇人痔疾，肛门痒痛，下血不止，槐子仁散方。

槐子仁（一两，微炒） 营实 蝟皮（炙令黄色） 桑耳 木贼 黄芪（锉） 当归（锉，微炒） 乌贼鱼骨（各一两） 皂荚子（半两，微炒） 枳壳（半两，麸炒微黄，去瓤） 麝香（半分，研入）

右件药，捣细罗为散，入研了药令匀。每服食前，以荆芥汤调下二钱。

治妇人痔疾不止，鳖甲散方。

鳖甲（一两半，涂醋炙令黄，去裙襕） 露蜂房（微炙） 蛇蜕皮（烧灰） 猪左脚悬蹄甲（炙令黄） 蝟皮（炙令黄，以上各一两） 麝香（一钱，研入）

右件药，捣细罗为散，入研了药令匀。每服食前，以干地黄汤调下一钱，若肛门有窍肿痛，傅之即差。忌苋菜。

治妇人痔疾，穿山甲散方。

穿山甲（一两，炙令黄色） 榼藤子（一两，去壳，微炒） 麒麟竭（半两） 露蜂房（半两，微炙） 蝟皮（一两，炙令黄） 麝香（一分，研入）

右件药，捣细罗为散，入研了药令匀。每服食前，以当归汤调下一钱。

治妇人痔疾，肛门肿痛下血，龟甲散方。

龟甲（二两，炙微黄） 磁石（捣碎，水飞过） 败船茹 乱发灰 当归（锉，微炒） 赤芍药 木贼 延胡索 桑耳 黄芪（锉） 白瓷（细研，水飞过，已上各一两） 麝香（一钱，细研）

右件药，都捣细罗为散。每于食前，以粥饮调下二钱。

治妇人久痔，下脓血不止，槐耳圆方。

槐耳（二两，微炙） 牛角䚡（二两，炙令黄） 禹余粮（二两，烧醋淬三遍） 猪悬蹄甲（十枚，炙黄焦） 麝香（一分，研） 白蔹 黄芪（锉） 艾叶（微炒） 蒲黄 白马蹄（酒煮一宿，炙令黄） 续断 当归（锉，微炒） 熟干地黄 鳗鲤鱼头（炙微黄） 蝟皮（炙令黄焦，已上各一两）

右件药，捣罗为末，炼蜜和圆，如梧桐子大。每服食前，以粥饮下三十圆。

治妇人久痔下脓血，疼痛肿闷，蝟皮圆方。

蝟皮（炙令黄焦） 续断 槐子（微炒） 连翘 附子（炮裂，去皮脐） 干姜（炮裂，锉） 黄芪（锉） 当归（锉，微炒） 白矾（烧令汁尽） 熟干地黄（已上各一两）

右件药，捣罗为末，炼蜜和捣三五百杵，圆如梧桐子大。每于食前，煎桑根白皮汤下三十圆。

治妇人痔疾，面色萎黄，密陀僧圆方。

密陀僧（一两，烧令赤） 白矾灰（一两） 槐子仁（半两，微炒） 皂荚灰（一分） 鸡冠花（半两） 百草霜（半两）

右件药，捣细罗为散，以面糊和圆，如梧桐子大。每服食前，以柏叶汤下一十圆。

治妇人痔疾久不止，皂荚刺圆方。

皂荚刺（一两，炒令黄） 野狸头（一枚，烧灰） 蝟皮（一片，炙令黄） 乌蛇肉（一两，酒拌，炒令黄） 槐子仁（一两，微炒） 榼滕子（一两，去壳，微炒） 麒麟竭（半两） 麝香（一分，研入）

右件药，捣细罗为末，以面糊和圆，如梧桐子大。每服食前，以当归汤下二十圆。

治妇人痔疾久不止，脏腑虚冷，面色萎黄，食少无力，硫黄圆方。

硫黄（细研） 白矾灰 蝟皮（炙令黄） 榼藤子（去壳，微炒） 附子（炮裂，去皮脐） 当归（锉，微炒） 木香（已上各一两） 猪牙皂荚（半两，炙焦） 乌贼鱼骨（半两）

右件药，捣细罗为末，以酒煮曲糊和圆，如梧桐子大。每服食前，生姜汤下二十圆。

治妇人痔疾，黄栝楼散方。

黄栝楼（一枚） 白矾（三两） 蝟皮（一片，锉）

右件药，都入瓷瓶内，盖口，以炭火渐断令通赤，候冷取出，细研，每服食前，以枳壳汤调下二钱。

治妇人痔疾下血，疼痛不可忍，墨龙圆方。

墨龙尾煤 乱发灰 神曲（微炒，已上各一两）

右件药，捣罗为末，以枣肉和圆，如梧桐子大。每于食前，以枳壳汤下二十圆。

治妇人痔疾久不差，白矾圆方。

白矾灰 附子（炮裂，去皮脐，为末，各二两）

右件药，研令匀，以汤浸蒸饼和圆，如梧桐子大。每服，荆芥汤下二十圆，日三服。

治妇人痔疾，痒痛不可忍，宜熨枳壳散方。

枳壳（二两） 木香（半两） 鬼箭羽（二[61]两） 鬼臼（一两） 槐子仁（二两）

右件药，粗捣，以慢火炒令热，用青绢包裹，看冷暖熨之效。

治妇人五痔，有头出脓，血不止，宜敷露蜂房散方。

露蜂房（半两，剪碎，微炒）　蝟皮（一两，烧灰）　麝香（一两）

右件药，同研令细，旋取渗于痔头上。

【校注】

① 一：日本抄本作“二”。

② 半：日本抄本作“一”。

③ 青：日本抄本作“菁”字。

④ 燥：日本抄本作“干”字。

⑤ 若：日本抄本作“苦”字。

⑥ 一：日本抄本作“二”。

⑦ 䵴（yùn 孕）：面黑。

⑧ 噀（xùn 巽）：含在口中而喷出：~水。

⑨ 詠：同“咏”。

⑩ 必：日本抄本作“心”字，义长可从。

⑪ 二：日本抄本作“半”字。

⑫ 团：日本抄本作“圆”字。

⑬ 捣：日本抄本作“隔”，义长可从。

⑭ 二：日本抄本作“一”。

⑮ 捣：其下日本抄本有“细”字。

⑯ 于：日本抄本作“服”字。

⑰ 猪：日本抄本作“狗”字。

⑱ 取：日本抄本作“去”字。

⑲ 炒：日本抄本作“黄”字。

⑳ 少：日本抄本作“多”字。

㉑ 治妇人月水不通，心腹烦闷，四肢痛弱，金花散方：此段底本在“桂心（半两，末）　斑蝥（一两，去翅足）　麝香（一钱，细研）”后，据上下文改。

㉒ 三：日本抄本作“二”。

㉓ 左：日本抄本作“在”字。

㉔ 焦：日本抄本作“燥”字。

㉕ 湿：日本抄本作“温”，义长可从。

㉖ 之：日本抄本作“乏”。

㉗ 一：日本抄本作“二”。

㉘ 三：日本抄本作“二”。

㉙ 二：日本抄本作“一”。

㉚ 聚：日本抄本作“浆”，义长可从。

㉛ 升：日本抄本作“斤”字。

㉜ 三：日本抄本作“二”。

㉝ 三：日本抄本作“二”。

㉞ 二：日本抄本作“一”。

㉟ 三分，醋拌，炒令干：此七字底本脱文，据日本抄本补。

㊱ 三分：此二字底本脱文，据日本抄本补。

㊲ 绪：日本抄本作“结”，义长可从。

㊳ 热：日本抄本作“温”字。

㊴ 一：日本抄本作“二”。

㊵ 糊：日本抄本作“糯”字。

㊶ 瘤：日本抄本作“癥”字。

㊷ 二：日本抄本作“三”。

㊸ 一：日本抄本作"二"。

㊹ 一：日本抄本作"二"。

㊺ 贝齿：其下日本抄本有"散方"二字。

㊻ 二：日本抄本作"一"。

㊼ 过：日本抄本作"迫"字。

㊽ 三：日本抄本作"二"。

㊾ 内：日本抄本作"与"，义长可从。

㊿ 挼：日本抄本作"按"字。

51 半：日本抄本作"中"字。

52 二：日本抄本作"三"。

53 二：日本抄本作"一"。

54 姜：日本抄本作"葛"字。

55 熟：日本抄本作"热"字。

56 茸：日本抄本作"耳"字。

57 散：日本抄本作"末"字。

58 二：日本抄本作"一"。

59 一：日本抄本作"二"。

60 牡：据文义疑为"牝"。

61 二：日本抄本作"一"。

卷第七十三

治妇人漏下诸方

夫妇人漏下者，由劳伤血气，冲任之脉虚损故也。冲脉任脉为十二经脉之海，皆起于胞内，而手太阳小肠之经也，手少阴心之经也，此二经，主上为乳汁，下为月水，妇人经脉调适，则月水依时，若劳伤冲任，气虚不能制其经脉，故血非时而下，淋沥不断，谓之漏下也，诊其寸口脉弦而大，弦则为寒，芤则为虚，虚寒相搏，其脉为革，妇人即半生产而漏下，又尺寸脉虚者漏血，漏血脉浮不可治也。

治妇人漏下，或差或剧，身体羸瘦，饮食减少，四肢无力，伏龙肝散方。

伏龙肝（一两）　赤石脂（一两）　龙骨（一两）　牡蛎（一两，烧为灰）　乌贼鱼骨（一两，烧灰）　禹余粮（一两，烧醋淬七遍）　桂心（一两）　白术（一两）　黄牛角鳃（一两，烧灰）

右件药，捣细罗为散。每于食前，以温酒调下二钱。

治妇人漏下不止，腹内分[①]疼，赤石脂散方。

赤石脂（一两）　艾叶（三分，微炒）　干姜（三分，炮裂，锉）　慎火草（一两）　当归（一两，锉，微炒）　鹿茸（二两，去毛，涂醋，炙令微黄）　龙骨（一两）　阿胶（二两，捣碎，炒令黄燥）

右件药，捣细罗为散。每于食前，以温酒调下二钱。

治妇人漏下，久虚乏弱，代赭散方。

代赭（一两，烧醋淬三遍）　附子（三分，炮裂，去皮脐）　赤石脂（一两）　蒲黄（半两[②]）　鹿茸（二两，去毛，涂醋，炙令微黄）　当归

（一两，锉，微炒） 干姜（三分，炮裂，锉） 芎䓖（三分） 熟干地黄（一两）

右件药，捣细罗为散。每于食前，以温酒调下二钱。

治妇人漏下久不止，使人无子，禹余粮散方。

禹余粮（烧醋淬七遍） 赤石脂 牡蛎（烧为粉） 桂心 乌贼鱼骨（烧灰） 伏龙肝 （以上各一两）

右件药，捣细罗为散。每于食前，以温酒调下二钱。

治妇人漏下不止，脐腹多痛，当归散方。

当归（一两，锉，微炒） 麒麟竭（一两） 禹余粮（一两，烧醋淬七遍） 赤芍药（一两） 黄柏（一分，微炙，锉） 地榆（三分，锉） 熟干地黄（一两半）

右件药，捣细罗为散。每于食前，以粥饮调下一钱。

治妇人胞中诸病，漏下不绝，牡蛎圆方。

牡蛎（一两，为粉） 禹余粮（一两，烧醋淬七遍） 白芷（三分） 白石脂（一两） 乌贼鱼骨（一两，烧灰） 干姜（三分，炮裂，锉） 龙骨（一两） 桂心（三分） 蘧麦（三分） 川大黄（三分，锉碎，微炒） 石韦（半两，去毛） 白蔹（半两） 细辛（半两） 白芍药（三[3]分） 甘草（半两，炙微赤，锉） 黄连（半两，去须） 附子（三分，炮裂，去皮脐） 当归（三分，锉，微炒） 白茯苓（三分） 钟乳粉（一两） 黄芩（三分） 白垩[4]（一两）

右件药，捣罗为末，炼蜜和捣五七百杵，圆如梧桐子大。每于食前，以温酒下三十圆。

治妇人漏下，日去数升，地黄散方。

生地黄（三两） 细辛（一两）

右件药，细锉，以水一大盏半，煎至一盏，去滓，食前分温三服。

治妇人漏下，数年不差，赤石脂散方。

赤石脂（一两，烧灰） 侧柏（一两，微炙） 乌贼鱼骨（一两，烧灰）

右件药，捣细罗为散。每于食前，以粥饮调下二钱。

治妇人漏下不断，鹿茸散方。

鹿茸（二两，去毛，涂酥，炙微黄） 当归（二两，锉，微炒） 蒲

黄（半两）

右件药，捣细罗为散。每于食前，以温酒调下二钱。

又方。

香墨末（二[⑤]钱）　露蜂房（烧灰，三钱）

右件药，同研令极细，分为二服，空心以温酒调下。

治妇人漏下不断，经年不差，困笃方。

右取鹊巢柴，烧为灰，细研，每于食前，以温酒调下二[⑥]钱，不过十[⑦]日愈。

治妇人漏下不止方。

水蛭（一两，微炒）

右捣细罗为散，每服空心，以温酒调下一钱，隔三日再服，恶血消尽自愈。

又方。

槐子（五合，烧灰）

右细研为散，每于食前，以温酒调下二钱。

又方。

乱发（烧灰）

右细研为散，每于食前，以温酒调下一钱。

治妇人漏下五色诸方

夫漏下五色者，由劳伤血气，冲任之脉虚损故也。冲脉任脉为经脉之海，起于胞内，手太阳小肠之经也，手少阴心之经也，此二经之血，主上为乳汁，下为月水，冲任之脉虚损，不能约制其经血，故非时而下，淋沥成漏也，五脏皆禀血气，若虚淋沥漏下，致五脏伤损，五脏之色，随脏不同，若五脏皆虚损者，则其色随血下，诊其尺脉急而弦大，风邪入少阴之经，女子漏下赤白，又漏下赤白不止，脉小虚滑者生，脉大紧实数者死也，又漏血下赤白，或下血数升，脉急疾者死，迟者生也。

治妇人漏下五色不止，淋沥连年，黄瘦萎瘁，白芍药散方。

白芍药（一两）　牡蛎（一两，烧为粉）　熟干地黄（一两半）　白芷（三分）　干姜（三分，炮裂，锉）　桂心（一两）　乌贼鱼骨（一两，烧灰）　黄芪（一分，锉）　五色龙骨（一两半）

右件药，捣细罗为散。每于食前，以温酒调下二钱。

治妇人漏下久不止，或脐下痛，侧柏散方。

侧柏叶（一两，微炙）　白芍药（一两）　黄芪（一两，锉）　熟干地黄（一两）　续断（一两）　代赭（一两）　牛角鰓（一两，烧灰）　当归（一两，锉，微炒）　龟甲（一两，涂醋，炙令黄）　桑耳（一两，微炙）　禹余粮（一两，烧醋淬七遍）　艾叶（半两，微炒）

右件药，捣细罗为散。每于食前，以温酒调下三钱。

治妇人漏下作五色，连年不差，龙骨散方。

五色龙骨（一两，烧赤）　乌贼鱼骨（一两，炙黄）　白芍药（三分）　干姜（半两，炮裂，锉）

右件药，捣细罗为散。每于食前，以赤糙粥饮调下二钱。

治妇人漏下五色，蒲黄散方。

蒲黄（一两）　鹿茸（一两半，去毛，涂酥，炙令黄）　当归（一两半，锉，微炒）　阿胶（一两，炙令黄燥）　乌贼鱼骨（一两，炙黄）　生干地黄（一两）

右件药，捣细罗为散。每于食前，以温酒调下二钱。

治妇人漏下青色方。

川大黄（半两，锉碎，微炒）　桂心（一分）　牡蛎（一分，烧为粉）　黄芩（一分）　白薇（半两）

右件药，捣细罗为散。每于食前，以温酒调下二⑧钱。

治妇人漏下黄色，宜服生干地黄散方。

生干地黄（半两）　黄芩（一分）　黄连（半两，去须，微炒）　川大黄（半两，锉碎，微炒）　䗪虫（一分，微炒）　桂心（半两）

右件药，捣细罗为散。每于食前，以温酒调下二钱。

治妇人漏下赤白久不止，或黑，宜服马毛散方。

马毛（一两，烧为粉）　赤茯苓（二两）　牡蛎（一两，烧为粉）

鳖甲（一两半，涂醋，炙令黄，去裙襴）

右件药，捣细罗为散。每于食前，以温酒调下二钱。

治妇人漏下白色不绝，宜服白马蹄散方。

白马蹄屑（二两，炒黄） 禹余粮（二两，烧醋淬七遍） 龙骨（一两） 乌贼鱼骨（一两，烧灰） 白僵蚕（半两，微炒） 赤石脂（二两） 附子（一两，炮裂，去皮脐） 甘草（半两，炙微赤，锉） 熟干地黄（二[9]两） 当归（三分，锉，微炒） 牡蛎（二两，烧为粉）

右件药，捣细罗为散。每于食前，以温酒调下二钱。

又方。

鹿茸（一两，去毛，涂酥，炙令黄） 白蔹（三分） 狗脊（半两，去毛）

右件药，捣罗为末，以醋煮面糊和圆，如梧桐子大。每于食前，以温酒下二十圆。

治妇人漏下黑色方。

干漆（一两，捣碎，炒令烟尽） 川大黄（一两，锉碎，微炒） 细辛（一两） 桂心（一两） 甘草（三分，炙微赤，锉）

右件药，捣细罗为散。每于食前，以粥饮调下二钱。

治妇人漏下赤色方。

白术（二两） 白薇（半两） 黄柏（二两半，微去皴皮，锉）

右件药，捣细罗为散。每于食前，以温酒调下二钱。

治妇人漏下赤色不止，令人黄瘦虚竭[10]方。

龟甲（半两，涂醋，炙令黄） 牡蛎（半两，烧为粉）

右件药，捣细罗为散。每于食前，以温酒调下二钱。

又方。

桑耳（二两） 鹿茸（三两）

右件药，以醋一升，浸一宿漉出，晒[11]干又清[12]，如此候醋尽，晒干捣细罗为散。每于食前，以温酒调下二钱。

又方。

鹿角烧灰细研，每于食前，以温酒调下二钱。

又方。

地榆（三[13]两）

右细锉，以醋一升，煮十余沸，去滓，食前稍热服一合，亦治呕血。

又方。

桃仁（烧灰）

右细研为散，每于食前，以温酒调下二钱。

治妇人赤白带下诸方

夫妇人[14]带下者，由劳伤过度，损动经血，致令体虚，受于风冷，风冷入于胞络，搏其血之所成也。冲脉任脉为经脉之海，任之为病，女子则带下，而手太阳为小肠之经也，手少阴心之经也。心为脏，主于里，小肠为腑，主于表，此二经之血，在于妇人，上为乳汁，下为月水，冲任之所统[15]也，冲任之脉既起于胞内，阴阳过度，则伤胞络，故风邪乘虚而入于胞，损冲任之经，伤太阳少阴之血，致令胞络之间，秽液与血相兼带而下，冷则多白，热则多赤，故名赤白带下也。

治妇人带下赤白，无问远近皆差，宜服桑耳散方。

桑耳（一两，微炒）　丹参（一两）　续断（三[16]分）　芎䓖（三分）　柏叶（三分，炙微黄）　熟艾（三分，焙微黄）　鹿茸（一两，去毛，涂酥，炙微黄）　牡蛎（一两，烧为粉）　地榆（三分，锉）　阿胶（一两，炙令黄燥）　小蓟根（三分）　龟甲（一两，涂醋，炙令黄）　赤石脂（一两）　当归（三分，锉，微炒）　熟干地黄（一两）　槲[17]叶（一两）　牛角䚡（一两，炙令微黄）

右件药，捣细罗为散。每于食前，以温酒调下二钱。

治妇人赤白带下，经年不差，渐渐黄瘦，熟干地黄散方。

熟干地黄（一两半）　白芍药（一两）　牡蛎（一两，烧为粉）　干姜（三分，炮裂，锉）　白芷（三分）　附子（一两，炮裂，去皮脐）　桂心（一两）　黄芪（一两，锉）　龙骨（一两）　龟甲（一两，涂酥，

炙令黄）　芎䓖（一两）

右件药，捣细罗为散。每于食前，以温酒调下二[18]钱。

治妇人赤白带下，日夜不止，身体黄瘦，不思饮食，艾叶散方。

艾叶（一两，微炒）　阿胶（一两，捣碎，炒令黄燥）　龙骨（一两）　附子（三分，炮裂，去皮脐）　芎䓖（三分）　当归（三分，锉，微炒）　熟干地黄（一两半）　吴茱萸（半两，汤浸七遍，焙干，微炒）　赤石脂（一两）　硫黄（三分，细研）　缩砂（半两，去皮）

右件药，捣细罗为散。每于食前，以粥饮调下二钱。

治妇人赤白带下，桑耳散方。

桑耳（一两，微炒）　白芍药（三[19]分）　黄芪（三分[20]锉）　肉豆蔻（一两，去壳）　阿胶（一两，捣碎，炒令黄燥）　熟干地黄（一两）　当归（一两，锉，微炒）　蒲黄（半两）　桔梗（一两，去芦头）

右件药，捣细罗为散。每服食前，以粥饮调下二钱。

治妇人血气不和，赤白带下，牛角䚡散方。

牛角䚡（三两，烧灰）　桂心（半两）　当归（半两，锉，微炒）　牛膝（半两，去苗）

右件药，捣细罗为散。每于食前，以温酒调下二钱。

治妇人脏脏冷热相攻，心腹音绞疞痛，腰间时疼，赤白带下，面色萎黄，四肢羸乏，黄芪圆方。

黄芪（一两半，锉）　龙骨（一两）　当归（一两，锉，微炒）　桑寄生（一两）　鹿茸（二[21]两，去毛，涂酥，炙令黄）　地榆（一两，锉）　干姜（三分，炮裂，锉）　木香（一两）　代赭（一两）　白石脂（一两）　赤石脂（一两）　人参（一两，去芦头）　艾叶（一两，微炒）　芎䓖（一两）　卷柏（一两半，微炙）　诃黎勒皮（一两）　熟干地黄（一两半）

右件药，捣罗为末，炼蜜和捣三二百杵，圆如梧桐子大。每于食前，以暖酒下三十圆。

治妇人赤白带下不止，鹿茸圆方。

鹿茸（一两半，涂酥，炙令黄）　桑耳（一两半，微炒[22]）　鹿角胶（一两半，捣碎，炒令黄燥）　干姜（一两半，炮裂，锉）　牛角䚡（一

两半，炙令黄）　赤石脂（一两）　白龙骨（一两）　艾叶（半两，微炒）　附子（一两，炮裂，去皮脐）

右件药，捣罗为末，炼蜜和圆，如梧桐子大。每于食前，以黄芪汤下三十圆。

治妇人赤白带下，连年不差，绿矾圆方。

绿矾（一两，烧赤）　釜底墨（一两）　乌贼鱼骨（一两，炙黄）

右件药，同研为末，以粟米饭和圆，如梧桐子大。每于食前，以暖酒下十五圆。

又方。

白芍药（一两）　艾叶（一两，微炒）　干姜（一两，炮裂，锉）

右件药，捣罗为末，以软饭和圆，如梧桐子大。每于食前，以粥饮下三十圆。

又方。

牛角䚡（二两，烧灰）　马芹子（一两）

右件药，捣细罗为散。每于食前，以温酒调下二[23]钱。

治妇人带下赤白，年月深久不差方。

白芍药（一两）　干姜（半两）

右件药，细锉，炒令黄色，捣细罗为散。每于食前，以粥饮调下二[24]钱。

又方。

凌霄花　熟干地黄（各二两）

右件药，捣细罗为散。每于食前，以温酒调下二钱。

治妇人赤带下诸方

夫妇人赤带下者，皆劳伤血气，损动于冲脉任脉故也。冲任为经脉之海，小肠者心之腑，此之经俱主于血，下为月水也，若经脉伤损，冲任气虚，不能约制经血，则与秽液相兼，而成带下，然五脏皆禀血气，其色则随脏不同，心脏之色赤，今心气虚损，故带下而赤色也。

治妇人赤带下不止，令人体瘦心烦，生干地黄散方。

生干地黄（一两）　茜根（一两，锉）　黄芩（一两）　当归（一两，锉，微炒）　地榆（一两，锉）　甘草（半两，炙微赤，锉）

右件药，捣粗罗为散。每服四钱，以水一中盏，入竹茹一分，煎至六分，去滓，每于食前温服。

治妇人赤带下，腹内㽲痛，四肢烦疼，不欲饮食，日渐羸瘦，宜服阿胶散方。

阿胶（半两，捣碎，炒令黄燥）　当归（半两，锉，微炒）　赤芍药（半两）　熟干地黄（半两）　牡蛎（半两，烧为粉）

右件药，捣细罗为散。不计时候，以粥饮调下二钱。

治妇人赤带下方。

龙骨（一两）　当归（一两，锉，微炒）　白矾（一两，烧汁尽）

右件药，捣细罗为散。每于食前，以艾汤调下二钱。

又方。

熟干地黄（半两）　牡蛎（半两，烧为粉）　艾叶（半两，微炒）

右件药，捣细罗为散。每于食前，以粥饮调下二钱。

治妇人赤带下不止，玳瑁圆方。

玳瑁（一两）　麒麟竭（半两）　乳香（半两）　没药（半两）　故锦灰（三分）　续断（一两）　安息香（半两）

右件药，捣罗为末，以蜜及安息香熬炼，和诸药末，圆如绿豆大。每于食前，以温酒下二十圆。

又方。

赤芍药（一两）　熟干地黄（一两）

右件药，捣细罗为散。每于食前，以温酒调下二钱。

又方。

桑树东南枝白皮（一握，日出前取之）

右细擘，分为三服，每服，以酒一中盏，煎至六分，去滓，每于食前温服。

治妇人白带下诸方

夫妇人白带下者，是劳伤血气，损动冲任之脉，冲任之脉皆起于胞内，为经脉之海，若冲任气虚，不能约制经血，则血与秽液相兼而成带下。然五脏皆禀血气，其色则随脏不同，肺脏之色白，带下白者，是肺脏虚损故也。

治妇人白带下，腰膝疼痛，龟甲散方。

龟甲（一两，涂醋，炙令微黄） 当归（一两，锉，微炒） 桑耳（三分，微炒） 人参（三分，去芦头） 狗脊（半两，去毛） 禹余粮（一两，烧醋淬七遍） 白石脂（二两） 吴茱萸（半两，汤浸七遍，焙干，微炒） 柏叶（一两，微炙） 白芍药（半两） 桑寄生（半两） 桂心（半两） 厚朴（一两，去粗皮，涂生姜汁，炙令香熟）

右件药，捣细罗为散。每于食前，以粥饮调下二钱。

治妇人风冷伤于冲任之脉，经络虚损，致成白带下，桑黄散方。

桑黄（一两，微炙） 鮀甲（一两，炙微焦黄） 当归（三分，锉，微炒） 乌贼鱼骨（一两，烧灰） 白芍药（一两） 禹余粮（二两，烧醋淬七遍） 干姜（一分，炮裂，锉） 吴茱萸（三分，汤浸七遍，焙干，微炒） 白石脂（一两）

右件药，捣细罗为散。每于食前，以粥饮调下二钱。

治妇人白带下不止，面色萎黄，绕脐冷痛，鹿角胶散方。

鹿角胶（一两，捣碎，炒令黄燥） 白龙骨（一两） 桂心（一两） 当归（一两，微炒） 附子（二两，炮裂，去皮脐） 白术（一两）

右件药，捣细罗为散。每于食前，以粥饮调下二钱。

又方。

牡蛎（一两，烧为粉） 当归（一两，锉，微炒） 龟甲（一两，涂醋[25]，炙令黄） 白马蹄屑（一两，炒微黄） 白石脂（二两） 干姜（一两，炮裂，锉）

右件药，捣细罗为散。每于食前，以艾叶汤调下二钱。

治妇人久冷白带下，脐腹痛，龙骨散方。

白龙骨（一两） 乌贼鱼骨（一两半，烧灰） 白芍药（三分） 当归（一两，锉，微炒） 禹余粮（二两，烧醋淬七遍） 桂心（一两） 熟干地黄（一两半） 吴茱萸（半两，汤浸七遍，焙干，微炒） 干姜（半两，炮裂，锉）

右件药，捣细罗为散。每于食前，以热酒调下二[26]钱。

治妇人白带下，腹内冷痛，肉豆蔻圆方。

肉豆蔻（一两，去壳） 附子（二两，炮裂，去皮脐） 白石脂（二两）

右件药，捣罗为末，炼蜜和圆，如梧桐子大。每于食前，以热酒下三十圆。

又方。

禹余粮（二两，烧醋淬七遍） 龙骨（二两） 干姜（一两，炮裂，锉） 附子（一两，炮裂，去皮脐）

右件药，捣罗为末，炼蜜和圆，如梧桐子大。每于食前，以温酒下三十圆。

治妇人白带下，脐腹冷痛，面色萎黄，日渐虚困，硇砂圆方。

硇砂（一两，细研） 白矾灰（半两） 干姜（半两，炮裂，锉） 川乌头（一两，生去皮脐）

右件药，捣罗为末，醋煎为膏，圆如绿豆大。每于食前，以温酒下十圆，

又方。

白矾灰（二[27]两） 附子（二两，炮裂，去皮脐） 狗头骨灰（二两）

右件药，捣罗为末，以软饭和圆，如梧桐子大。每于食前，以粥饮下三十圆。

又方。

白芍药（一两半，炒令黄） 柏叶（六两，微炒）

右件药，捣细罗为散。每于食前，以温酒调下二钱。

又方。

干姜（一两，炮裂，锉） 禹余粮（二两，烧醋淬七遍） 阿胶（一两，捣碎，炒令黄燥）

右件药，捣细罗为散。每于食前，以粥饮调下二钱。

又方。

蛇床子（一两） 白芷（一两）

右件药，捣细罗为散。每于食前，以粥饮调下二钱。

又方。

白蜀葵花（五两，阴干）

右捣细罗为散，每于食前，以温酒调下二钱。如赤带下，亦用赤花。

治妇人带下五色诸方

夫妇人带下五色者，由劳伤血气，损动冲脉任脉，致令其血与秽液，兼带而下也。冲任之脉为经脉之液，经血之行，内荣五脏，五脏俱虚损者，故其色随秽液而下，为带下五色也。

治妇人带下五色，无问新旧[28]，桑耳散方。

桑耳（一两，微炒） 丹参（三分） 续断（三分） 芎䓖（三分） 柏叶（三分，微炙[29]） 艾叶（三分，微炒） 阿胶（三分，捣碎，炒令黄燥） 牡蛎（一两，烧为粉） 鹿茸（一两，去毛，涂酥，炙微黄） 地榆（一两，锉） 刺蓟（一两） 龟甲（一两，涂醋，炙微黄） 赤石脂（一两） 当归（一两，锉，微炒） 熟干地黄（一两） 牛角䚡（三两，烧灰） 槲叶（一两）

右件药，捣细罗为散。每于食前，以粥饮调下二钱。

治妇人带下五色，四肢黄瘦，心烦食少，柏叶散方。

柏叶（一两，微炙） 牛角䚡（二两，烧灰） 芎䓖（三分[30]） 禹余粮（二[31]两，烧醋淬七遍） 黄芪（一两，锉） 白芍药（三分） 龙骨（一两） 白术（三分） 丹参（三分） 枳壳（一两，麸炒微黄，去瓤）

右件药，捣细罗为散。每于食前，以温酒调下二钱。

治妇人带下五色久不止，阿胶散方。

阿胶（一两，捣碎，炒令黄燥） 鹿茸（二两，去毛，涂酥，炙[32]微黄） 禹余粮（二两，烧醋淬七遍） 牡蛎（二两，烧为粉） 当归（一两，锉，微炒） 白芍药（一两） 乌贼鱼骨（一两半，烧赤） 蒲黄（一两） 赤石脂（二两）

右件药，捣细罗为散。每于食前，以温酒调下二钱。

治妇人带下五色，脐腹疞痛，渐加黄瘦，不能饮食，四肢少力，禹余粮圆方。

禹余粮（二两，烧醋淬七遍） 白芍药（一两） 桑鹅（一两半，微炙） 黄连（一两，去须） 艾叶（一两，微炒） 芎䓖（三分） 当归（二两，锉，微炒） 川大黄（二两，锉碎，微炒） 生干地黄（二两） 白龙骨（二两） 阿胶（一两，捣碎，炒令黄燥）

右件药，捣罗为末，炼蜜和捣三五百杵，圆如梧桐子大。不计时候，以温酒下三十圆。

治妇人带下五色久不差，渐加黄瘦，鹿茸圆方。

鹿茸（一两，去毛，涂酥，炙令黄） 白芍药（三分） 桑鹅（一两，微炙） 黄连（一两，去须） 艾叶（一两，微炒） 芎䓖（一两） 当归（一两，锉，微炒） 阿胶（二两，捣碎，炒令黄燥） 禹余粮（一两，烧醋淬七遍）

右件药，捣罗为末，炼蜜和捣三五百杵，圆如梧桐子大。每于食前，以温酒下三十圆。

治妇人带下五色，腹痛，羸瘦食少，当归圆方。

当归（一两，锉，微炒） 鳖甲（一两，涂醋，炙微黄，去裙襴） 川大黄（一两，锉碎，微炒） 白术（三分） 胡椒（半两） 诃黎勒皮（三分） 槟榔（三分） 枳壳（三分，麸炒微黄，去瓤） 荜茇（半两）

右件药，捣罗为末，炼蜜和捣三二百杵，圆如梧桐子大。每于食前，以温酒下三十圆。

治妇人带下五色久不止，脐腹下痛，续断圆方。

续断（三分）　丹参（三分）　当归（三[33]分，锉，微炒）　白芷（半两）　艾叶（三分，微炒）　阿胶（三分，捣碎，炒令黄燥）　桑寄生（三分）　马蔺花（半两）

右件药，捣罗为末，以醋浸蒸饼和圆，如梧桐子大。每于食前，以温酒下三十圆。

又方。

当归（一两，锉，微炒）　萝卜子（一合，微炒）

右件药，捣罗为末，用软饭和圆，如绿豆大。每于食前，以温酒下二十圆。

又方。

早蚕出蛾绵（二两，烧灰）　蛇床子（末，三分）　麝香（一钱）

右件药，同研如粉，每于食前，以温酒调下一钱。

治妇人久赤白带下诸方

夫妇人气血不足，劳逸过度，胞络伤损，任冲气虚，不能约制经血，与秽液相兼而下，然五脏皆禀气血，其色则随脏不同，今心肺二脏俱虚损，故令下赤而挟白色，往来不断，或发或歇，经于岁月，故谓之久赤白带下也。

治妇人久赤白带下，腰腿疼痛，面色萎黄，四肢少力，龟甲散方。

龟甲（一两半，涂醋，炙令黄）　桑耳（一两，微炙）　当归（一两，锉，微炒）　乌贼鱼骨（一两，微炒）　白芍药（三分）　禹余粮（二两，烧醋淬七遍）　柏叶（一两，微炙）　吴茱萸（半两，汤浸七遍，焙干，微炒）　桑寄生（一两）　芎䓖（三分）

右件药，捣细罗为散。每于食前，以温酒调下二钱。

治妇人久赤白带下，脐腹冷痛，腰膝麻疼，附子散方。

附子（一两，炮裂，去皮脐）　当归（一两，锉，微炒）　桂心（一两）　硫黄（一两，细研）　硇砂（一两，细研）　白矾灰（一两）　鹿

角尖屑（一两，炒黄）　禹余粮（一两，烧醋淬七遍）

右件药，捣细罗为散。每于食前，以温酒调下一钱。

治妇人久赤白带下不差，羸困，栝楼散方。

栝楼（一枚，并皮细锉）　白矾（一两，研碎）　硝石（一两）　硫黄（一两，研碎）

以上栝楼白矾二味，于铫子内炒令黑色，然后入硝石硫黄，又同炒，令相入为度。

禹余粮（三两，烧醋淬七遍）　狗脊（去毛，半两[34]，末）　麝香（一钱，细研）

右件药，都细研为散。每于食前，以温酒调下二钱。

又方。

白芍药（三分）　干姜（半两，炮裂，锉）　地榆（一两，锉）　白矾（二两，烧汁尽）

右件药，捣细罗为散。每于食前，以粥饮调下二钱。

治妇人久赤白带下，胞中有积滞，川大黄散方。

川大黄（一两，锉碎，微炒）　川朴硝（一两）　当归（一两，锉，微炒）　虻虫（一分，微炒，去翅足）　桃仁（一两，汤浸去皮尖双仁，麸炒微黄）　桂心（半两）

右件药，捣细罗为散。每于空腹[35]，以温酒调下二钱。

治妇人久赤白带下，脐腹冷连腰痛，面色黄瘦，不思饮食，禹余粮圆方。

禹余粮（二[36]两，烧醋淬七遍）　白石脂（二[36]两）　鳖甲（一两，涂醋，炙微黄，去裙襕）　当归（一两，锉，微炒）　狗脊（三分[37]，去毛）　白芍药（三[38]分）　白术（一两）　附子（一两，炮裂，去皮脐）　桑寄生（一两）　柏叶（一两，微炒）　厚朴（一两，去粗皮，涂生姜汁，炙令香熟）　干姜（一两，炮裂，锉）　吴茱萸（半两，汤浸七遍，焙干，微炒）

右件药，捣罗为末，炼蜜和捣三二百杵，圆如梧桐子大。每于食前，以热酒下三十圆。

治妇人久赤白带下，脐[39]腹冷痛，川椒圆方。

川椒（二[40]两，去目及闭口者，微炒去汗）　艾叶（二两，微炒）　干姜（一两，炮裂，锉） 白石脂（二[40]两） 芎䓖（三[41]分） 阿胶（一两，捣碎，炒令黄燥） 熟干地黄（三两） 伏龙肝（一两，细研入）

右件药，捣罗为末，炼蜜和捣三五百杵，圆如梧桐子大。每于食前，以热酒下三十圆。

治妇人久赤白带下，阿胶圆方。

阿胶（一两，捣碎，炒令黄燥） 绿矾（一两，烧赤） 白石脂（二两） 釜底墨（二[42]两） 乌贼鱼骨（一两，烧灰）

右件药，捣罗为末，用软饭和圆，如梧桐子大。每于食前，以热酒下三十圆。

又方。

白矾（三两，烧汁尽） 釜底墨（二两） 乌贼鱼骨（一两，烧灰）

右件药，捣罗为末，用软饭和圆，如梧桐子大。每于食前，以粥饮下三十圆。

又方。

白芍药（一两） 赤石脂（一两） 干姜（一两，炮裂，锉）

右件药，捣细罗为散。每于食前，以粥饮调下二钱。

又方。

篇[43]竹叶（切，二合） 赤车使者（半两） 红蓝花（半两）

右件药，以酒二大盏，煎至一盏，去滓，分为三服，食前服之。

又方。

凌霄花（二两）

右件药，捣细罗为散。每于食前，以温酒调下二钱。

治妇人赤白带下，年月深远，日渐羸瘦，起止不得，宜服此方。

右取刺蓟根，不限多少，曝干，秤每一斤，以童子小便五升，浸一复时，曝干，捣细罗为散。每日空心及晚食前，以温酒调下二钱。

治妇人赤白带下久不止方。

右取狗头，烧灰细研，每于空心及晚食前，以暖酒调下一钱。

又方。

右取马蹄护干烧灰细研，每于空心晚食前，以温酒调下一[44]钱。

治妇人崩中下血不止诸方

夫妇人崩中者，由脏腑伤损冲脉任脉，血气俱虚故也。冲任之脉，为经脉之海，血气之行，外循经络，内荣脏腑，若无伤损，则阴阳平和，而气血调适，经下依时，若劳动过度，致脏腑俱伤，而冲任之气虚，不能约制其经血，故忽然暴下，谓之崩中。诊其寸口脉微迟，尺脉微弦，寸口脉迟为寒在上焦，但吐尔，今尺脉微弦，如此即小腹痛引腰脊痛者，必下血也。

治妇人崩中下血不止，心神烦闷，头目昏重，熟干地黄散方。

熟干地黄（一两半） 甘草（半两，炙微赤，锉） 蒲黄（半两） 蟹爪（二合，微炙） 白茯苓（三分） 桂心（三分） 阿胶（一[45]两，捣碎，炒令黄燥） 白芍药（三分，微炒） 当归（三分，锉，微炒） 伏龙肝（三分） 熟布（三两，烧灰）

右件药，捣粗罗为散。每服四钱，以水一中盏，入竹茹一分，煎至六分，去滓，不计时候温服。

治妇人崩中下血，不断淋沥，连年不绝，黄瘦，白芍药散方。

白芍药（一两） 牡蛎粉（一两） 熟干地黄（一两） 白术（三分[46]） 麒麟竭（三分[46]） 柏子仁（三[48]分） 乌贼鱼骨（一两，炙黄） 附子（一两，炮裂，去皮脐） 桂心（一两） 黄芪（一两，锉） 龙骨（一两）

右件药，捣细罗为散。每于食前，以温酒调下二钱。

治妇人崩中下血不绝，小腹疼痛，麒麟竭散方。

麒麟竭（一两半） 禹余粮（一两半，烧醋淬七遍） 地榆（一两，锉） 黄柏（三分，微炙，锉） 赤芍药（一两） 生干地黄（一两半）

右件药，捣细罗为散。每于食前，以粥饮调下二钱。

治妇人崩下血数升，气欲绝，宜服棕榈散方。

棕榈（三两，烧灰） 紫参（一两） 麝香（二[49]钱，细研） 伏龙肝（二两，细研）

右件药，捣细罗为散，入麝香研令匀，不计时候，以热酒调下二钱。

治妇人崩中，下血不止，心胸虚闷，狼牙散方。

狼牙草（二两） 诃黎勒皮（三分） 白芍药（三分） 白术（三分[50]） 黄芪（三分[51]，锉）

右件药，捣粗罗为散。每服三钱，以水一中盏，煎至六分，去滓，不计时候温服。

治妇人崩中下血，经七八日不定，或作血片，或如豆汁，腹内疞刺疼痛，阿胶散方。

阿胶（一两，捣碎，炒令黄燥） 诃黎勒皮（一两） 干姜（三[52]分，炮裂，锉） 附子（三分，炮裂，去皮脐） 密陀僧（半两，细研） 棕榈（二两，烧灰） 补骨脂（三[53]分，微炒）

右件药，捣细罗为散。不计时候，以热酒调下二钱。

治妇人崩中下血不止，牛角䚡散方。

牛角䚡（二两，烧灰） 白矾（二两，烧汁尽） 橡实（一两） 木贼（一两） 芎䓖（一两）

右件药，捣细罗为散。不计时候，以热酒调下二钱。

治妇人崩中，下血不止，绕脐撮撮疼痛，或时心烦，伏龙肝散方。

伏龙肝（一两，细研） 麒麟竭（半两） 棕榈（二两，烧灰） 地榆（一两，锉） 龙骨（一两） 当归（一两，锉，微炒） 白芍药（一两） 熟干地黄（一两，锉） 禹余粮（二两，烧醋淬七遍）

右件药，捣细罗为散。不计时候，以温酒调下二钱。

治妇人崩中，下血不止，瓷药散方。

白瓷药（一两，细研） 柏叶（一两，微炙） 柏树细枝（一两，锉，炒黄） 茜根（一两，锉）

右件药，捣细罗为散。不计时候，以热酒调下二钱。

治妇人崩中，下血不止，渐加虚困，黄瘦，桑耳散方。

桑耳（二两，微炙） 阿胶（一两，捣碎，炒令黄燥） 茜根（一两，锉） 熟干地黄（二两）

右件药，捣细罗为散。不计时候，以粥饮调下二钱。

又方。

棕榈皮（二两，烧灰）　晚蚕砂（三分，微炒）　麝香（一钱，细研）

右件药，同细研为散。不计时候，以热酒调下二钱。

又方。

寒食面（一匙，炒）　雀儿粪（一两，细研）　干姜（半两，炮裂，锉，捣末）

右件药，用醋一中盏，熬下二味如膏，入炒面和圆，如小豆大。每服，不计时候，以温酒下十圆。

治妇人崩中下血不止方。

乌梅（二七枚，去核，微炒）　棕榈（二两，烧灰）　干姜（三分，炮裂，锉）

右件药，捣细罗为散。每服，粥饮调下二钱。

又方。

侧柏叶（一两，微炒）　芫花（一分[54]，醋拌，炒令干）　大麻根（十茎）

右件药，捣粗罗为散。每服三钱，以水一中盏，煎至六分，去滓，不计时候温服。

治妇人崩中下血不止，绿云散方。

晚蚕沙（一两，微炒）　伏龙肝（半两）

右件药，捣细罗为散，研令极细，不计时候，以温酒调下一钱。

治妇人崩中下血不止，通神散方。

菝葜（一两，锉）　蛇床子（一两）　木贼（一两）　桑鹅（一两，微炙）

右件药，捣细罗为散。每服，不计时候，以粥饮调下二钱。

又方。

杉木节（一两，烧灰）　蚕纸（一片，烧灰）

右件药，细研为散，每服不计时候，以粥饮调下二钱。

治妇人崩中下血，昼夜[55]不止方。

芎䓖（一两，锉）

右以酒一大盏，煎至五[56]分，去滓，入地黄汁二合，更煎三两沸，食前分为二服。

又方。

阿胶（一两，捣碎，炒令黄燥）　蛇床子（三分）

右件药，捣细罗为散。每服不计时候，以温酒调下一钱。

治妇人崩中下血不止，头目运闷，心神烦热，宜服此方。

晚蚕沙（一两，微炒）　白垩（一两）

右件药，捣细罗研为散。每服不计时候，以温酒调下一钱。

又方。

棕榈（五两，烧灰）　麝香（二钱）

右件药，同细研为散。每服不计时候，以温酒调下二钱。

治妇人崩中下五色诸方

夫妇人崩中之病者，是伤损冲任之脉，冲任之脉皆起于胞内，若劳伤过度，冲任气虚，不能统制经血，故忽然崩下，谓之崩中。五脏皆禀气血，五脏之色，各脏不同，伤损之人，五脏皆虚者，故五色随崩俱下。其状，白崩形如涕，赤崩如红蓝汁，黄崩形如烂瓜，青崩形如蓝色，黑崩形如豆汁，与血色相杂而下也。

治妇人崩中下五色，及下血，或月水不止，侧柏散方。

侧柏（二两，微炙）　黄芪（一两，研）　地榆（一两，锉）　赤芍药（一两）　吴茱萸（半两，汤浸七遍，焙干，微炒）　牛角䚡（二两半，烧灰）　禹余粮（二两，烧醋淬七遍）　代赭（一两）

右件药，捣细罗为散。每于食前，以温酒调下一钱。

治妇人崩中下五色，或赤白不定，或如豆汁，久不止，令人黄瘦，口干虚烦不食，伏龙肝散方。

伏龙肝（一两）　甘草（半两，炙微赤，锉）　赤石脂（一两）　芎䓖（三分）　桂心（半两）　当归（三分，锉，微炒）　熟干地黄（三两）　麦门冬（一两半，去心，焙）　艾叶（二两，微炒）　干姜（三

分，炮裂，锉）

右件药，捣粗罗为散。每服四钱，以水一中盏，入枣三枚，煎至六分，去滓，不计时候温服。

治妇人崩中下五色，及产后余疾，宜服艾叶散方。

艾叶（三分，微炒） 丹参（三分） 熟干地黄（一两半） 黄芪（一两半，锉） 芎䓖（一两） 忍冬（一两） 地榆（一两，锉）

右件药，捣粗罗为散。每服四钱，以水一中盏，入生姜半分[57]，煎至六分，去滓，不计时候温服。

治妇人崩中下五色，或赤白不止，榉[58]叶散方。

榉树叶（三两） 甘草（一两，炙微赤，锉） 麦门冬（二两半，去心，焙） 干姜（一两，炮裂，锉）

右件药，捣粗罗为散。每服四钱，以水一中盏，入枣三枚，煎至六分，去滓，不计时候温服。

治妇人崩中下五色，或赤白不止，四肢虚困，腹中时痛，牛角䚡散方。

牛角䚡（二两，烧灰） 龙骨（一两） 当归（三分，锉，微炒） 禹余粮（二两，烧醋淬七遍） 干姜（半两，炮裂，锉） 熟干地黄（一两半） 阿胶（二两，捣碎，炒令黄燥） 续断（一两） 甘草（半两，炙微赤，锉）

右件药，捣细罗为散。每服不计时候，以温酒调下二钱。

治妇人崩中下五色不止，诸药无效，宜服鳖甲散方。

鳖甲（二两，涂醋，炙微黄） 乌贼鱼骨（一两，烧灰） 龙骨（一两） 云母粉（二两） 鲤鱼鳞（二两，烧灰） 白术（一两） 肉桂（一两，去皴皮） 白僵蚕（三分，微炒） 代赭（二[59]两） 伏龙肝（二[59]两） 干姜（一[60]两，炮裂，锉） 芎䓖（二[61]两） 蝟皮（一两，炙微焦黄） 白垩（一两）

右件药，捣细罗为散。每服不计时候，以热酒调下二钱。

治妇人崩中下五色恶物，去来不断，宜服麒麟竭散方。

麒麟竭（一两） 芎䓖（一两） 艾叶（一两，微炒） 龙骨（二两） 乌贼鱼骨（二[61]两，烧灰） 禹余粮（二[61]两，烧醋淬七遍） 伏龙肝（二两） 阿胶（一两半，捣碎，炒令黄燥） 熟干地黄（一两半）

右件药，捣细罗为散。每服不计时候，以粥饮调下二钱。

治妇人崩中下五色，心烦腹痛，宜服此方。

龙骨（二[61]两） 干姜（三分[62]，炮裂，锉） 白芍药（三分） 乌贼鱼骨（二[63]两，烧灰） 艾叶（一两，微炒） 熟干地黄（二两）

右件药，捣细罗为散。每服不计时候，以赤糙米粥饮调下二钱。

治妇人崩中下五色久不止，龙骨圆方。

龙骨（一两） 乌贼鱼骨（三分，烧灰） 白芍药（半两） 鹿茸（一两，去毛，涂酥，炙微黄） 熟干地黄（一两半） 侧柏（二两，微炒） 干姜（半两，炮裂，锉）

右件药，捣罗为末，炼蜜和捣三二百杵，圆如梧桐子大。每于食前，以粥饮下三十圆。

又方。

牛角鰓（三两，烧灰） 干姜（半两，炮裂，锉） 龙骨（一两）

右件药，捣细罗为散。每于食前，以粥饮调下二钱。

治妇人崩中下五色不止，令人黄瘦，心烦不食，禹余粮圆方。

禹余粮（一两，烧醋淬七遍） 白石脂（一两） 龙骨（一两） 当归（三分，锉，微炒） 芎䓖（三分） 桂心（半两） 附子（三分，炮裂，去皮脐） 黄芪（一两，锉） 白芷（半两） 熟干地黄（一两）

右件药，捣罗为末，炼蜜和捣三二百杵，圆如梧桐子大。每于食前，以粥饮下三十圆。

又方。

麒麟竭（一两） 乌药（半两） 瓷药（一两，细研）

右件药，捣细罗为散。每于食前，以热酒调下一钱。

又方。

茅根（二[63]两） 浮萍草（一两） 刺荆[64]根（二两）

右件药，细锉，分为七服，每服以水一[65]中盏，煎至五分，去滓，每于食前温服。

又方。

蚕纸灰（一两） 茶笼内箬叶（一两，烧灰）

右件药，细研，每于食前，以温酒调下二钱。

治妇人白崩诸方

夫妇人白崩者，是劳伤胞络，而气极所为，肺主气，气极则肺虚冷也，肺脏之色白，虚冷劳极，其色与胞络之间秽液相挟，崩伤而下，为白崩也。

治妇人白崩，脐腹冷痛，四肢不和，面无颜色，白术散方。

白术（一两） 艾叶（一两，微炒） 附子（一两，炮裂，去皮脐） 芎䓖（三分） 阿胶（一两，捣碎，炒令黄燥） 桂心（一两） 白石脂（一两） 白矾灰（一两） 乌贼鱼骨（一两，烧灰） 熟干地黄（一两） 吴茱萸（半两，汤浸七遍，焙干，微炒） 伏龙肝（一两） 当归（三分，锉，微炒）

右件药，捣细罗为散。每于食前，以热酒调下二钱。

治妇人白崩，脐[66]下疼痛不止，当归散方。

当归（二两，锉，微炒） 木香（一两） 桂心（一两） 芎䓖（一两） 鹿角胶（二[67]两，捣碎，炒令黄燥） 干姜（一两，炮裂，锉） 龙骨（一两） 续断（一两） 附子（一两，炮裂，去皮脐）

右件药，捣细罗为散。每于食前，以热酒调下二钱。

治妇人白崩不止，面色黄瘦，脐下冷痛，牡蛎散方。

牡蛎（一两，烧为粉） 熟干地黄（一两） 龙骨（一两） 蒲黄（一两） 阿胶（一两，捣碎，炒令黄燥） 干姜（一两，炮裂，锉）

右件药，捣细罗为散。每于食前，以艾叶汤调下二钱。

治妇人白崩不止，鹿角胶散方。

鹿角胶（一两，捣碎，炒令黄燥） 鹿茸（一两，去毛，涂酥，炙微黄） 乌贼鱼骨（一两，烧灰） 当归（一两，锉，微炒） 龙骨（一两） 白术（一两）

右件药，捣细罗为散。每于食前，以热酒调下二钱。

治妇人白崩久不止，禹余粮散方。

禹余粮（二[68]两，烧醋淬七遍） 桂心（三分[69]） 芎䓖（一两） 当归（一两，锉，微炒） 乌贼鱼骨（一两，烧灰） 附子（半两，炮裂，去皮脐） 白矾（二两，烧令汁尽）

右件药，捣细罗为散。每于食前，以热酒调下二钱。

又方。

附子（一两，炮裂，去皮脐） 当归（一两，锉，微炒） 乌贼鱼骨（一两，烧灰） 木贼（一两） 牛角䚡（二两，烧灰） 赤石脂（一两）

右件药，捣细罗为散。每于食前，以粥饮调下二钱。

治妇人劳伤，气血虚损，白崩，发歇不止，蝟皮圆方。

蝟皮（一两，炙微焦[70]黄） 槐耳（三分） 白蔹（半两） 黄芪（三分，锉[71]） 艾叶（三分，微炒） 桂心（半两） 蒲黄（半两） 当归（半两，锉，微炒） 干姜（三分，炮裂，锉） 白马蹄（一两，烧灰） 牛角䚡（一两，烧灰） 禹余粮（二两，烧醋淬七遍） 猪悬蹄甲（七枚，烧灰） 续断（三分）

右件药，捣罗为末，炼蜜和捣三二百杵，圆如梧桐子大。每于食前，以温酒下三十圆。

治妇人白崩，日夜不绝，将欲困笃，禹余粮圆方。

禹余粮（二两，烧醋淬七遍） 白马蹄（二[72]两，烧灰） 龙骨（一两） 鹿茸（二两，去毛，涂酥，炙微黄） 乌贼鱼骨（一两，烧灰）

右件药，捣罗为末，炼蜜和捣三二百杵，圆如梧桐子大。每于食前，以温酒下三十圆。

又方。

牛角䚡（一两，烧灰） 龙骨（一两） 麝香（一钱，细研）

右件药，捣细罗为散。每于食前，以粥饮调下二钱。

治妇人白崩，去来不息方。

牡蛎（二[72]两，捣为粉） 熟干地黄（一两） 干姜（三分，炮裂，锉）

右件药，捣细罗为散。每于食前，以温酒调下二钱。

治妇人崩中漏下不止诸方

夫妇人崩中之病者，是伤损冲任之脉，冲任之脉，皆起于胞内，为经脉之海，劳伤过度，冲任气虚，不能统制经血，故忽然崩下，谓之崩中，崩而内有瘀血，故时淋沥不断，名曰崩中漏下也。

治妇人崩中漏下不止，地榆散方。

地榆（一两，锉） 伏龙肝（一两半[73]） 白茯苓（一两） 熟干地黄（一两） 柏叶（一两，微炙） 蒲黄（一两） 白芍药（一两） 甘草（半两，炙微赤，锉） 鹿角胶（一两，捣碎，炒令黄燥） 当归（三分，锉，微炒） 桂心（半两） 芎䓖（三分） 干姜（半两，炮裂，锉） 漏芦（一两） 蟹爪（一两，微炒）

右件药，捣粗罗为散。每服三钱，以水一中盏，入竹茹一分，煎至六分，去滓，每于食前温服。

又方。

当归（一两，锉，微炒） 阿胶（一两，捣碎，炒令黄燥） 干姜（一两，炮裂，锉） 艾叶（一两，微炒） 细墨（半两）

右件药，捣粗罗为散。每服三钱，以水一中盏，煎至六分，去滓，入赤马通汁一合，更煎一两沸，每于食前温服。

治妇人崩中漏下不止，羸乏，宜服此方。

乌贼鱼骨（二[74]两，烧灰） 芎䓖（三分） 熟干地黄（一两） 干姜（半两，炮裂，锉） 当归（二两，锉，微炒） 阿胶（三[75]分，捣碎，炒令黄燥） 艾叶（一两，微炒）

右件药，捣粗罗为散。每服三钱，以水一中盏，煎至五[76]分，去滓，入酒一合，更煎一两沸，每于食前温服。

治妇人崩中漏下赤白青黑，腐臭不可近，令人面黑，皮骨相连，月经失度，往来无常，小腹弦急，或时腹内疞[77]痛，不欲饮食，蔷薇根皮散方。

蔷薇根皮（一两，锉） 慎火草（半两） 白薇（三分） 败龟（一两，涂酥，炙令黄）　黄连（一两，去须，微炒）　干姜（半两，炮裂，锉）　桂心（半两）　细辛（半两）　当归（一两，锉，微炒）　熟干地黄（一两）　芎䓖（半两）　石斛（一两，去根，锉）　白芍药（半两）　禹余粮（二[78]两，烧醋淬七遍）　牡蛎（二[78]两，烧为粉）　艾叶（一两，微炒）

右件药，捣细罗为散。每于食前，以温酒调下二钱。

治妇人崩中漏下不止，渐加羸瘦，四肢烦痛，禹余粮散方。

禹余粮（二[78]两，烧醋淬七遍）　甘草（三分[79]，炙微赤，锉）　赤石脂（二两）　龙骨（二两）　附子（一两，炮裂，去皮脐）　芎䓖（三分）　熟干地黄（一两）　白芍药（三分[80]）　干姜（半两，炮裂，锉）　当归（一两，锉，微炒）　桂心（半两）

右件药，捣细罗为散。每于食前，以粥饮调下二钱。

治妇人崩中漏下，不问年月远近，柏叶散方。

柏叶（一两半，微炙）　续断（一两半）　芎䓖（一两半）　禹余粮（二两半，烧醋淬七遍）　艾叶（一两，微炒）　阿胶（一两，捣碎，炒令黄燥）　赤石脂（一两）　牡蛎（一两，烧为粉）　地榆（一两，锉）　生干地黄（一两半）　当归（一两半，锉，微炒）　鹿茸（一两，去毛，涂酥，炙微黄）　龟甲（一两半，涂醋，炙令黄）　鳖甲（一两半，涂醋，炙令黄）

右件药，捣细罗为散。每于食前，以粥饮调下二钱。

治妇人崩中漏下不止，虚损羸瘦，鹿茸圆方。

鹿茸（二[81]两，去毛，涂酥，炙微黄）　鳖甲（一两，涂醋炙令黄，去裙襕）　乌贼鱼骨（一两，炙黄）　白龙骨（一两）　续断（一两）　熟干地黄（一两）　白芍药（一两）　白石脂（一两）　肉苁蓉（一两半，酒浸一宿，刮去皺皮，炙干）

右件药，捣细罗为散。每于食前，以粥饮调下二钱。

治妇人崩中漏下不止，渐加黄瘦，四肢无力，腹内疼痛，不思饮食，柏叶圆方。

柏叶（一两，微炙）　续断（三分）　芎䓖（三分）　禹余粮（二两，烧醋淬七遍）　艾叶（三分，微炒）　阿胶（一两，捣碎，炒令黄燥）　牡蛎（一两，烧为粉）　地榆（一两，锉）　熟干地黄（一两）　当归（三分，锉，微炒）　丹参（三分）　鹿茸（一两，去毛，涂酥，炙微黄）　鲍甲（一两，炙微黄）　鳖甲（一两，涂醋，炙微黄）　赤石脂（一两）

右件药，捣罗为末，炼蜜和捣三五百杵，圆如梧桐子大。每于食前，以温酒下三十圆。

治妇人劳损因成崩中，不可禁止，积日不断，故成漏下，故[82]五脏空虚，肉色黄瘦，禹余粮圆方。

禹余粮（二[83]两，烧醋淬七遍）　龙骨（一两）　紫石英（一两，细研，水飞过）　人参（半两，去芦头）　桂心（半两）　川乌头（半两，炮裂，去皮脐）　桑寄生（一两）　川椒（一两，去目及闭口者，微炒去汗）　石斛（一两，去根，锉）　泽泻（一两）　当归（一两，锉，微炒）　杜仲（一两，去皴皮，炙微黄，锉）　肉苁蓉（一两，酒浸一宿，刮去皴皮，炙干）　远志（半两，去心）　五味子（半两）　牡蛎（一两，烧为粉）　甘草（半两，炙微赤，锉）

右件药，捣罗为末，炼蜜和捣三五百杵，圆如梧桐子大。每于[84]食前，以热酒下三[85]圆。

治妇人崩中漏下久不差，宜服此方。

白芍药（二[86]两）　乌贼鱼骨（二两，烧灰）　槲[87]叶（一两半，炙微黄）

右件药，捣细罗为散。每于食前，以粥饮调下一钱。

治妇人崩中下血不绝，小腹痛方。

鹿角胶（一两，捣碎，炒令黄燥）　柏叶（一两，微炙）　白芍药（一两）

右件药，捣细罗为散。每于食前，以温酒调下二钱。

又方。

牡蛎（二两半，烧为粉）　狗头骨（二两半，炙令黄）

右件药，捣细罗为散。每于食前，以温酒调下二钱。

又方。

槐鹅（烧作灰）

右细研，每于食前，以温酒调下二钱。

治妇人阴肿诸方

夫妇人阴肿者，是虚损受风邪所为。胞络虚，而有风邪客之，风气乘于阴，与血气相搏，令气否涩，腠理壅闭，不得池[88]越，故令阴肿也。

治妇人月水滞涩，阴中肿痛，菖蒲散方。

菖蒲（一两） 当归（一两，锉，微炒） 秦艽（三分） 吴茱萸（半两，汤浸七遍，焙干，微炒）

右件药，捣粗罗为散。每服三钱，以水一中盏，入葱白五寸，煎至六分，去滓，每于食前温服。

治妇人阴肿或疮烂者，宜用麻黄汤洗之方。

麻黄（二[89]两，去根） 黄连（二两[90]） 蛇床子（二两） 乌梅（十[91]颗）

右件药，细锉，以水一斗，煎至五升，去滓，稍热洗之，切宜避风冷。

治妇人阴中肿痛不可忍方。

防风（三[92]两） 大戟（三[93]两） 艾叶（五两）

右件药，细锉，以水一斗，煮取五升，去滓，稍热洗之，日可三度，宜避风冷。

治妇人阴肿坚痛，宜用白矾散方。

白矾（半两） 甘草（半分[94]，生用） 川大黄（一分，生）

右件药，捣细罗为散。取枣许大，绵缠内阴中，日二[95]度换之。

又方。

枳壳（半斤[96]）

右捣碎，炒令热，用故帛裹熨之，冷即换之。

又方。

商陆（一斤，锉）

右以水一斗，煮取五升，稍热洗之，日三度。

治妇人阴痒诸方

夫妇人阴痒者，是虫蚀所为。三虫在于肠胃之间，因脏虚，三虫动作，蚀于阴，其虫作，热微则为痒，重者乃痛也。

治妇人阴痒，大黄散方。

川大黄（一两，锉碎，微炒）　黄芩（一两）　赤芍药（半两）　玄参（半两）　黄芪（一两，锉）　丹参（半两）　山茱萸（半两）　蛇床子（半两）

右件药，捣细罗为散。每于食前，以温酒调下二钱。

治妇人阴中湿痒方。

黄连（二两）　栀子仁（一两）　甘草（一两，生锉）　黄柏（一两，锉）

右件药，捣细罗为散，以粉于上效。

治妇人阴痒不止方。

蚺蛇胆（一两）　雄黄（一两，细研）　硫黄（一两，细研）　朱砂（一两，细研）　硝石（一两）　藜芦（半两）　芫荑（一两）

右件药，捣罗为末，都研令匀，以腊月猪脂和如膏，用故布作缠子，如指，长一寸半，以药涂上，内阴中，日一易，易时宜以猪椒根三五两，水煮稍热洗之，干拭内之效。

又方。

小蒜（随多少）

右以水煮作汤，稍热洗，日三用之。

又方。

狼牙（二两）　蛇床子（三两）

右件药，以水三升，煮作汤，稍热洗，日三用之。

又方。

右烧杏仁作灰，承热绵裹内阴中，日二易之。

又方。

枸杞根（一[97]斤，细切）

右以水三升，煮十余沸，稍热洗之。

治妇人阴中痒，如似有虫方。

右取鸡肝去脂，承热内阴中，如是有虫当尽下。

治妇人阴痒，似有虫状，烦闷，黄丹散方。

黄丹（一分[98]）　白矾（三分）　芎䓖（一两）

右件药，捣罗为末，以谷囊盛，内阴中，虫当自出。

治妇人阴中痒如有虫，目肿身黄，漏血下白物，少气，宜用此方。

右取生鲤鱼长一尺，去头肉取骨，炙令焦，捣末，以猪脂和，取半两用绢袋盛，如指长内阴中，至痒处即止，虫当自出。

治妇人阴痒如有虫方。

右取牛肝，截取三寸，内阴中，令日虫尽入肝内出之，猪肝亦得。

治妇人阴冷诸方

夫妇人胞络劳伤，子脏虚损，风冷客之，冷乘于阴，故令冷也。

治妇人癖瘦阴冷，五加皮浸酒方。

五加皮（三两）　地骨皮（二两）　熟干地黄（三两）　天门冬（一两，去心）　丹参（三两）　杜仲（三两，去皴皮，炙微黄）　蛇床子（三两）　钟乳粉（四两）　干姜（三两，炮裂，锉）

右件药，细锉，以生绢袋盛，以酒一斗五升，渍二宿后，每服暖一中盏，空心及晚食前服。

治妇人阴冷痒方。

吴茱萸（半两，生用）　甜葶苈（半两）　蛇床子（三分）　没石子（一枚）

右件药，捣罗末，绵裹枣许大，内阴中，令腹内热为度。

又方。

远志（半两）　蛇床子（一两）　五味子（一两）　干姜（半两，生用）　莲花（半两）

右件药，捣罗为末，每用先以兔粪涂阴门中，用绵裹一钱内阴中，热即为效。

又方。

蛇床子（一两）　吴茱萸（一两半，生用）

右件药，捣罗为求[99]，炼蜜和圆，如酸枣大，以绵裹内阴中，下恶物为度。

治妇人阴挺出下脱诸方

夫妇人胞络伤损，子脏虚冷，气下冲则令阴挺出，谓之下脱。亦有因产而用力躯气而阴下脱者，诊其少阴脉浮动，浮为虚，动为悸，故令下脱也。

治妇人阴挺出下脱方。

黄芩（半两）　赤芍药（一两）　当归（半两，锉，微炒）　牡蛎（二[100]两半，烧为粉）　竹茹（二两）　蝟皮（二两，炙微焦）　野狐阴茎（一具，炙令黄）

右件药，捣细罗为散。每于食前，以暖酒调下二钱。

又方。

当归（二[101]两，锉，微炒）　黄芩（二两）　牡蛎（二两，烧为粉）　赤芍药（一两半）　蝟皮（一两，炙微焦）

右件药，捣细罗为散。每服食前，以暖酒调下二钱。

又方。

当归（三两）　败酱（二两）　独活（三两）　白芷（三[102]两）　地榆（三两，锉）　白矾（三两）

右件药，细锉，以水一斗，煮至五升，去滓，稍热洗之。

又方。

皂荚（一两，去皮子，炙黄焦）　半夏（一两，炒令黄）　大黄（一两）　细辛（一两）　蛇床子（一两半）

右件药，捣罗为末，薄绢袋盛，如指长，内阴中，日二易之。

又方。

乌贼鱼骨（半两）　硫黄（半两）　五味子（三分）

右件药，细研如粉，以敷其上，日二用之。

又方。

桂心（一两）　吴茱萸（一两，生用）　戎盐（二两）

右件药，并熬令色变，捣罗为末，以绵裹如指大，内阴中，日再易之。

又方。

蛇床子（五两）　乌梅（二七枚[103]）

右件药，以水五升，煮取三升，去滓，稍热洗之，每日夜三五度用。

又方。

川乌头（一两，生用[104]）　白及（一两）

右件药，捣罗为末，以绵裹一钱内阴中，令入三寸，腹内热即止，来晨再用。

又方。

川椒（半两，生用）　川乌头（半两，生用）　白及（半两）

右件药，捣罗为末，绵裹一钱内阴中，深三寸，腹中热即止，来日再用。

又方。

右烧故弊帚头灰，食前，以温酒调服二钱效。

又方。

右细研磁石，食前，以温酒调一[105]钱服之。

又方。

右以白矾烧灰细研，空心，以温酒调下一钱。

又方。

硫黄（半两）　乌贼鱼骨（半两）

右件药，捣罗为末敷之。

又方。

右取铁精细研，以羊脂调，布裹，炙令热，熨之，以差为度。

又方。

右取蛇床子，布裹蒸令热，熨之即差，亦治产后阴中痛。

治妇人阴疮诸方

夫妇人阴疮者，由三虫或九虫动作，侵蚀所为也。诸虫在人肠胃之间，若腑脏调和，血气充实，不能为害。若劳伤经络，肠胃虚损，则动作蚀于阴，轻者或痒或痛，重者生疮，诊其少阴之脉滑而数者，阴中生疮也。

治妇人阴中生疮，黄芩汤洗方。

黄芩（半两） 当归（半两） 川大黄（半两） 芎䓖（半两） 白矾（半两） 黄连（一分）

右件药，细锉，以水五升，煎取三升，去滓，稍热洗疮，日三两度用之。

治妇人阴疮，雄黄散方。

雄黄（一分[106]） 芎䓖（一分） 藜芦（一分） 丹砂（一分，细研） 川椒（二分） 细辛（一分[106]） 当归（一分）

右件药，捣罗为末，绵裹如枣大，内阴中，敷疮上，以差为度。

治妇人阴疮，杏仁膏方。

杏仁（五两，汤浸，去皮，研） 白芷（一两） 芎䓖（一两） 生干地黄（一两） 猪脂（三两） 羊髓（三两）

右件药，细锉，以猪脂羊髓拌令匀，入铛中，慢火煎，候白芷色黄，绞去滓，膏成，用瓷盒中贮之。每取如枣大，绵裹内阴中，频频换之。

又方。

当归（一两） 白芷（一两） 芎䓖（一两） 杏仁（一两，汤浸，去皮尖，研）

右件药，捣罗，以羊脂一[107]斤和拌匀，入甑中蒸之，药成，取枣许大，绵裹内阴中，日一易之。

又方。

赤芍药（三[108]两）　黄芩（三两）　牡蛎（一两）　附子（三分）　白芷（三分）

右件药，细锉，以猪脂一斤，同内铛中，慢火煎三上三下，候白芷色黄，绞去滓，膏成，用瓷盒盛，每用敷于疮上。

治妇人阴疮，宜敷杏仁散方。

杏仁（半两，烧为灰）　雄黄（半两）　白矾（半两，烧为灰）　麝香（二钱）

右件药，细研为散。每用少许敷疮上，以差为度。

治妇人阴蚀疮，宜用当归汤洗方。

当归（二两）　地榆（三两）　甘草（一两）　芎䓖（一两）　赤芍药（一两）

右件药，细锉，以水五升，煮取三升，去滓，稍热洗之，日二三度用之。

治妇人阴疮，甘草汤方。

甘草（一两，生用）　干漆（一两）　黄芩（二两）　生干地黄（二[109]两）　赤芍药（二两）　当归（二两）　龟甲（五两）

右件药，细锉，以水七升，煎取三升，去滓，以绵蘸汤拓疮处，良久，每日三度用之。

治妇人阴疮，蚀欲尽者方。

虾蟆粪　兔粪　（等分）

右件药，细研，每用少许敷疮上。

治妇人阴疮，蚀如中烂，狼牙汤方。

狼牙（五两）

右以水四升，煮至一升，去滓，水醋一合，更煎一两沸，稍热，以绵蘸汤沥于疮上，及以热绵罨之，日三五度即愈。

又方。

右取猪肉十斤肥者，以水煮肉令烂，去肉，以汤稍热洗疮，冷即易之。

又方。

右细研硫黄末敷疮上。

【校注】

① 分：日本抄本作"冷"，义长可从。
② 两：日本抄本作"分"字。
③ 三：日本抄本作"一"。
④ 垩（è 鄂）：白土，泛指可用来涂饰的土。
⑤ 二：日本抄本作"四"。
⑥ 二：日本抄本作"一"。
⑦ 十：日本抄本作"七"。
⑧ 二：日本抄本作"一"。
⑨ 二：日本抄本作"一"。
⑩ 竭：日本抄本作"渴"字。
⑪ 晒：日本抄本作"然"字。
⑫ 清：据文义疑为"浸"。
⑬ 三：日本抄本作"二"。
⑭ 人：其下日本抄本有"赤白"二字。
⑮ 统：日本抄本作"流"字。
⑯ 三：日本抄本作"一"。
⑰ 惏：日本抄本作"槲"字。
⑱ 二：日本抄本作"三"。
⑲ 三：日本抄本作"二"。
⑳ 三分：日本抄本作"二两"二字。
㉑ 二：日本抄本作"一"。
㉒ 微炒：其下日本抄本有"黄"字。
㉓ 二：日本抄本作"一"。
㉔ 二：日本抄本作"一"。
㉕ 醋：日本抄本作"酥"字。
㉖ 二：日本抄本作"一"。
㉗ 二：日本抄本作"一"。
㉘ 旧：日本抄本作"久"字。
㉙ 炙：日本抄本作"黄"字。
㉚ 三分：日本抄本作"半两"二字。
㉛ 二：日本抄本作"一"
㉜ 炙：其下日本抄本有"令"字。
㉝ 三：日本抄本作"二"。
㉞ 两：日本抄本作"分"字。
㉟ 空腹：日本抄本作"临睡"字。
㊱ 二：日本抄本作"一"。
㊲ 三分：日本抄本作"一分"。
㊳ 三：日本抄本作"一"。
㊴ 脐：日本抄本作"胁"字。
㊵ 二：日本抄本作"一"。
㊶ 三：日本抄本作"一"。
㊷ 二：日本抄本作"一"。
㊸ 篇：日本抄本作"萹"字。
㊹ 一：日本抄本作"二"。
㊺ 一：日本抄本作"二"。
㊻ 三分：日本抄本作"二两"二字。
㊼ 分：日本抄本作"两"字。
㊽ 三：日本抄本作"二"。
㊾ 二：日本抄本作"一"。
㊿ 分：日本抄本作"两"字。
51 三分：日本抄本作"二两"二字。

⑫ 三：日本抄本作“一”。
⑬ 三：日本抄本作“二”。
⑭ 分：日本抄本作“两”字。
⑮ 昼夜：日本抄本作“黄液”二字。
⑯ 五：日本抄本作“六”。
⑰ 分：日本抄本作“两”字。
⑱ 榉：日本抄本作“樛”字。
⑲ 二：日本抄本作“一”。
⑳ 一：日本抄本作“二”。
㉑ 二：日本抄本作“一”。
㉒ 分：日本抄本作“两”字。
㉓ 二：日本抄本作“一”。
㉔ 荆：日本抄本作“蓟”字。
㉕ 一：日本抄本作“二”。
㉖ 脐：日本抄本作“脾”字。
㉗ 二：日本抄本作“二”。
㉘ 二：日本抄本作“一”。
㉙ 分：日本抄本作“两”字。
㉚ 焦：日本抄本作“炒”字。
㉛ 锉：日本抄本作“炒”字。
㉜ 二：日本抄本作“一”。
㉝ 一两半：其下日本抄本有“裂”字。
㉞ 二：日本抄本作“一”。
㉟ 三：日本抄本作“二”。
㊱ 五：日本抄本作“六”。
㊲ 腹内疠：日本抄本作“肺间疼”三字。
㊳ 二：日本抄本作“一”。
㊴ 三分：日本抄本作“二两”二字。
㊵ 分：日本抄本作“两”字。
㊶ 二：日本抄本作“一”。
㊷ 故：日本抄本作“致”字。
㊸ 二：日本抄本作“一”。
㊹ 于：日本抄本作“晚”字。
㊺ 三：日本抄本作“二”。
㊻ 二：日本抄本作“一”。
㊼ 榔：日本抄本作“棚”字。
㊽ 池：日本抄本作“泄”字。
㊾ 二：日本抄本作“三”。
㊿ 两：其下日本抄本有“锉”字。
91 十：日本抄本作“一”。
92 三：日本抄本作“二”。
93 三：日本抄本作“二”。
94 分：日本抄本作“两”字。
95 二：日本抄本作“三”。
96 斤：日本抄本作“两”字。
97 一：日本抄本作“二”。
98 分：日本抄本作“两”字。
99 求：日本抄本作“末”，义长可从。
100 二：日本抄本作“一”。
101 二：日本抄本作“三”。
102 三：日本抄本作“二”。
103 二七枚：日本抄本作“一两枚”。
104 用：其下日本抄本有“锉”字。
105 一：日本抄本作“二”。
106 分：日本抄本作“两”字。
107 一：日本抄本作“半”字。
108 三：日本抄本作“一”。
109 二：日本抄本作“一”。

卷第七十四

治妊娠中风诸方

夫四时八方之气为风也，常以冬至之日候之，若从其乡来者，长养万物，若不从其乡来，名为虚邪，贼害万物，人体虚则中之。若风邪客于皮肤，入于经络，即顽痹不仁，若入于筋脉挟寒，则挛急㖞僻，挟温[1]则弛纵，若入脏腑，则恍惚惊悸。凡五脏俞皆在背，脏腑虚，风邪皆从其俞而入，随所伤脏腑经络而为诸病也。妊娠中风，若不早治，则令堕胎也。

治妊娠中风卒倒，心神闷乱，口噤，不能言，四肢急强，防风散方。

防风（一两，去芦头）　葛根（一两）　细辛（半两）　当归（半两，锉，微炒）　甘菊花（半两）　汉防己（半两）　羚羊角屑（半两）　秦艽（半两，去芦头）　桂心（半两）　茯神（半两）　桑寄生（一[2]两）　甘草（半两，炙微赤，锉）

右件药，捣筛为散。每服四钱，以水一中盏，入生姜半分，煎至六分，去滓，入竹沥半合，不计时候温服。

治妊娠中风，四肢腰背强直，言语謇涩，心神烦闷，芎䓖散方。

芎䓖（一两）　防风（一两，去芦头）　犀角屑（半两）　生干地黄（三分）　葛根（半两）　麻黄（三分，去根节）　独活（半两）　汉防己（半两）　杏仁（三分，汤浸去皮尖双仁，麸炒微黄）　赤箭（半两）　羚羊角屑（半两）　甘草（半两，炙微赤，锉）

右件药，捣筛为散。每服四钱，以水一中盏，入生姜半分，煎至六分，去滓，入竹沥半合，不计时候温服。

治妊娠中风，身如角弓反张，口噤语涩，宜服麻黄散方。

麻黄（一两，去根节） 独活（一两） 防风（一两，去芦头） 桂心（半两） 芎䓖（三分） 当归（三分，锉，微炒） 羚羊角屑（半两） 酸枣仁（一两） 川升麻（半两） 秦艽（半两，去苗） 杏仁（三分，汤浸去皮尖双仁，麸炒微黄） 甘草（半两，炙微赤，锉）

右件药，捣筛为散。每服四钱，水一中盏，入生姜半分煎至六分，去滓，入竹沥半合，不计时候温服。

治妊娠中风，头项强直，筋脉挛急，手足不随，言语謇涩，羚羊角散方。

羚羊角屑（一两） 独活（一[②]两） 薏苡仁（三分） 防风（三分[③]，去芦头） 酸枣仁（一两） 五加皮（三分） 当归（三分，锉，微炒） 芎䓖（三分） 蔓荆子（半两） 萆薢（三分[③]） 海桐皮（三分） 甘草（半两，炙微赤，锉）

右件药，捣筛为散。每服四钱，水一中盏，入生姜半分，煎至六分，去滓，不计时候温服。

治妊娠卒中风，不语，四肢强直，心神昏昧，宜服生犀角散方。

生犀角屑（一两） 防风（三分，去芦头） 赤箭（三分） 羌活（三分[③]） 麻黄（一两，去根节） 当归（三分，锉，微炒） 人参（三分，去芦头） 葛根（三分） 赤芍药（三分） 秦艽（半两，去苗） 甘草（半两，炙微赤，锉） 石膏（一两半）

右件药，捣筛为散。每服四[④]钱，水一中盏，煎至六分，去滓，入竹沥半合，不计时候温服。

治妊娠中风，心神恍惚，惊悸，胎动不安，言语失次，四肢抽掣，茯神散方。

茯神（一两） 麦门冬（一两，去心） 人参（三分，去芦头） 独活（半两） 防风（一分[⑤]，去芦头） 龙齿（一两） 生干地黄（三分） 桑寄生（三分） 犀角屑（半两） 钓[⑥]藤（半两） 白鲜皮（半两） 远志（半两，去心） 石膏（一两） 甘草（半两，炙微赤，锉）

右件药，捣筛为散。每服四钱，以金银水一中盏，煎至六分，去滓，不计时候温服。

治妊娠中风，口眼不正，手足顽痹，宜服木防己散方。

木防己（一两） 羌活（一两） 防风（一两，去芦头） 羚羊角屑（一两） 桂心（半两） 荆芥穗（半两） 薏苡仁（半两） 麻黄（一

两，去根节）　桑寄生（半两）　黄松木节（一两）　甘草（半两，炙微赤，锉）

右件药，捣筛为散。每服三钱，水一中盏，入生姜半分，煎至六分，去滓，不计时候温服。

治妊娠中风，牙关紧急，身体强直，言语不得，痰涎壅滞，心胸烦[7]闷，天麻散方。

天麻（一两）　独活（一两）　白僵蚕（三分，微炒）　白附子（三分，炮裂）　麻黄（一两，去根节）　羚羊角屑（半两）　半夏（半两，汤洗[8]七遍，去滑，以生姜半两去皮同捣，炒令干）　防风（三分，去芦头）　犀角屑（半两）　阿胶（二分，捣碎，炒令黄燥）　甘草（半两，炙微赤，锉）　铅霜（一分，研入）　龙脑（半分[9]，研入）

右件药，捣细罗为散，入研了药令匀。每服，不计时候，以竹沥调下一钱。

治妊娠，因洗头中风，身体强硬，牙关紧急，失音不语，独活散方。

独活（一两）　赤箭（一两）　麻黄（一两，去根节）　乌犀角屑（三分）　羌活（三分）　防风（三分，去芦头）　天蓼木（三分）　白附子（三分）　汉防己（半两）　桂心（半两）　芎䓖（半两）　白僵蚕（半两）　阿胶（一两，捣碎，炒令黄燥）　龙脑（一分，研入）

右件药，捣细罗为散，入研了药令匀。每服，不计时候，以薄荷汤调下二钱。

治妊娠中风，口噤，心膈痰涎壅滞，言语不得，四肢强直，白僵蚕散方。

白僵蚕（一两，微炒）　天麻（一两）　独活（一两）　麻黄（一两半，去根节）　乌犀角屑（三[10]分）　白附子（半两，炮裂）　半夏（半两，汤洗七遍，去滑，以生姜半两去皮同捣，令烂焙干）　藿香（半两）　天南星（半两，炮裂）　龙脑（一钱，研入）

右件药，捣细罗为散，入研了药令匀。每服，不计时候，以生姜薄荷汤调下一钱。

治妊娠中风，心神恍惚，狂言妄语，惊悸烦乱，不得睡卧，铁精圆方。

铁精（一两，细研）　龙齿（一两，细研）　犀角屑（一两）　茯神（一两）　天竹黄（三分）　人参（三分，去芦头）　远志（三分）　防风（三分，去芦头）　麦门冬（一两半，去心，烧）　菖蒲（三分）　白

鲜皮（三分） 生干地黄（一两） 金箔（二十一片，研入） 银箔（二十一片，研入） 龙脑（半分[11]，研入）

右件药，捣细罗为散，入研了药令匀，炼蜜和捣三二百杵，圆如梧桐子大。每服，不计时候，以竹叶汤放冷下二十圆。

治妊娠中风，手足不遂，筋脉缓急，言语謇涩，皮肤不仁，赤箭圆方。

赤箭（一两） 萆薢（一两） 防风（三分，去芦头） 芎䓖（三分） 麻黄（一两，去根节） 独活（一两） 当归（三分，锉，微炒） 薏苡仁（三分） 阿胶（三分，捣碎，炒令黄燥） 五加皮（三分） 羚羊角屑（一两） 鼠黏子（一两） 秦艽（三分，去苗） 汉防己（三分） 柏子仁（三分） 酸枣仁（三分，微炒） 丹参（三分） 熟干地黄（一两）

右件药，捣细罗为散，炼蜜和捣三五百杵，圆如梧桐子大。每服食前，以豆淋酒下二十圆。

治妊娠中风，口面㖞僻，言语謇涩，身体拘急，乌犀角圆方。

乌犀角屑（一两） 防风（一两，去芦头） 天蓼木（一两） 羌活（一两） 麻黄（一两半，去根节） 独活（一两） 赤箭（一两） 羚羊角屑（一两） 芎䓖（一两） 秦艽（三分，去苗） 天门冬（一两，去心，焙） 桑寄生（三分） 阿胶（一两，捣碎，炒令黄燥） 大麻仁（一两）

右件药，捣细罗为末，炼蜜和捣三二百杵，圆如梧桐子大。每服食前，以薄荷汤下三十圆。

治妊娠中风，手足缓弱，口面㖞斜，言语謇涩，肢节疼痛，桑枝煎圆方。

桑枝 槐枝 柳枝（以上各一斤，细锉） 黑豆（一升，淘洗过） 天蓼木（半斤[12]，研）

以上药，以水二斗，煎至五升，滤去滓，入酒一升，更熬令如稀饧。

天麻（二两） 独活（一两） 海桐皮（一两） 萆薢（一两） 芎䓖（一两） 防风（一两，去芦头） 五加皮（一两） 酸枣仁（一两，微炒） 薏苡仁（一两） 桂心（一两） 生干地黄（一两半）

右件药，捣细罗为末，入前煎中拌搜，更入少炼了蜜，和捣三五百杵，圆如梧桐子大。每服，食前，以温酒下二十圆。

治妊娠中风，口眼不正，言语謇涩，手足不遂，酸石榴煎方。

酸石榴（十颗，并皮细切研绞，更入水一中盏，再研绞取汁去滓）鹅梨（十颗，捣绞取汁） 荆芥（五两，细锉，入水一中盏，研绞取汁）薄荷（五两，细锉，入水一中盏，研绞取汁） 牛蒡根（半斤，净洗切，研绞取汁） 竹沥（一中盏） 生地黄[13]汁（一中盏） 白蜜（三两）

以上诸药汁相和，于银石锅中，慢火熬如饧，入后药末。

赤箭（二两） 独活（一两） 羚羊角屑（一两[14]） 防风（一两，去芦头） 桑寄生（一两） 阿胶（一两，捣碎，炒令黄燥）

右件药，捣细罗为末，研令细，入前煎中，搅令匀，瓷器中盛，每服不计时候，以温酒调下一大匙头。

治妊娠中风，筋脉挛急，口眼㖞斜，皮肤顽麻，言语常涩，生地黄煎方。

生地黄（五斤，捣绞取汁） 黑豆（一升，以水四升取一升半去豆）大甜石榴（五颗，捣绞取汁） 荆沥（半升） 枸杞根（一升，细锉入水一中盏，捣绞取汁） 桑根白皮（一斤，细锉入水一中盏，捣绞取汁）竹沥（半升） 白蜜（五两）

以上诸药汁相和，于银石锅中，慢火熬如稀饧，入后药末。

羚羊角屑 天门冬（去心，焙） 天麻 酸枣仁（微炒） 当归（锉，微炒） 羌活 薏苡仁 蚕沙（微炒，以上各一两）

右件药，捣细罗为末，研令细，入前煎中，搅令匀，瓷器中盛，每服不计时候，以温酒调下一大匙头。

治妊娠中风，语涩头疼，心神烦闷，胎动不安，乌金煎方。

黑豆（一升，淘洗令净） 独活（一两） 羚羊角屑（一[15]两） 防风（一两，去芦头） 茯神（一两） 牡荆子（一两） 生干地黄（一两半） 牛蒡根（一两） 桑椹（一两） 桑寄生（一两） 薄荷（一两）荆芥（一两）

右件药，捣筛，以水一斗五升，煎至五升，去滓，入白蜜三两、竹沥半升，更熬令如稠饧，瓷器中盛，每服不计时候，以金银温汤调下一大匙头。

治妊娠中风，语涩舌不转，心烦闷，荆沥饮子方。

荆沥（二合） 生葛根汁（二合） 竹沥（三合） 白蜜（半合[16]）

右件药，相和令匀，煎一沸，每服，温饮一小盏。

治妊娠中风，失音不语，心神冒闷，梨汁饮子方。

梨汁（二合）　竹沥（二合）　生地黄汁（二合）　牛乳（一合）　白蜜（半合）

右件药，相和令匀，每服，温饮一小盏。

治妊娠中风，口面喎斜，语涩舌不转，独活饮子方。

独活（一两，锉）　竹沥（二合）　生地黄汁（二合）

右件药，先以水一大盏，煎独活至六分，去滓，下竹沥地黄汁，搅匀，更煎一两沸，分温二服。

治妊娠中风，语涩心烦，项强，背拘急，眼涩头疼，昏昏多睡，阿胶饮子方。

阿胶（半两，捣碎，炒令黄燥）　竹沥（五合）　荆沥（三[17]合）

右件药，相和令匀，每服，温饮一小盏。

治妊娠中风口噤，言语不得，白术酒方。

白术（一两半）　独活（一两）　黑豆（一合，炒令熟）

右件药，细锉，以酒三升，煎取一升半，去滓，分温四服，拗口灌之，得汗即差。

治妊娠中风痉诸方

夫妊娠体虚受风，而伤太阳之经络，后复遇风寒相搏，发则口噤背强，名之为痉。其候，闷冒不识人，须臾，惺惺复发，此是风伤太阳之经作痉也，亦名子痫，亦名子冒也。

治妊娠中风痉，口噤，愦闷不能言，身体强直，或时反张，羌活散方，

羌活（三分）　防风（三分，去芦头）　芎藭（三分）　葛根（三分，锉）　秦艽（三分，去苗）　麻黄（二两，去根节）　犀角屑（半两）　杏仁（一两半，汤浸去皮尖双仁，麸炒微黄）　甘草（半两，炙微赤，锉）

右件药，捣粗罗为散。每服四钱，水一中盏，入生姜半分，煎至六分，去滓，不计时候温服。

治妊娠中风，腰背强直，时时反张，名为风痉，防风散方。

防风（二[18]两，去芦头）　葛根（二[18]两，锉）　芎䓖（二两）　麻黄（一两半，去根节）　桂心（一两）　独活（一两半）　汉防己（一两）　生干地黄（二两）　甘草（一两，炙微赤，锉）　杏仁（一两半，汤浸去皮尖双仁，麸炒微黄）

右件药，捣粗罗为散。每服四钱，水一中盏，煎至六分，去滓，不计时候温服。

治妊娠中风，腰背强直，或时反张，名为风痉，独活散方。

独活（一两）　防风（一两，去芦头）　葛根（半两，锉）　羚羊角屑（三分）　赤箭（一两）　当归（三分）　酸枣仁（三分，微炒）　芎䓖（半两）　秦艽（半两，去苗）　麻黄（一两，去根节）　五加皮（半两）　甘草（半两，炙微赤，锉）

右件药，捣筛为散。每服四钱，水一中盏，入生姜半分，煎至六分，去滓，不计时候温服。

治妊娠中风痉，身体强直，或时反张，口噤失音，天麻散方。

天麻（一两）　天南星（半两，炮裂）　犀角屑（三分）　独活（半两）　防风（半两，去芦头）　阿胶（三分，捣碎，炒令黄燥）　芎䓖（半两）　酸枣仁（半两，微炒）　麻黄（三分，去根节）　白附子（半两，炮裂）　羚羊角屑（半两）　龙脑（一分，研入）

右件药，捣细罗为散，入研了药令匀。每服不计时候，以竹沥调下一钱。

治妊娠中风，口面㖞僻，言语謇涩，身体强直，或时反张，乌犀圆方。

乌犀角屑（一两）　赤箭（一两）　麻黄（一两，去根节）　天南星（半两，炮裂）　秦艽（三分，去苗）　汉防己（半两）　独活（三分）　羚羊角屑（三分）　防风（三[19]分，去芦头）　白附子（三分，炮裂）　白僵蚕（三[19]分，微炒）　芎䓖（三分）　当归（三[20]分，锉，微炒）　酸枣仁（一[21]两）　桑寄生（三[22]分）　阿胶（一两，捣碎，炒令黄燥）　龙脑（一分，研入）

右件药，捣细罗为末，入研了药令匀，炼蜜和捣三五百杵，圆如梧桐子大。不计时候，以薄荷酒下二十圆。

治妊娠中风痉，口噤，四肢强直，反张，羌活酒方。

羌活（一两半）　防风（一两，去芦头）　黑豆（每用一合）

右件药，前二味捣粗罗为末，以好酒五升，渍一宿，每服，用黑豆一合炒令烟出，投入药酒一大盏，候沸住，去滓，拗开口分二度灌之。

治妊娠中风痉，通身强直，口噤不开，白术酒方。

白术　独活　（以上各一两）

右件药，捣粗罗为散，以酒二大盏，煎至一大盏，去滓，分温[23]服，拗开口灌之。

治妊娠中风痉，口噤，荆沥饮子方。

荆沥（三合）　竹沥（五[24]合）　梨汁（二[25]合）

右件药，相和令匀，分[26]温两度灌之。

治妊娠中风痉，口噤烦闷，竹沥饮子方。

竹沥（五合）　人乳（二合）　陈酱汁[27]（半合[28]）

右件药相和，分温二服，拗开口灌之。

治妊娠伤寒诸方

夫冬时严寒，人体虚而为寒所伤，即成病为伤寒也。轻者淅淅恶寒，翕翕发热，微咳鼻塞，数日乃止，重者头疼体痛，先寒复热，久不愈者，亦伤胎也。

治妊娠伤寒，烦热头痛，胎气不安，或时吐逆，不下食，白术散方。

白术（一两）　陈橘皮（一两，汤浸去白瓤，焙）　麦门冬（一两，去心）　甘草（半两，炙微赤，锉）　人参（一两，去芦头）　半夏（半两，汤洗七遍，去滑）　前胡（一两，去芦头）　赤茯苓（一两）　芎䓖（一两）

右件药，捣筛为散。每服四钱，以水一中盏，入生姜半分、淡竹茹一分，煎至六分，去滓，不计时候温服。

治妊娠伤寒，身体重，发热恶寒，肢节烦疼，微呕心下支满，外证未去，柴胡散方。

柴胡（一两，去苗） 黄芩（半两） 人参（半两，去芦头） 赤芍药（半两） 甘草（半两，炙微赤，锉） 犀角屑（半两） 半夏（半两，汤洗七遍，去滑） 麦门冬（半两，去心）

右件药，捣筛为散。每服四钱，以水一中盏，入生姜半分[29]、枣三枚，煎至六分，去滓，不计时候温服。

治妊娠伤寒，头痛身体壮热，及四肢不利，升麻散方。

川升麻（一两） 苍术（一两，锉，微炒） 黄芩（半两） 麦门冬（一两，去心） 大青（半两） 石膏（二两） 麻黄（一两，去根节）

右件药，捣筛为散。每服四钱，以水一中盏，入生姜半分、淡竹叶二七片，煎至六分，去滓，不计时候温服。

治妊娠伤寒，头目旋疼，壮热心躁，前胡散方。

前胡（一两，去芦头） 旋复花（半两） 白术（三分） 人参（三分，去芦头） 麻黄（三分，去根节） 黄芩（三分） 赤芍药（半两） 石膏（一两） 甘草（半两，炙微赤，锉）

右件药，捣筛为散。每服四钱，用水一中盏，入生姜半分[29]，煎至六分，去滓，不计时候温服。

治妊娠伤寒，四日至六日以来，加心腹胀，上气，汤[30]不止，食饮不多，腰疼体重，枳实散方。

枳实（一两，麸炒微黄） 麦门冬（半两，去心） 陈橘皮（三分，汤浸去白瓤，焙）

右件药，捣筛为散。每服三钱，以水一中盏，入生姜半分、葱白七寸，煎至六分，去滓，不计时候温服。

治妊娠伤寒，加腹胀，大便不通，喘急，金花散方。

川大黄（一两，锉碎，微炒） 郁金（一两） 青橘皮（一两，汤浸去白瓤，焙） 牵牛子（二两，微炒） 甘草（三分，炙微赤，锉）

右件药，捣细罗为散。每服不计时候，以生姜汤调下二钱，以利便差。

治妊娠伤寒，身体壮热，憎寒呕逆，四肢微冷，头痛，腰脚疼，心腹有气，至

三日内未差者，宜服此方。

右取生姜一[31]分研，湿纸裹，烧熟，温酒调下，后吃粥饮投之，汗出为效。

治妊娠三两月，伤寒头痛，壮热呕逆，丹参散方。

丹参　当归（微炒，锉）　人参（去芦头）　麻黄（去根节）　艾叶（微炒）　阿胶（捣碎，炒令黄燥）　甘草（炙微赤，锉，以上各半两）

右件药，捣筛为散。每服三钱，以水一中盏，入生姜半分、枣二枚，煎至六分，去滓，不计时候温服。

治妊娠三两月，伤寒壮热，呕逆头疼，不思饮食，胎气不安，人参散方。

人参（一两，去芦头）　石膏（一两）　前胡（三[32]分，去芦头）　子芩（三分）　麦门冬（半两，去心）　葛根（半两，锉）

右件药，捣筛为散。每服四[33]钱，以水一中盏，入生姜半分、枣三枚、淡竹茹一分[34]，煎至六分，去滓，不计时候温服。

治妊娠三两月，伤寒头痛，烦热呕哕，胎气不安，前胡散方。

前胡（一两，去芦头）　赤茯苓（一两半）　阿胶（一两，捣碎，炒令黄燥）　当归（三分，锉，微炒）　芎䓖（三分[35]）　白术（一两半）　麦门冬（一两，去心）　甘草（半两，炙微赤，锉）　人参（一两，去芦头）

右件药，捣筛为散。每服三钱，以水一中盏，入生姜半分、枣三枚，煎至六分，去滓，不计时候温服。

治妊娠三四月，伤寒头痛，壮热吐逆，不思食，麦门冬散方。

麦门冬（一两，去心）　半夏（三分，汤洗七遍，去滑）　甘菊花（一分[35]）　麻黄（三分[36]，去根节）　阿胶（三[37]分，捣碎，炒令黄燥）　人参（三[37]分，去芦头）　当归（半两，锉，微炒）　甘草（半两，炙微赤，锉）

右件药，捣筛为散。每服三钱，以水一中盏，入生姜半分，煎至六分，去滓，不计时候温服。

治妊娠四月伤寒，胃中有冷，心中欲呕，胸膈烦闷，不思饮食，时有虚热，或小便如淋，脐下急满，或头项强痛，有时胎上迫心，心中烦闷，大腹皮散方。

大腹皮（三分，锉）　前胡（三分，去芦头）　厚朴（一两，去粗皮，涂生姜汁，炙令香熟）　鸡苏茎叶（三分）　木香（半两）　枳实（三分，麸炒微黄）　白术（三分）　桑根白皮（三分，锉）　赤芍药（半两）　续断（半两）　茯神（三分）　甘草（半两，炙微赤，锉）

右件药，捣筛为散。每服三钱，以水一中盏，入生姜半分，煎至六分，去滓，不计时候稍热服。

治妊娠四五月伤寒，壮热头痛，心胸烦闷，呕吐痰涎，不思饮食，半夏散方。

半夏（三分，汤洗七遍，去滑）　旋复花（半两）　当归（三分，锉，微炒）　人参（三分，去芦头）　麻黄（三分，去根节）　麦门冬（三分，去心）　黄芪（三分，锉）　甘草（一分，炙微赤，锉）　阿胶（一两，捣碎，炒令黄燥）

右件药，捣筛为散。每服三钱，以水一中盏，入生姜半分，煎至六分，去滓，不计时候温服。

治妊娠六月，伤寒，头痛壮热，咳嗽气急，杏仁散方。

杏仁（三[37]分，汤浸去皮尖双仁，麸炒微黄）　甘草（半两，炙微赤，锉）　干姜（半两，炮裂，锉）　麦门冬（一两，去心，焙）　五味子（三分）　紫菀（半两，洗去苗土）　钟乳粉（半分）

右件药，捣粗罗为散。每服三钱，以水一中盏，入枣三枚，煎至六分，去滓，不计时候温服。

治妊娠五月六月，伤寒头疼，壮热，四肢烦疼，麻黄散方。

麻黄（一两，去根节）　桂心（一两）　甘草（半两，炙微赤，锉）　赤芍药（一两）　石膏（二两）　柴胡（一两，去苗）

右件药，捣筛为散。每服三钱，以水一中盏，入生姜半分，煎至六分，去滓，不计时候温服。

治妊娠五月六月或七月，卒患伤寒，烦热，四体疼痛，不得安卧，宜服通表散方。

麻黄（二两半，去根节）　赤芍药（一[38]两）　甘草（半两，炙微赤，锉）

右件药，捣筛为散。每服四钱，以水一中盏，入生姜半分[39]、枣三枚，煎至六分，去滓，不计时候温服。

治妊娠七八月，伤寒烦热，心胸妨闷，咳嗽呕逆，不下饮食，芦根散方。

芦根（一两，锉） 前胡（一两，去芦头） 陈橘皮（一两，汤浸去白瓤，焙） 甘草（半两，炙微赤，锉） 赤茯苓（一两） 半夏（三分[40]汤洗[41]七遍，去滑）

右件药，捣筛为散。每服三钱，以水一中盏，入生姜半分、枣三枚，煎至六分，去滓，不计时候温服。

治妊娠七八月伤寒，烦热喘嗽，不欲食，百合散方。

百合 桔梗（去芦头） 贝母（煨，微黄） 赤芍药 紫菀（洗去苗土） 桑根白皮（锉） 前胡（去芦头） 赤茯苓（以上各一两） 甘草（三[42]分，炙微赤，锉）

右件药，捣筛为散。每服三钱，以水一中盏，入生姜半分，煎至六分，去滓，不计时候服。

治妊娠七八月伤寒，头痛壮热，心腹虚胀，四肢少力，柴胡散方。

柴胡（一两，去苗） 续断（一两） 芎䓖（三分） 当归（半两，锉，微炒） 白术（一两） 赤芍药（一两） 厚朴（一两，去粗皮，涂生姜汁，炙令香熟） 枳壳（三分[43]，麸炒微黄，去瓤） 甘草（半两，炙微赤，锉）

右件药，捣筛为散。每服三钱，以水一中盏，入生姜半分，煎至六分，去滓，不计时候温服。

治妊娠八月伤寒，头痛壮热，小便赤黄，心腹气胀，不思饮食，赤芍药散方。

赤芍药（一两） 当归（半两，锉，微炒） 白术（一两） 前胡（一两，去芦头） 赤茯苓（一两） 枳壳（一两，麸炒微黄，去瓤） 人参（三分，去芦头） 厚朴（半两，去粗皮，涂生姜汁，炙令香熟） 甘草（半两，炙微赤，锉）

右件药，捣筛为散。每服四钱，以水一中盏，入生姜半分、葱白五寸，煎至六分，去滓，不计时候温服。

治妊娠九月，伤寒，头痛壮热，心中烦闷，小腹冷疼，芎䓖散方。

芎䓖（三分[43]） 吴茱萸（一分，汤浸十遍，焙干，微炒） 白术（一两） 当归（三分，锉，微炒） 赤芍药（三[44]分） 阿胶（半两，捣碎，

炒令黄燥） 半夏（半两，汤洗七遍，去滑） 前胡（一两，去芦头） 枳实（半两，麸炒微黄） 甘草（一分，炙微赤，锉）

右件药，捣筛为散。每服三[44]钱，以水一中盏，入生姜半分、枣三枚，煎至六分，去滓，不计时候温服。

治妊娠九月，伤寒烦热，或觉胎不稳，腹满悬急，腰疼不可转侧，阿胶散方。

阿胶（半两，捣碎，炒令黄燥） 陈橘皮（半两，汤浸去白瓤，焙） 半夏（半两，汤洗七遍，去滑） 芎䓖（半两） 白术（三分） 当归（半两，锉，微炒） 赤芍药（三分） 麦门冬（三分，去心）

右件药，捣筛为散。每服三钱，以水一中盏，入生姜半分、枣三枚，煎至六分，去滓，不计时候温服。

治妊娠十月，伤寒，头痛壮热，咳嗽烦闷，石膏散方。

石膏（二[45]两） 人参（一两，去芦头） 麦门冬（一两，去心） 杏仁（一两，汤浸去皮尖双仁，麸炒微黄） 细辛（半两） 柴胡（一两，去苗） 赤芍药（一两） 甘草（半两，炙微赤，锉） 葵子（三[46]分）

右件药，捣筛为散。每服四钱，以水一中盏，入生姜半分，煎至六分，去滓，不计时候温服。

治妊娠十月，伤寒烦热，吐逆，不欲饮食，赤茯苓散方。

赤茯苓 白术 麦门冬（去心） 人参（去芦头） 黄芪（锉，以上各一两） 半夏（半两，汤洗七遍，去滑）

右件药，捣筛为散。每服三钱，以水一中盏，入生姜半分、枣三枚，煎至六分，去滓，不计时候温服。

治妊娠伤寒头痛，壮热，肢节烦疼，麻黄散方。

麻黄（一两，去根节） 前胡（一两，去芦头） 人参（一两，去芦头） 赤芍药（一两） 知母（一两） 石膏（一两） 黄芩（一两） 桔梗（一两，去芦头）

右件药，捣筛为散。每服四钱，以水一中盏，入葱白五寸、生姜半分、枣三枚，煎至六分，去滓，不计时候温服。

治妊娠伤寒，壮热头疼躁闷，犀角散方。

犀角屑（半两） 柴胡（一两，去苗） 栀子仁（半两） 荠苨（一

两）　石膏（二[47]两）　甘草（半两，炙微赤，锉）

右件药，捣筛为散。每服四钱，以水一中盏，入淡竹茹一分，煎至六分，去滓，不计时候温服。

治妊娠伤寒热病，护胎救生散方。

浮萍草（一两）　川朴硝（一两）　蛤粉（一两）　川大黄（一两[48]，锉碎，微炒）　蓝根（一两，锉）

右件药，捣细罗为散，水调封脐上，安胎解烦热极效。

治妊娠伤寒，百节疼痛，壮热心躁，若不早疗，即胎落不安，升麻散方。

川升麻（一两）　柴胡（一两，去芦头）　葛根（半两，锉）　知母（半两）　石膏（一[49]两）　大青叶（三[50]分）　栀子仁（三[50]分）　甘草（一分，炙微赤，锉）

右件药，捣筛为散。每服四钱，以水一中盏，入葱白五寸，煎至六分，去滓，不计时候温服。

治妊娠伤寒头痛，身体烦热，胸胁气滞，呕逆不止，前胡散方。

前胡（一两，去芦头）　子芩（一两）　贝母（一两，煨令微黄）　麦门冬（一两，去心）　半夏（半两，汤洗[51]七遍，去滑）　人参（一两，去芦头）　赤茯苓（一两）　木香（半两）　陈橘皮（一两，汤浸去白瓤，焙）　甘草（半两，炙微赤，锉）

右件药，捣筛为散。每服三钱，以水一中盏，入生姜半分，煎至六分，去滓，不计时候温服。

治妊娠伤寒，心胸不利，壮热头痛，细辛散方。

细辛（三分）　前胡（一两，去芦头）　白术（二两）　诃黎勒皮（三两[52]）　甘草（半两，炙微赤，锉）　乌梅肉（一两，微炒）

右件药，捣筛为散。每服三钱，以水一中盏，煎至六分，去滓，不计时候温服。

治妊娠伤寒，壮热，心烦头痛，柴胡散方。

柴胡（二两，去芦头）　黄芩（二[53]两）　石膏（二[53]两）　阿胶（二两，捣碎，炒令黄燥）　麦门冬（三两，去心）　甘草（半两，炙微赤，锉）

右件药，捣筛为散。每服四钱，以水一中盏，入生姜半分、枣三枚，煎至六分，去滓，不计时候温服。

又方。

葱白（五茎）　生姜（半两，细碎）　青竹茹（二两）

右件药，以水一大盏半，煎取[54]一盏，去滓，不计时候，分温三服。

治妊娠伤寒头痛，身体烦热，厚朴散方。

厚朴（半[55]两，去粗皮，涂生姜汁，炙令香熟）　皂荚（一合[56]，去皮，涂酥，炙令焦黄，去子）　甘草（半两，炙微赤，锉）

右件药，捣细罗为散。每服，不计时候，点好茶调下一钱。

治妊娠时气诸方

夫四时之间，忽有非节之气，如春时应暖而反寒，夏时应热而反冷，秋时应凉而反热，冬时应寒而反温，非其节而有其气，而一气之至，无人不伤，长少虽殊，病皆相似者，多挟于表毒也，言其时普行此气，故云时气也，妊身遇之，重者损胎也。

治妊娠时气，至五六日不得汗，口干，多吃冷水，狂语逆食，秦艽散方。

秦艽（一两，去苗[57]）　柴胡（一两，去苗）　石膏（二两）　赤茯苓　人参（去芦头）　前胡（去芦头）　甘草（炙微赤，锉）　犀角屑　葛根（锉）　川升麻　黄芩（已上各半两[58]）

右件药，捣筛为散。每服四钱，以水一中盏，入生姜半分、淡竹茹一分，煎至六分，去滓，不计时候温服。

治妊娠五月至十月足，患时气，五六日不得汗，口干多吃冷水，热气上冲，喘急闷乱，麦门冬散方。

麦门冬（一两，去心）　石膏（二两）　知母（一两）　茅根（一两，锉）　葛根（锉）　玄参　川升麻　甘草（炙微赤，锉）　赤芍药　麻黄（去根节）　川大黄（锉碎，微炒）　子芩　人参（去芦头）　赤茯苓　远志（去心，以上各半两）

右件药，捣粗罗为散。每服四钱，以水一中盏，入淡竹茹一分、生姜半分，煎至六分，去滓，不计时候温服。

治妊娠五月或七八月，卒患时气，烦热口干，心躁头痛，四体烦疼，不得安卧，麻黄散方。

麻黄（二[59]两，去根节） 赤芍药（一两） 甘草（一两，炙微赤，锉） 葛根（一两，锉） 柴胡（半两，去苗） 黄芩（一两） 石膏（二两） 麦门冬（一两，去心）

右件药，捣筛为散。每服四钱，以水一中盏，入生姜半分，煎至六分，去滓，不计时候温服。

治妊娠时气，五六日未得汗，口干狂语，乱见鬼神，吃食不得，远志散方。

远志（半两，去心） 麦门冬（一两，去心） 薯蓣（一两） 葛根（一两，锉） 甘草（半两，炙微赤，锉） 石膏（二两） 麻黄（半两，去根节） 川升麻（一两）

右件药，捣筛为散。每服四钱，以水一中盏，入生姜半分，煎至六分，去滓，不计时候温服。

治妊娠时气，烦热口干，头痛，葛根饮子方。

葛根（半两，锉） 石膏（一两） 栀子仁（二七枚） 白米（半合） 麻黄（半两，去根节） 豉（一合） 葱白（二[59]茎并须）

右件药，细锉，以水二大盏，煎至一盏三分，去滓，不计时候，分温为三服，以汗出为效。

治妊娠时气，六七日热盛，大小便不利，宜服此方。

川芒硝（一两，细研） 葵子（二两，捣碎）

右件药，以水二大盏，煎取一盏三[60]分，去滓，不计时候，分温三服，以利为效。

治妊娠时气，令子不落方。

右取伏龙肝，捣罗为末，用水调涂脐下二寸方，干即易之，疾差即止。

治妊娠时气，未能服药，且单用竹沥方。

右取淡竹沥一大盏，不计时候，分为三服，汗出当解。

治妊娠得时气，令胎不伤方。

右取鸡子，以绢袋盛，投井中浸令极冷，敲破吞之，服六[61]七枚，至佳。

又方。

右取井底泥涂心下，干即易之，疾退即止。

治妊娠热病诸方

夫冬时严寒，触冒伤之，藏于肌骨，夏至乃发壮热，又为暑病，即热病也。此寒气蕴积，发即为病，若妊娠遇之，多致堕胎也。

治妊娠热病，百骨节皆酸疼，头痛壮热，若不急疗，热势不止，多致损落，柴胡散方。

柴胡（半两，去芦头） 大青（三分） 葛根（半两，锉） 石膏（一两） 知母（半两） 栀子仁（半两） 川升麻（三分） 黄芩（三分） 甘草（半两，炙微赤，锉）

右件药，捣筛为散。每服四钱，以水一中盏，入葱白三[62]茎，煎至六分，去滓，不计时候温服。

治妊娠热病，壮热头痛，呕吐不下食，心烦闷，人参饮子方。

人参（一两，去芦头） 竹茹（一两） 葛根（一两，锉） 芦根（二[63]两，锉） 麦门冬（一两半，去心） 知母（三分）

右件药，细锉拌令匀。每服一分，以水一中盏，入葱白三茎，煎至六分，去滓，不计时候温服。

治妊娠热病，斑出黑色，小便如血，气急胎欲落，栀子仁饮子方。

栀子仁（二[64]两） 川升麻（二[65]两） 大青（一[66]两） 石膏（三两，捣碎） 黄芩（一两） 生地黄（二两）

右件药，细锉和匀。每服半两，用水一中盏，入葱白七寸、豉四十九粒，煎至五分，去滓，不计时候温服。

治妊娠热病六七日，热入腹，大小便秘涩，烦热，大黄饮子方。

川大黄（一两，锉碎，微炒） 知母（三分） 石膏（一两，捣碎） 栀子仁（半两） 前胡（三[67]分，去芦头） 黄芩（半[68]两） 赤茯苓（三分） 甘草（半两，炙微赤，锉）

右件药，细锉拌令匀。每服半两，以水一大盏，入生地黄一分，煎至六分，去滓，不计时候温服。

又方。

右以牛粪水调涂腹上，勿令干。

又方。

右取葛根，以水煮汁，不计时候，每服一小盏。

又方。

右以羊粪水调涂腹上，勿令干。

又方。

右以伏龙肝，捣罗细研，不计时候，以水调下一钱。

又方。

右取车辖[69]脂，以温水调下半匙，大良。

治妊娠热病胎死腹中诸方

夫妊娠因染温疫伤寒[70]邪毒之气，入于胞脏，致今[71]胎死，候其当胎处若冷，为胎已死，可下之也。

治妊娠热病,胎死腹中,欲出方。

右取乌鸡一枚，去毛，细锉，以水三升，煮取二升，去鸡，稍稍摩脐下，胎当自出。

又方。

右取醋，浓煎黑豆汁，温服一中[72]盏，死胎立下。

又方。

右取鸡子一枚，去壳，以三指撮盐，置鸡子中，搅匀服之，立出。

治妊娠热病,胎夭腹中,下之方。

鹿角屑[73]（一两）

右以水一大盏，入葱白五茎、豉半合，煎至六分，去滓温服，神效。

又方。

右以益母草捣绞取汁，服一中盏立效。

又方。

右以葵[74]子三两，以水二大盏，煎至一中盏，去滓温服。

治妊娠疟疾诸方

夫妊娠疟者，由夏伤于暑，客于皮肤，至秋因劳动血气，腠理虚而风邪乘之，动前暑热，正邪相击，阴阳交争，阳盛则热，阴盛则寒，阴阳更虚更盛，故发寒热，阴阳相离，寒热俱歇，若邪动气至，交争则发，故疟休作有时，其发寒时节渐晏者，此由风邪客于风府，循膂而下，卫气一日一夜，常大会于风府，故发日晏，其发日早者，卫气之行风府，日下一节，二十一日下至尾骶，二十二日入脊内，上注于伏卫之脉，其行九日，出于缺盆之内，其气既上，故发更早，其间日发者，由风邪内搏五脏，横连募原，其道远，其气深，其行迟，不能日作，故间日畜积乃发也。妊娠而发，则寒热之气相迫，伤于胎，多故致损动也。

治妊娠疟疾，憎寒，头疼壮热，腹痛，及胎不安稳，腰脐下重，阿胶散方。

阿胶（一两半，捣碎，炒令黄燥） 赤芍药（一两） 当归（一两，锉，微炒） 柴胡（一两，去苗） 麦门冬（一两半，去心） 黄芩（一两） 白茯苓（一两） 白术（一两） 甘草（半两，炙微赤，锉）

右件药，捣筛为散。每服四[75]钱，以水一中盏，入薤白二茎，煎至六分，去滓，不计时候温服。

治妊娠疟疾，头疼，憎寒壮热，面黄，不思饮食，人参散方。

人参（去芦头） 知母 麦门冬（去心） 柴胡（去苗） 桑寄生 白茯苓 厚朴（去粗皮，涂生姜汁，炙令香熟，以上各一两） 甘草（半两，炙微赤，锉）

右件药，捣筛为散。每服四钱，以水一中盏，煎至六分，去滓，不计时候温服。

治妊娠疟疾忽患，不差，恒山散方。

恒山（一两） 甘草（半两，炙微赤） 黄芩（半两） 乌梅（十四枚，微炒） 石膏（一两，捣碎）

右件药，细锉，以酒一大盏，水一大盏相和，浸一宿，平旦煎至一盏，去滓，分为二服。

治妊娠疟疾，寒热体痛，烦渴[76]，乌梅散方。

乌梅肉（微炒） 黄连（去须） 桑寄生 人参（去芦头） 甘草（炙微赤，锉，以上各一两）

右件药，捣筛为散。每服四钱，以水一中盏，煎至六分，去滓，不计时候温服。

治妊娠患疟，憎寒体颤，当归散方。

当归（锉，微炒） 白芍药 茯神 枳壳（麸炒微黄，去瓤） 白术 鳖甲（一两半，涂醋，炙令黄，去裙襕） 甘草（炙微赤，锉，以上各一两）

右件药，捣筛为散。每服四钱，以水一中盏，煎至六分，去滓，不计时候温服。

治妊娠患疟，寒热头痛，口干心烦，黄芩散方。

黄芩（一两） 乌梅肉（十枚，微炒） 石膏（二[77]两） 甘草（半两，炙微赤，锉） 麦门冬（一两，去心）

右件药，捣筛为散。每服四钱，以水一中盏，煎至六分，去滓，不计时候温服。

治妊娠疟疾，憎寒壮热，口干烦闷，知母散方。

知母（一两） 白茯苓（一两） 乌梅肉（三分，微炒） 大青（半两） 麦门冬（一两，去心） 柴胡（一两，去苗） 甘草（半两，炙微赤，锉）

右件药，捣筛为散。每服四钱，以水一中盏，煎至六分，去滓，不计时候温服。

治妊娠疟疾，寒热腹痛，黄连散方。

黄连（一两，去须） 当归（一两，锉，微炒）

右件药，捣筛为散。每服三钱，以水一中盏，煎至六分，去滓，不计时候温服。

治妊娠患疟，发时憎寒壮热，口干多吃冷水，腹内疠刺，疼痛不止，松萝散方。

松萝（半两） 鳖甲（半两，涂醋，炙令黄，去裙襕） 恒山（半两） 乌梅肉（七枚，微炒） 朱砂（一分，细研） 汉防己（一分[78]） 泽泻（半两） 麦门冬（一两，去心，焙） 知母（半两） 连翘（半两） 黄丹（一分[78]） 石韦（一分，去毛） 虎杖（一分） 生干地黄（一两）

右件药，捣细罗为散。每服，不计时候，以温酒调下二钱。

治妊娠疟疾，寒热腹痛，鳖甲散方。

鳖甲（一两，涂醋，炙令黄，去裙襕） 干姜（半两，炮裂） 当归（一两，锉，微炒） 桃仁（三分，汤浸去皮尖双仁，麸炒微黄）

右件药，捣细罗为散，每于发时，用煎水调下一钱。

治妊娠霍乱吐泻诸方

夫阴阳清浊，相于[79]谓之气，乱于肠胃之间，则为霍乱也。但饮食过度，冒触风冷，使阴阳不和，致清浊相干肠胃，虚者受之，故霍乱也。热乱者，先吐，或心腹[80]俱痛，则吐利并发，有头痛体痛，发热而吐利者，亦为霍乱，所以然者，挟风而有实故也，风折于气，皮肤致密，故血气不得宣通，故令壮热，风邪末[81]其经脉，气上冲于头则头痛，风气入于肠胃，肠虚则泄利，胃逆则呕吐，故为吐利也，吐利甚者则多烦，腑脏虚故也。又手足逆冷，阳气暴竭，谓之四逆也。妊娠之病吐利甚者，则伤损胎也。

治妊娠霍乱吐泻，心烦腹痛，人参散方。

人参（一两，去芦头） 陈橘皮（一分[82]，汤浸去白瓤，焙） 当归（半两，锉，微炒） 干姜（半两，炮裂，锉） 厚朴（一两，去粗皮，涂生姜汁，炙令香熟） 甘草（半两，炙微赤，锉）

右件药，捣筛为散。每服四钱，以水一中盏，入枣三枚，煎至六分，去滓，不计时候温服。

治妊娠霍乱，吐逆不止，腹痛，白术散方。

白术（三分）　草豆蔻（半两，去皮）　益智子（半两，去皮）　枳壳（三分，麸炒微黄，去瓤）　高良姜（半两）　陈橘皮（三分，汤浸去白瓤，焙）

右件药，捣筛为散。每服三钱，以水一中盏，入生姜半分，煎至六分，去滓，不计时候稍热服。

治妊娠霍乱吐利不止，腹痛，转筋，闷绝，藿香散方。

藿香叶（半[83]两）　白术（半两）　当归（一两，锉，微炒）　木瓜（一两）　人参（半两，去芦头）　赤茯苓（半两）　五味子（半两）　黄芪（半两，锉）

右件药，捣筛为散。每服四钱，以水一中盏，煎至六分，去滓，不计时候温服。

治妊娠霍乱吐泻，脚转筋，宜服此方。

生姜（一分，切碎）　吴茱萸（一分，汤浸七遍）　木瓜（一两半，切碎）

右件药，以水二大盏，煎取一盏二分，去滓，不计时候，稍热分为三服。

治妊娠霍乱吐泻，心烦，芦根饮子方。

芦根（二[84]两）　人参（一[85]两，去芦头）　藿香（三分）　枇杷叶（十片，拭去毛，炙微黄）　甘草（半两，炙微赤，锉）

右件药，细锉和匀，每服一分，以水一中盏，入薤白七寸、生姜半分，煎至六分，去滓，不计时候稍热服。

治妊娠霍乱吐泻，心烦多渴，香莪粥方。

香莪叶（一握，切）　生姜（半两，切）　人参（半两，去芦头）

右件药，以水二大盏，煎取[86]一盏三分，去滓，研入白米一合，煮稀粥饮之。

治妊娠霍乱，吐泻过多，伤冷，胎脏不安，白术散方。

白术（一两）　白茯苓（一两）　芎䓖（三分）　人参（半两，去芦头）　干姜（半两，炮裂，锉）　草豆蔻（一两，去皮）　厚朴（一[87]两，去粗皮，涂生姜汁，炙令香熟）　陈橘皮（一两，汤浸去白瓤，焙）　当

归（三分，锉，微炒）

右件药，捣筛为散。每服四钱，以水一中盏，入枣三枚，煎至六分，去滓，不计时候稍热服。

治妊娠霍乱吐泻，心烦闷乱，渴不止方。

糯米（一合，淘令净）

右细研，以新汲水一大盏，研滤取汁，入蜜一合、生姜汁半合，相和，渴[88]即服三二合。

治妊娠霍乱吐泻，烦闷，丁香散方。

丁香（半两） 人参（半两，去芦头） 陈橘皮（三分，汤浸去白瓤，焙）

右件药，捣粗罗为散。以水二大盏，入生姜半分、枣五枚，煎至一盏二分，去滓，分温三服。

治妊娠霍乱吐泻，转筋不止方。

右用盐三合，以水三大盏，煎取二盏，以青布浸拭转筋上效。

又方。

右用木瓜二枚切，以水五大盏，煮取三盏，以青布浸拓于转筋上，即定，如无木瓜，煎桂枝五两亦佳。

治妊娠痰逆不思食诸方

夫水饮停积，结聚为痰，人皆有之，少者不能为害，若多则成病，妨害饮食，乃至呕逆，妊娠之病，若呕逆甚者伤胎也。

治妊娠心胸支满，痰逆，不思饮食，赤茯苓散方。

赤茯苓（一两） 前胡（一两，去芦头） 半夏（半两，汤洗七遍，去滑） 白术（一两） 麦门冬（半两，去心） 紫苏叶（一两） 大腹皮（半两，锉） 人参（半[89]两，去芦头）

右件药，捣筛为散。每服四钱，以水一中盏，入生姜半分，煎至六分，去滓，不计时候温服。

治妊娠气壅，心胸不利，痰逆，不思饮食，枳实散方。

枳实（三分，麸炒微黄） 人参（三分，去芦头） 陈橘皮（三分，汤浸去白瓤，焙） 麦门冬（三分，去心） 赤茯苓（三分） 半夏（半两，汤洗[90]七遍，去滑） 甘草（半两，炙微赤） 霍香（半两） 枇杷叶（半两，拭去毛，炙微黄）

右件药，捣筛为散。每服三钱，以水一中盏，入生姜半分，煎至六分，去滓，不计时候温服。

治妊娠心中烦闷，恶闻食气，头眩重，四肢百骨节疼痛，多卧少起，胸中痰逆，不欲饮食，半夏散方。

半夏（三分，汤洗七遍，去滑） 陈橘皮（一两，汤浸去白瓤，焙） 人参（三分，去芦头） 芎䓖（三分） 赤茯苓（三[91]分） 赤芍药（三分） 甘草（半两，炙微赤，锉） 桑根白皮（三分，锉） 生干地黄（三分）

右件药，捣筛为散。每服四钱，以水一中盏，入生姜半分，煎至六分，去滓，不计时候温服。

治妊娠痰逆，不思饮食，人参饮子方。

人参（半两，去芦头） 生姜（半两，切[92]） 陈橘皮（一两，汤浸去白瓤，焙）

右件药，以水一大盏，煎取八分，去滓，不计时候，分暖三服。

治妊娠心胸痰逆，烦闷，头重目眩，憎寒，恶闻食气，四肢无力，白术散方。

白术（一两） 人参（一两，去芦头） 葛根（一两） 赤茯苓（一两） 陈橘皮（一两，汤浸去白瓤，焙） 枇杷叶（拭去毛，炙微黄） 枳壳（麸炒微黄，去瓤） 黄芪（锉） 柴胡（去苗） 麦门冬（去心） 甘草（炙微赤，锉） 半夏（汤洗七遍，去滑，以上各半两）

右件药，捣筛为散。每服三钱，以水一中盏，入生姜半分[93]，煎至六分，去滓，不计时候温服。

治妊娠咳嗽诸方

夫肺感于后寒，寒伤于肺，则成于咳嗽也。所以然者，肺主气而合皮毛，寒之伤人，则先客于皮毛，故肺受之也。五脏六腑，俱受气于肺，以其时感于寒，而为嗽也，秋则肺受之，冬则肾受之，春则肝受之，夏则心受之，其诸脏嗽不已，则各传于腑，妊娠而病若者人不已[94]，伤于胎也。

治妊娠，心胸妨闷，两胁微疼，烦渴咳嗽，鹿角胶散方。

鹿角胶（一两，捣碎，炒令黄燥） 麦门冬（三分，去心） 陈橘皮（一两，汤浸去白瓤，焙） 贝母（三[95]分，煨令微黄） 细辛（三分） 前胡（一两，去芦头） 甘草（半两，炙微赤，锉） 赤茯苓（一两） 芎䓖（半两）

右件药，捣筛为散。每服四钱，以水一中盏，煎至六分，去滓，不计时候稍热服。

治妊娠烦渴，咳嗽口舌[96]，麦门冬散方。

麦门冬（一两半，去心） 赤茯苓（一两） 知母（一两） 黄芪（一两，锉） 白茅根（一两，锉） 人参（一两，去芦头） 甘草（半两，炙微赤，锉） 百合（一两）

右件药，捣筛为散。每服四钱，以水一中盏，入葱白五寸，煎至六分，去滓，不计时候温服。

治妊娠心胸气壅，喘促咳嗽，百合散方。

百合（半两） 桑根白皮（一两，锉） 栝楼根（一两，锉） 甜葶苈（半两，隔纸炒令紫色[97]） 甘草（半两，炙微赤，锉）

右件药，捣筛为散。每服三钱，以水一中盏，入葱白五寸，煎至六分去滓，不计时候温服。

治妊娠心胸妨闷，两胁微疼，烦渴咳嗽，阿胶散方。

阿胶（捣碎，炒令黄燥） 麦门冬（去心） 款冬花 贝母（煨微黄） 秦艽（去苗，以上各一两） 甘草（半两，炙微赤，锉）

右件药，捣筛为散。每服三钱，以水一中盏，煎至六分，去滓，不计时候温服。

治妊娠咳嗽，心胸不利，烦闷，不欲饮食，百合散方。

百合 紫菀（去苗土） 麦门冬（去心） 桔梗（去芦头） 桑根白皮（锉，以上各一两） 甘草（半两，炙微赤，锉）

右件药，捣筛为散。每服四钱，以水一中盏，入竹茹一分，煎至六分，去滓，入蜜半匙，更煎三两沸，不计时候温服。

治妊娠咳嗽气急，心烦，不食，紫菀散方。

紫菀（去苗土） 桑根白皮（锉） 贝母（煨令黄） 陈橘皮（汤浸，去白瓤，焙，以上各一两） 灯心（三小束） 甘草（半两，炙微赤，锉）

右件药，捣筛为散。每服四钱，以水一中盏，入生姜半分、枣三枚，煎至六分，去滓，不计时候温服。

又方。

桑根白皮（三分，锉） 款冬花（三分） 赤茯苓（三分） 青橘皮（半两，汤浸去白瓤，焙） 枇杷叶（半两，拭去毛，炙微黄） 木通[98]（三分，锉）

右件药，捣筛为散。每服四钱，以水一中盏，入生姜半分，煎至六分，去滓，不计时候温服。

治妊娠，心膈痰毒壅滞，肺气不烦[99]，咳嗽[100]，头疼，款冬花散方。

款冬花 麻黄（去根节） 贝母（煨微黄） 前胡（去芦头） 桑根白皮（锉） 紫菀（去苗土，以上为半两） 旋复花（一分[101]） 石膏（一两） 白前（一分） 甘草（一分，炙微赤，锉）

右件药，捣筛为散。每服四钱，以水一中盏，入生姜半分，煎至六分，去滓，不计时候温服。

治妊娠，肺壅咳嗽，喘急不食，桔梗散方。

桔梗（去芦头） 桑根白皮（锉） 贝母（煨微黄） 紫苏叶 人参（去芦头） 甘草（炙微赤，锉，以上各半两） 天门冬（一两，去心） 赤茯苓（一两） 麻黄（三[102]分，去根节）

右件药，捣筛为散。每服四钱，以水一中盏，入生姜半分，煎至六分，去滓，不计时候温服。

治妊娠胎气壅滞，咳嗽喘急，马兜铃散方。

马兜铃（半两） 紫苏叶（一两） 桔梗（半两，去芦头） 人参（半两，去芦头） 桑根白皮（一[103]两，锉） 甘草（半两，炙微赤，锉） 大腹皮（一两，锉） 贝母（半两，煨微黄） 陈橘皮（一两，汤浸去白瓤，焙） 五味子（三[104]分）

右件药，捣筛为散。每服四钱，以水一中盏，入生姜半分，煎至六分，去滓，不计时候温服。

治妊娠外伤风冷，痰逆咳嗽，不思饮食，麻黄散方。

麻黄（去根节） 陈橘皮（汤浸，去白瓤，焙） 前胡（去芦头，以上各一两） 半夏（汤洗七遍，去滑） 人参（去芦头） 白术 枳壳（麸炒微黄，去瓤） 贝母（煨微黄） 甘草（炙微赤，锉，以上各半两）

右件药，捣筛为散。每服四钱，以水一中盏，入葱白五寸、生姜半分、枣三枚，煎至六分，去滓，不计时候温服。

治妊娠，肺损咳嗽，喘促不食，贝母散方。

贝母（煨微黄） 鹿角胶（杵碎，炒令黄燥） 生干地黄 麦门冬（去心） 人参（去芦头） 黄芪（锉） 五味子 （以上各一两） 甘草（半两，炙微赤，锉）

右件药，捣细罗为散。每服不计时候，以糯米粥饮调下二钱。

治妊娠，气壅咳嗽，胸膈不利，吃食减少，紫苏散方。

紫苏叶 赤茯苓 陈橘皮（汤浸，去白瓤，焙） 前胡（去芦头） 贝母（煨微黄，以上各一两） 甘草（半两，炙微赤，锉）

右件药，捣细罗为散。每服不计时候，以糯米粥饮调下二钱。

治妊娠咳嗽羸瘦，不能下食，鳖甲圆方。

鳖甲（涂醋，炙令黄，去裙襕） 贝母（煨微黄） 人参（去芦头） 木香 柴胡（去苗） 桔梗（去芦头） 五味子 （以上各一两） 甘草（半两，炙微赤，锉）

右件药，捣罗为末，炼蜜和捣三二百杵，圆如梧桐子大。每服不计时候，以糯米粥饮下三十圆。

治妊娠咳嗽方。

右以车釭烧赤，投于酒中，候冷饮之良。

治妊娠心烦热诸方

夫腑脏虚，而热气乘于心，则令心烦也，停痰积饮，在于心胸之间，若冲于心者，亦令烦也，若热而烦者，但烦热而已，若有痰饮而烦者，呕吐涎沫，妊娠之人，既饮食停积，或虚热相搏，亦为烦[105]也，妊娠而烦，故谓之子烦也。

治妊娠心烦，愦闷虚躁，吐逆，恶闻食气，头眩，四肢沉重，百节疼痛，多卧，麦门冬散方。

麦门冬（一两，去心）　柴胡（去苗）　人参（去芦头）　赤芍药　陈橘皮（汤浸，去白瓤，焙）　桑寄生　桔梗（去芦头）　甘草（炙微赤，锉）　旋复花（以上各半两）　赤茯苓（一两）　子芩（一两）　生干地黄（二两）

右件药，捣筛为散。每服四钱，以水一中盏，入生姜半分，煎至六分，去滓，不计时候温服。

治妊娠心烦，头昏躁闷，不思饮食，或时呕吐，柴胡散方。

柴胡（一两半，去苗）　赤茯苓（一两）　麦门冬（一两，去心）　人参（半两，去芦头）　枇杷叶（半两，拭去毛，炙微黄）　陈橘皮（半两，汤浸去白瓤，焙）　甘草（半两，炙微赤，锉）

右件药，捣筛为散。每服四钱，以水一中盏，入生姜半分，煎至六分，去滓温服。

治妊娠，心烦，头项疼痛，不思饮食，手足多热，赤茯苓散方。

赤茯苓　桑寄生　知母　百合　麦门冬（去心）　川升麻　人参（去芦头）　柴胡（去苗，以上各一两）　甘草（半两，炙微赤，锉）

右件药，捣筛为散。每服四钱，以水一中盏，入甜竹茹一分、生姜半分、薤白七寸，煎至六分，去滓，不计时候温服。

治妊娠心烦热闷，犀角散方。

犀角屑　地骨皮　黄芩　麦门冬（去心）　赤茯苓　（以上各一两）　甘草（半两，炙微赤，锉）

右件药，捣筛为散。每服四钱，以水一中盏，煎至六分，去滓，入竹沥一合，更煎一两沸，不计时候温服。

治妊娠胎动，心烦热闷，当归饮子方。

当归（锉，微炒）　芎䓖　阿胶（捣碎，炒令黄燥）　豉　桑寄生（以上各半两）　葱白（七[106]茎）

右件药，细锉，和匀，以水二大盏，煎至一盏二分，去滓，不计时候，分温三服。

又方。

麦门冬（二两，去心）　苎麻根（二两，锉）　黄芩（一两）　茯神（一两）　犀角屑（半两）　甘草（一分，炙微赤，锉）

右件药，捣筛为散。每服四钱，以水一中盏，入生地黄一分，淡竹叶二七片，煎至六分，去滓，不计时候温服。

治妊娠，心烦热不止方。

葱白（一握）　豉心（三[107]合）

右件药，以水二[108]大盏，煎至一盏，去滓，分温三服。

治妊娠烦躁口干诸方

夫足太阴脾之经也，其气通于口，手少阴心之经也，其气通于舌，若妊娠之人，脏腑气虚，荣卫不理，阴阳隔绝，热气乘于心脾，津液枯少，故令心烦而口干也。

治妊娠壅热，心神烦躁，口干渴逆，麦门冬散方。

麦门冬（去心）　川升麻　黄芩　人参（去芦头）　栀子仁　柴胡（去苗）　犀角屑　茯神（以上各半两）　栝楼根（半两）　知母　甘草（炙微赤，锉，以上各一分）

右件药，捣筛为散。每服四钱，以水一中盏，煎至六分，去滓，不计时候温服。

治妊娠烦躁壅热，口干多渴，人参散方。

人参（去芦头）　麦门冬（去心）　赤茯苓　地骨皮　葛根（锉）　黄芩　犀角屑（以上各三分）　甘草（半两，炙微赤，锉）

右件药，捣筛为散。每服四钱，以水一中盏，煎至六分，去滓，不计时候温服。

治妊娠烦躁，体热口干，肢节疼痛，少思饮食，羚羊角散方。

羚羊角屑　黄芩　麦门冬（去心）　人参（去芦头）　赤芍药　木通

（锉，以上各三分）　柴胡（一两，去苗）　黄芪（半两，锉）　甘草（半两，炙微赤，锉）

右件药，捣筛为散。每服四钱，以水一中盏，煎至六分，去滓，不计时候温服。

治妊娠心热烦躁，口干舌涩，多渴，黄连散方，

黄连（一两，去须）　栝楼根（锉）　地骨皮　葳蕤　犀角屑　黄芩　川升麻　甘草（炙微赤，锉，上各一两）

右件药，捣筛为散。每服三钱，以水一中盏，煎至六分，去滓，不计时候温服。

又方。

栀子仁　麦门冬（去心）　黄芪（锉）　生干地黄（以上各三分）　秦艽（一分，去苗）　甘草（一分，炙微赤，锉）

右件药，捣筛为散。每服三钱，以水一中盏，煎至六分，去滓，不计时候温服。

又方。

青竹茹（一两）　麦门冬（半两，去心）　甘草（一分，炙微赤，锉）

右件药，以水一大盏，煎至七分，去滓，不计时候，分温二服。

治妊娠恒苦烦躁闷乱，口干，及胎脏热，知母散方。

知母（半两）　赤茯苓（三分）　黄芪（三分，锉）　麦门冬（半两，去心）　子芩（三分）　甘草（半两，炙微赤，锉）

右件药，捣筛为散。每服四钱，以水一中盏，煎至五分，去滓，入竹沥一合，更煎一两沸，不计时候温服。

治妊娠心烦躁热，口干，头目不利，栝楼子散方。

栝楼子（一枚[109]，干者）　黄芪（一两，锉）　枳壳（一两，麸炒微黄，去瓤）　人参（半两，去芦头）　甘草（半两，炙微赤，锉）　石膏（一两）

右件药，捣筛为散。每服三钱，以水一中盏，入竹叶二七片，同煎至六分，去滓，不计时候温服。

治妊娠烦渴，躁热口干，四肢疼痛，吃食减少，升麻散方。

川升麻（一两）　柴胡（一两，去苗）　知母（三分）　栀子仁　黄芪（去须）　甘草（炙微赤，锉）　黄芩　麦门冬（去心）　枳壳（麸炒微黄，去瓤，以上各半两）

右件药，捣筛为散。每服三钱，以水一中盏，入竹茹一分，煎至六分，去滓，不计时候温服。

治妊娠烦躁口干，四肢热，食少，葛根散方。

葛根　黄芩　人参（去芦头）　麦门冬（去心）　葳蕤　黄芪（锉）　甘草（炙微赤，锉，以上各半两）

右件药，捣筛为散。每服四钱，以水一中盏，入竹茹一分，煎至六分，去滓，不计时候温服。

治妊娠心膈气壅滞，烦躁，口干食少，赤茯苓散方。

赤茯苓（一两）　紫苏叶（半两）　黄芪（二两，锉）　人参（半两，去芦头）　陈橘皮（半两，汤浸去白瓤，焙）　柴胡（一两，去苗）　大腹皮（半两，锉）　甘草（半两，炙微赤，锉）　前胡（三分，去芦头）

右件药，捣筛为散。每服四钱，以水一中盏，煎至六分，去滓，不计时候温服。

治妊娠体热，烦躁口干，吃食减少，宜服此方。

人参（去芦头）　葛根（锉）　黄芪（锉）　秦艽（去苗）　麦门冬（去心）　赤茯苓　（以上各一两）　知母（三分）　甘草（半两，炙微赤，锉）

右件药，捣筛为散。每服四钱，以水一中盏，入生姜半分、淡竹叶二七片，煎至六分，去滓，不计时候温服。

治妊娠烦躁，体热疼痛，口干食少，地骨皮散方。

地骨皮　黄芩　人参（去芦头）　黄芪（锉）　葳蕤　麦门冬（去心）　甘草（炙微赤，锉）　赤芍药（以上各半两）　柴胡（一两，去苗）

右件药，捣筛为散。每服四钱，以水一中盏，入生姜半分、淡竹叶二七片，煎至六分，去滓，不计时候温服。

治妊娠烦躁口干，及胎不安方。

淡竹茹（一两）

右以水一大盏，煎至六分，去滓，不计时候，徐徐温服。

治妊娠烦躁口干，小便赤涩，或胎不安方。

葱白（七[110]茎，并根）

右以水一大盏，煎取六分，去滓，不计时候，徐徐温服。

治妊娠烦躁口干，睡卧不安方。

黄连（一[111]两，去须）

右捣细罗为散。每服不计时候，以粥饮调下一钱。

治妊娠下痢诸方

夫妊娠不[112]痢者，皆因误食生冷肥腻，冷即色白，热即黄赤色，气不和，即赤白相兼，疞刺疼痛，脾胃不调之所致也。

治妊娠下痢赤白，腹中[113]疞痛，腰疼，或如欲产，黄柏散方。

黄柏（微炙，锉） 桑寄生 当归（锉，微炒） 赤芍药 阿胶（杵碎，炒令黄燥） 艾叶（炒令微黄） 芎䓖 （以上各一两） 干姜（三分，炮裂，锉） 甘草（一分，炙微赤，锉）

右件药，捣筛为散。每服四钱，以水一中盏，煎至六分，去滓，不计时候稍热服。

治妊娠水谷痢，厚朴散方。

厚朴（一两，去粗皮，涂生姜汁，炙令香熟） 白茯苓（一两） 黄连（半两，去须） 干姜（半两，炮裂，锉） 木香（半两） 诃黎勒（一两，煨用皮）

右件药，捣筛为散。每服四钱，以水一中盏，入枣三枚，煎至六分，去滓，不计时候稍热服。

治妊娠下痢赤白，腹痛不止，阿胶散方。

阿胶（一两[114]，杵碎，炒令黄燥） 当归（一两，锉，微炒） 白术

（三分） 艾叶（半两，炒令微黄） 醋石榴皮（半两，微炒）

右件药，捣筛为散。每服四钱，以水一中盏，煎至六分，去滓，不计时候稍热服。

治妊娠下痢赤白，腰腹痛，胎不安，木香散方。

木香（半两） 干姜（三[115]分，炮裂，锉） 白术（三分） 地榆（半两） 黄连（半两，去须） 艾叶（半两，炒微黄） 阿胶（一两，捣碎，炒令黄燥） 当归（一两，锉，微炒） 芎䓖（三分）

右件药，捣筛为散。每服四钱，以水一中盏，煎至六分，去滓，不计时候稍热服。

治妊娠下痢赤白，腹痛，薤白饮子方。

薤白（切一合） 甘草（半两，炙微赤，锉） 当归（一两，锉，微炒） 地榆（一两，锉） 糯米（一[116]合）

右件药，以水三大盏半，煎取二盏，去滓，不计时候，分温五服。

治妊娠热痢，腹痛烦闷，黄连散方。

黄连（半两，去须） 栀子仁（半两） 当归（半两，锉，微炒）

右件药，细锉，分为三服，每服，以水一大盏，煎至六分，去滓，不计时候，分温二服。

治妊娠下痢赤白，心腹㽲痛，小便涩方。

糯米（一合） 黄芪（一两[117]，锉） 当归（一两半，锉，微炒）

右件药和匀，以水二大盏半，煎至一盏半，去滓，不计时候，分温四服。

治妊娠腹痛，下痢赤白，日夜不止，赤石脂散方。

赤石脂（一两） 干姜（半两，炮裂，锉） 阿胶（一两，捣碎，炒令黄燥） 艾叶（一两，炒令微黄） 白术（一两） 龙骨（半两） 陈橘皮（一两，汤浸去白瓤，焙） 诃黎勒（一两，炒用皮） 甘草（一分，炙微赤，锉）

右件药，捣筛为细散。每服，不计时候，以粥饮调下二钱。

治妊娠下痢赤白，腹痛日夜不止，白术散方。

白术（一两） 黄芩（一两） 赤石脂（二两） 干姜（半两，炮裂，锉） 芎䓖（三分） 艾叶（一两，炒令微黄） 人参（一两，去芦

头）　阿胶（一两，杵碎，炒令黄燥）　当归（一两，锉，微炒）

右件药，捣细罗为散。每服，不计时候，以粥饮调下二钱。

治妊娠下痢赤白，疠刺腹痛不可忍，石榴皮散方。

醋石榴皮（三两，微炒）　阿胶（一两，捣碎，炒令黄燥）　地榆根（一两）　黄柏（一两，微炙，锉）　当归（一两，锉，微炒）　芎䓖（三分）

右件药，捣细罗为散。每服不计时候，以薤白粥饮调下一[118]钱。

治妊娠下痢腹痛方。

当归（一两，锉，炒令焦[119]）　蒜五瓣（湿纸裹烧令熟）

右件药，先捣罗当归为末，次以蒜和圆，如小豆大。每服，不计时候，煎赤芍药汤下二十圆。

治妊娠大小便不通诸方

夫妊娠大小便不通者，由脏腑气实，而生于热，热者随停积之处成于病也。若热结于大肠，则大便不通，热结于小肠，则小便不通，若大小肠俱为热之所结，故烦满而大小便不通也。

治妊娠大小便不通，心腹妨闷，不欲饮食，槟榔散方。

槟榔（一两）　赤茯苓（一两）　桔梗（半两，去芦头）　大腹皮（一两，锉）　木通（一两，锉）　甘草（半两，炙微赤，锉）　桑寄生（半两）　郁李仁（一两，汤浸去皮尖，微炒）

右件药，捣筛为散。每服四钱，以水一中盏，煎至六分，去滓，不计时候温服。

又方。

枳壳（三分，麸炒令黄，去瓤）　川大黄（一两，锉，微炒）　木通（一两，炒[120]）　大腹皮（三枚，锉）　诃黎勒（二枚，煨用皮，二枚，生用）　槟榔（一两）

右件药，捣细罗为散。每服，用童子小便一中盏，入葱白二寸，同煎至八[121]分，去滓，不计时候调下二钱。

又方。

葵子（一合）　川朴硝（二两）

右件药，捣粗罗为散。每服三钱，以水一中盏，煎至六分，去滓，不计时候温服。

治妊娠大小便不利方。

右用甘遂，煨令黄，捣细罗为散。每服不计时候，以温水调下一字。

治妊娠小便不通诸方

夫妊娠小便不通者，由小肠有热，热入于胞内也，热结甚者，故小便不通，若不通，则心胁小腹气涩喘急也。

治妊娠小便不通，脐下妨闷，心神烦乱方。

葵子（一两）　榆白皮（一两，锉碎）　葱白（七茎）

右件药，以水二大盏，煎至一大盏三分，去滓，不计时候，分温三服。

又方。

滑石（一两）　寒水石（一两）　葵子（一两）

右件药，捣粗罗为散。每服三钱，以水一中盏，入葱白七寸，煎至六分，去滓，不计时候温服。

治妊娠小便不通，脐下妨闷方。

车前子（一[122]两）　川大黄（半两，锉碎，微炒）

右件药，捣罗为细散。每于食前，以蜜水调下二钱。

又方。

葵子，赤茯苓，瞿麦　（以上各一两）

右件药，捣细罗为散，每服不计时候，以温水调下一钱。

治妊娠卒小便不通方。

杏仁（一两，汤浸去皮尖双仁，麸炒微黄）　滑石（一两，捣末）

右件药，先捣熟[123]杏仁，后入滑石末，以软饭和圆，如小豆大。每服不计时候，煎葱白汤下二十圆。

又方。

右用滑石末，水和，泥脐下三寸上即差。

又方。

右用紫菀去苗，捣末，以井华水调下二钱，立通。

又方。

蔓菁子（三两）

右件药，捣细罗为散。每服不计时候，煎葱白汤调下一钱。

治妊娠小便淋涩诸方

夫淋者，由肾虚膀胱热也，肾虚不能制水，则小便数也，膀胱热则水行涩，而且数，淋沥不宣，妊娠之人，胞系于肾，肾间虚热而成淋，故谓之子淋也。

治妊娠数月，小便淋涩疼痛，心烦闷乱，蘧麦散方。

蘧麦　赤茯苓　桑根白皮（锉）　木通（锉）　冬葵子　（以上各一两）　黄芩　赤芍药　枳壳（麸炒微黄，去瓤）　车前子（以上各半两）

右件药，捣筛为散。每服四钱，以水一中盏，煎至六分，去滓，不计时候温服。

治妊娠胎不安，小便淋涩，小腹疼痛，冬葵子散方。

冬葵子（炒）　柴胡（去苗）　桑根白皮（锉）　赤茯苓　（以上各一两）　赤芍药（三分）　当归（三分，锉，微炒）

右件药，捣筛为散。每服四钱，以水一中盏，入生姜半分、葱白七寸，煎至六分，去滓，不计时候温服。

治妊娠小便淋涩，脐腹妨闷，大黄散方。

川大黄（锉碎，微炒）　地肤草　知母　黄芩　猪苓（去黑皮）　赤芍药　木通（锉）　川升麻　枳实（麸炒微黄，以上各一两）　甘草（半两，炙微赤，锉）

右件药，捣筛为散。每服四钱，以水一中盏，煎至六分，去滓，不计时候温服。

又方。

猪苓（一两，去黑皮）　蘧麦（一两）

右件药，捣细罗为散。每服不计时候，煎葱白汤调下二钱。

治妊娠小便淋沥，胎不安方。

鲤鱼（一枚[124]，重一斤者，理如食法）　葵菜（一斤）　葱白（四[125]两切）

右以水五升，煮熟，著少许盐，和鱼菜并汁，同[126]食之效。

治妊娠淋，小便数而少，涩痛，手足烦疼方。

地肤草　茅根（锉）　大麻子　（以上各一两）

右件药，捣筛为散。每服四钱，以水一中盏，入葱白七寸，煎至六分，去滓，不计时候温服。

治妊娠患子淋，小便涩痛，宜服此方。

冬葵子　滑石　木通（锉，各一两）

右件药，捣筛为散。每服四钱，以水一中盏，入葱白七寸，煎至六分，去滓，不计时候温服。

治妊娠尿血诸方

夫妊娠尿血者，由劳伤经络而有热，热乘于血，血得热则沉溢渗入于胞，故尿血也。

治妊娠卒尿血方。

当归（一两，锉，微炒）　续断（半两）　赤芍药（一分）　生干地黄（一两）

右件药，捣细罗为散。每于食前，以葱汤调下一钱。

治妊娠尿血方。

阿胶（二两，捣碎，炒令黄燥）　熟干地黄（二两）

右件药，捣细罗为散。不计时候，以葱汤调下二钱。

又方。

豆酱（一大盏，熬令干）　生干地黄（二两）

右捣罗为末，每于食前，以粥饮调一钱服之。

又方。

阿胶（一两，捣碎，炒令黄燥）

右件药，捣细罗为散。每于食前，以粥饮调下二钱。

治妊娠卒尿血不止方。

葵子（二两，捣末）

右以水二大盏，煎至一盏，去滓，食前分为二服。

又方。

生地黄（切三两）

右以水一大盏半，煎至六[127]分，去滓，食前分为二服，

又方。

生艾叶（三两）

右以水一大盏半，煎至一盏，去滓，食前分为二服，冬用干者。

又方。

葵根茎烧为灰，细研，食前，以粥饮调下二钱。

【校注】

① 温：日本抄本作"湿"字。

② 一：日本抄本作"二"。

③ 分：日本抄本作"两"字。

④ 四：日本抄本作"二"。

⑤ 一分：日本抄本作"三两"。

⑥ 钧：日本抄本作"钩"，义长可从。

⑦ 烦：日本抄本作"乱"字。

⑧ 洗：日本抄本作"浸"字。

⑨ 分：日本抄本作"两"字。

⑩ 三：日本抄本作"二"。

⑪ 分：日本抄本作"两"字。

⑫ 斤：日本抄本作"两"字。

⑬ 地黄：日本抄本作"姜"字。

⑭ 一两：据日本抄本补，底本脱文。

⑮ 一：日本抄本作"二"。

⑯ 合：日本抄本作"两"字。

⑰ 三：日本抄本作"二"。

⑱ 二：日本抄本作"一"。

⑲ 三：日本抄本作"一"。

⑳ 三：日本抄本作"二"。

㉑ 一：日本抄本作"二"。

㉒ 三：日本抄本作"二"。

㉓ 温：其下日本抄本有"二"字。

㉔ 五：日本抄本作"三"。

㉕ 二：日本抄本作"三"。

㉖ 分：日本抄本作"令"字。

㉗ 汁：日本抄本作"油"字。

㉘ 合：日本抄本作"两"字。

㉙ 分：日本抄本作"两"字。

㉚ 汤：日本抄本作"渴"字，义长可从。

㉛ 一：日本抄本作"二"。

㉜ 三：日本抄本作"二"。

㉝ 四：日本抄本作"二"。

㉞ 分：日本抄本作"合"字。

㉟ 分：日本抄本作"两"字。

㊱ 三分：日本抄本作"二两"字。

㊲ 三：日本抄本作"二"。

㊳ 一：日本抄本作"二"。

㊴ 分：日本抄本作"两"字。

㊵ 三分：日本抄本作"二两"字。

㊶ 洗：日本抄本作"浸"字。

㊷ 三：日本抄本作"半"字。

㊸ 分：日本抄本作"两"字。

㊹ 三：日本抄本作"二"。

㊺ 二：日本抄本作"一"。

㊻ 三：日本抄本作"二"。

㊼ 二：日本抄本作"三"。

㊽ 两：日本抄本作"分"字。

㊾ 一：日本抄本作"三"。

㊿ 三：日本抄本作"二"。

51 洗：日本抄本作"浸"字。

52 三两：据日本抄本补，底本脱文。

53 二：日本抄本作"一"。

54 取：日本抄本作"至"字。

55 半：日本抄本作"一"。

56 合：日本抄本作"分"字。

57 苗：日本抄本作"根"字。

58 两：日本抄本作"分"字。

59 二：日本抄本作"一"。

60 三：日本抄本作"二"。

61 六：日本抄本作"八"字。

62 三：日本抄本作"五"。

63 二：日本抄本作"一"。

64 二：日本抄本作"一"。

65 二：日本抄本作"三"。

66 一：日本抄本作"二"。

67 三：日本抄本作"一"。

68 半：日本抄本作"一"。

69 辖：日本抄本作"轴"字。

70 伤寒：其下日本抄本有"积"字。

71 今：日本抄本作"令"字。

72 中：日本抄本作"小"字。

73 屑：日本抄本作"膏"字。

74 葵：日本抄本作"苓"字。

75 四：日本抄本作"一"。

76 渴：日本抄本作"温"字。

77 二：日本抄本作"一"。

78 分：日本抄本作"两"字。

⑦⑨ 于：人卫本作“体”。

⑧⓪ 腹：日本抄本作“肠”字。

⑧① 末：日本抄本作“乘”字。

⑧② 分：日本抄本作“两”字。

⑧③ 半：日本抄本作“一”。

⑧④ 二：日本抄本作“三”。

⑧⑤ 一：日本抄本作“二”。

⑧⑥ 取：日本抄本作“至”字。

⑧⑦ 一：日本抄本作“三”。

⑧⑧ 渴：日本抄本作“温”字。

⑧⑨ 半：日本抄本作“十”。

⑨⓪ 洗：日本抄本作“浸”字。

⑨① 三：日本抄本作“一”。

⑨② 切：日本抄本作“炒”字。

⑨③ 分：日本抄本作“两”字。

⑨④ 若者人不已：日本抄本作“者若久不已”。

⑨⑤ 三：日本抄本作“二”。

⑨⑥ 舌：日本抄本作“苦”字。

⑨⑦ 紫色：日本抄本作“去毛”二字。

⑨⑧ 通：日本抄本作“香”字。

⑨⑨ 烦：日本抄本作“顺”字。

⑩⓪ 咳嗽：日本抄本作“夜嗽疼”字。

⑩① 分：日本抄本作“两”字。

⑩② 三：日本抄本作“二”。

⑩③ 一：日本抄本作“二”。

⑩④ 三：日本抄本作“二”。

⑩⑤ 烦：日本抄本作“邪”字。

⑩⑥ 七：日本抄本作“半”字。

⑩⑦ 三：日本抄本作“二”。

⑩⑧ 二：日本抄本作“一”。

⑩⑨ 一枚：日本抄本作“二斤”字。

⑪⓪ 七：日本抄本作“一”。

⑪① 一：日本抄本作“二”。

⑪② 不：日本抄本作“下”字，义长可从。

⑪③ 中：日本抄本作“里”字。

⑪④ 一两：日本抄本作“一两半”三字。

⑪⑤ 三：日本抄本作“二”。

⑪⑥ 一：日本抄本作“三”。

⑪⑦ 两：日本抄本作“分”字。

⑪⑧ 一：日本抄本作“二”。

⑪⑨ 炒令焦：日本抄本作“微炒”二字。

⑫⓪ 炒：日本抄本作“锉”字。

⑫① 八：日本抄本作“六”字。

⑫② 一：日本抄本作“二”。

⑫③ 熟：日本抄本作“热”字。

⑫④ 枚：日本抄本作“头”字。

⑫⑤ 四：日本抄本作“二”。

⑫⑥ 同：日本抄本作“日”字。

⑫⑦ 六：日本抄本作“八”。

卷第七十五

治妊娠阻病诸方

夫患阻病者，心中愦闷，头重眼眩，四肢沉重，懈惰不欲执作，恶闻食气，欲啖酸咸，多睡少起，世云恶食是也，乃至满三月四月日以上大剧者，不能自胜举也，此由妇人本虚羸，血气不足，气力又弱，兼当风取冷太过，心下有痰水挟之而有娠，血既已闭，水渍于脏，气不宣，故心烦愦，气逆则呕吐，血既不通，经络否涩，则四肢沉重，挟风则头眩，故有胎而病恶阻，所谓欲有胎者，其人月水尚来，而颜色肌肉如常，胆如沉重愦闷，不欲饮食，不知患所在，脉理顺绪，四时平和，即是欲有胎也，如此已经二月日也。

治妊娠阻病，心中愦闷，吐逆，恶闻食气，头眩，四肢百骨节烦疼，沉重，多卧少起，半夏散方。

半夏（一两，汤洗七遍，去滑）　赤茯苓（一两）　旋复花（半两）　陈橘皮（一两，汤浸，分炙微赤，锉）　细辛（三分）　芎䓖（三[①]分）　赤芍药（三分）　桔梗（三分，去芦头）　甘草（三分，炙微赤，锉）　熟干地黄（一两）　人参（三分，去芦头）

右件药，捣筛为散。每服三钱，以水一中盏，入生姜半分，煎至六分，去滓，不计时候温服。

治妊娠阻病，胎不安，寒热呕逆，气满不思饮食，麦门冬散方。

麦门冬（一两，去心）　人参（二[②]分，去芦头）　陈橘皮（一两，汤浸去白瓤，焙）　赤茯苓（三分）　阿胶（三分，捣碎，炒令黄燥）　甘

草（半两，炙微赤，锉）

右件药，捣筛为散。每服四钱，以水一中盏，入生姜半分、枣三枚，煎至六分，去滓，不计时候温服。

治妊娠阻病，头疼，四肢少力，不思饮食，多睡少起，柴胡散方。

柴胡（一两半，去苗） 赤芍药（一两） 麦门冬（一两，去心） 人参（一两，去芦头） 黄芪（一两，锉） 甘草（半两，炙微赤，锉）

右件药，捣筛为散。每服四钱，以水一中盏，入生姜半分，煎至六分，去滓，不计时候温服。

治妊娠阻病，气攻肩背，两胁肋腰脐下痛，胎动不安，桑寄生散方。

桑寄生（一两） 阿胶（一两，捣碎，炒令黄燥） 麦门冬（一两，去心） 人参（一两，去芦头） 刺蓟（一两） 郁李仁（半两，汤浸，去皮尖，微炒）

右件药，捣筛为散。每服四钱，以水一中盏，入生姜半分，煎至六分，去滓，不计时候温服。

治妊娠一两月，恶闻食气，手足烦闷，人参散方。

人参（三分，去芦头） 陈橘皮（一两，汤浸去白瓤，焙） 知母（三分） 枳壳（三分，麸炒微黄，去瓤） 甘草（半两，炙微赤，锉） 麦门冬（半两，去心） 黄芩（半两） 大腹皮（半两，锉）

右件药，捣筛为散。每服三钱，以水一中盏，入生姜半分，煎至六分，去滓，不计时候温服。

治妊娠二三月恶阻病，吐呕不能食，陈橘皮散方。

陈橘皮（一两，汤浸去白瓤，焙） 白茯苓（一两） 半夏（一两，汤洗七遍，去滑） 麦门冬（一两，去心） 甘草（半两，炙微赤，锉） 人参（三分，去芦头）

右件药，捣筛为散。每服三钱，以水一中盏，入生姜半分，淡竹茹一分，煎至六分，去滓，不计时候温服。

治妊娠阻病，心中愦愦，头闷目眩，四肢沉重，恶闻食气，好吃酸咸果实，多卧少起，三月四月皆多呕逆，百节酸疼，不得自举，白术散方。

白术（一两） 厚朴（一两，去粗皮，涂生姜汁，炙令香熟） 白茯苓（一两半） 葛根（一两） 麦门冬（一[3]两，去心） 人参（一两，去芦头） 甘草（半两，炙微赤，锉） 陈橘皮（一两，汤浸去白瓤，焙）

右件药，捣筛为散。每服四钱，以水一中盏，入生姜半分，煎至六分，去滓，不计时候温服。

治妊娠阻病，心中烦闷，头眩，闻食气即呕逆，四肢无力，不自胜举，枳壳圆方。

枳壳（一两，麸炒微黄，去瓤） 人参（一两，去芦头） 肉桂（一两，去皴皮） 干姜（半两，炮裂，锉） 麦门冬（一两半，去心，焙） 半夏（一两，汤洗七遍，去滑） 陈橘皮（一两，汤浸去白瓤，焙） 白术（一两） 葛根（一两，锉） 白茯苓（一两） 甘草（半两，炙微赤，锉）

右件药，捣罗为末，炼蜜和捣三二百杵，圆如梧桐子大。每服不计时候，以生姜粥饮下三十圆。

治妊娠阻病，头重，不思饮食，四肢蕺弱，多卧少起，麦门冬圆方。

麦门冬（一两半，去心，焙） 柴胡（一两，去苗） 枳壳（一两，麸炒微黄，去瓤） 桑寄生（一两） 刺蓟（一两） 甘草（半两，炙微赤，锉）

右件药，捣罗为末，炼蜜和捣三二百杵，圆如梧桐子大。每服不计时候，煎淡竹茹汤下二十圆。

治妊娠阻病，头疼，肩脊[4]烦闷，往往气胀，不思饮食，厚朴圆方。

厚朴（一两，去粗皮，涂生姜汁，炙令香熟） 白术（一两） 麦门冬（三分，去心） 陈橘皮（一两，汤浸去白瓤，焙） 赤茯苓（一两半） 半夏（三分，汤洗七遍，去滑） 人参（三分，去芦头） 前胡（一两，去芦头）

右件药，捣罗为末，炼蜜和捣三二百杵，圆如梧桐子大。每服不计时候，以生姜粥饮下二十圆。

治妊娠阻病，心胸气满，腹胁疞痛，腰重，陈橘皮圆方。

陈橘皮（一两，汤浸去白瓤，焙） 赤芍药（半两） 当归（一两，锉，微炒） 吴茱萸（一分，汤浸七遍，焙干微炒） 芎䓖（三分） 甘草（一分，炙微赤，锉） 干姜（半两，炮裂，锉） 艾叶（半两，炒微过）

右件药，捣罗为末，炼蜜和捣三二百杵，圆如梧桐子大。不计时候，以粥饮下二十圆。

治妊娠恶阻病，醋心，胸中冷，腹痛，不能饮食，辄吐青黄汁，半夏圆方。

半夏（半两，汤洗七遍，去滑） 人参（半两，去芦头） 干姜（半两，炮裂，锉）

右件药，捣罗为末，以地黄汁浸蒸饼和圆，如梧桐子大。每服不计时候，以粥饮下十[5]圆。

治妊娠呕逆不下食诸方

夫妊娠呕逆者，由胃气逆，胃为水谷之海，其气不调，而有风冷来[6]之，冷搏于胃气，胃气逆则令呕逆也。

治妊娠呕逆，不下饮食，四肢少力，头疼憎寒，人参散方。

人参（三分，去芦头） 前胡（一两，去芦头） 白术（三分） 甘草（半两，炙微赤，锉） 麦门冬（一两，去心） 陈橘皮（一两，汤浸去白瓤，焙） 白茯苓（一两） 葛根（半两，锉） 半夏（一分，汤洗七遍，去滑）

右件药，捣筛为散。每服三钱，以末[7]一中盏，入生姜半分，枣二枚，煎至六分，去滓，不计时候温服。

治妊娠呕逆不下食，陈橘皮散方。

陈橘皮（二两，汤浸去白瓤，焙） 人参（一两，去芦头） 白术（半两） 麦门冬（一两，去心） 厚朴（一两，去粗皮，涂生姜汁，炙令香熟） 白茯苓（一两）

右件药，捣筛为散。每服四钱，以水一中盏，入生姜半分，淡竹叶二七片，煎至六分，去滓，不计时候温服。

治妊娠胸中满闷，呕逆不下食，四肢疼痛，前胡散方。

前胡（一两，去芦头） 麦门冬（一两，去心） 人参（一两，去芦头） 赤芍药（半两） 陈橘皮（一两，汤浸去白瓤，焙） 半夏（半两，汤洗七遍，去滑） 枳壳（半两，麸炒微黄，去瓤） 甘草（半两，炙微赤，锉）

右件药，捣筛为散。每服三钱，以水一中盏，入生姜半分、淡竹叶二七片，枣三枚，煎至六分，去滓，不计时候温服。

治妊娠呕逆不食，心烦微渴，茅根散方。

茅根（三分，锉） 人参（一两，去芦头） 半夏（半两，汤洗七遍，去滑） 葛根（半两，锉） 陈橘皮（三分，汤浸去白瓤，焙） 葛根（半两，锉） 赤茯苓（一两） 藿香（半两） 甘草（一分[8]，炙微赤，锉）

右件药，捣筛为散。每服三钱，以水一中盏，入生姜半分、枣二枚，煎至六分，去滓，不计时候温服。

治妊娠，气攻心腹疼痛，呕逆不下食，四肢不和，诃黎勒散方。

诃黎勒（一两，煨用皮） 陈橘皮（一两，汤浸去白瓤，焙） 白术（三分） 芎䓖（三分） 厚朴（一两，去粗皮，涂生姜汁，炙令香熟） 人参（三分，去芦头） 白茯苓（一两） 当归（半两，锉，微炒）

右件药，捣筛为散。每服三钱，以水一中盏，入生姜半分、枣三枚，同煎至六分，去滓，不计时候温服。

治妊娠呕逆，食物不住，藿香散方。

藿香（一两） 芎䓖（半两） 半夏（半两，汤洗七遍，去滑） 当归（三分，锉，微炒） 茅香（一握） 麦门冬（三分，去心）

右件药，捣筛为散。每服三钱，以水一中盏，入生姜半分，同煎至六分，去滓，不计时候温服。

治妊娠胃气虚冷，呕逆不下食，腹胁胀满，四肢不和，白豆蔻散方。

白豆蔻（一两，去皮） 陈橘皮（三分，汤浸去白瓤，焙） 人参（三分，去芦头） 白术（三分） 厚朴（三分，去粗皮，涂生姜汁，炙令香熟） 芎䓖（三分） 半夏（一分，汤洗七遍，去滑） 甘草（一分，炙微赤，锉）

右件药，捣筛为散。每服三钱，以水一中盏，入生姜半分、枣三枚，煎至六分，去滓，不计时候温服。

治妊娠呕逆，头痛，不纳饮食，寒热，心膈壅闷，人参散方。

人参（一两，去芦头） 前胡（一两，去芦头） 细辛（一两） 赤茯苓（一两） 厚朴（一两，去粗皮，涂生姜汁，炙令香熟） 芎䓖（一

两） 甘草（半两，炙微赤，锉） 半夏（三分，汤洗七遍，去滑）

右件药，捣筛为散。每服三钱，以水一中盏，入生姜半分，煎至六分，去滓，不计时候温服。

治妊娠心膈气滞，呕逆不下饮食，心神虚烦，四肢少力，枇杷叶散方。

枇杷叶（半两，净，去毛，炙微黄） 藿香（一两） 陈橘皮（三分，汤浸去白瓤，焙） 半夏（半两，汤洗七遍，去滑） 麦门冬（半两，去心） 诃黎勒（一两，煨用皮） 枳实（三分，麸炒微黄） 赤茯苓（三分） 甘草（半两，炙微赤，锉） 人参（半两，去芦头）

右件药，捣筛为散。每服三钱，以水一中盏，入生姜半分、枣三枚，煎至六分，去滓，不计时候温服。

治妊娠呕逆，烦闷不下食，芦根散方。

芦根（一两半，锉） 甘草（半两，炙微赤，锉） 人参（一两，去芦头） 麦门冬（一两半，去心） 陈橘皮（一两，汤浸去白瓤，焙）

右件药，捣筛为散。每服三钱，以水一中盏，入生姜半分，淡竹叶二七片，小麦一百粒，煎至六分，去滓，不计时候温服。

治妊娠腹胁胀满，心胸痰逆，见食即吐，渐如[9]羸瘦，赤茯苓散方。

赤茯苓（一两半） 前胡（一两，去芦头） 半夏（一两，汤洗七遍，去滑） 白术（一两） 麦门冬（一两半，去心） 大腹皮（一两，锉） 槟榔（一两） 紫苏茎叶（一两）

右件药，捣筛为散。每服三钱，以水一中盏，入生姜半分，煎至六分，去滓，不计时候温服。

治妊娠心烦，头目眩闷，闻食气即呕逆，诃黎勒圆方。

诃黎勒皮（一两） 人参（半两，去芦头） 赤茯苓（半两） 半夏（半两，汤洗七遍，去滑） 白术（一两） 芎根（半两，锉） 甘草（半两，炙微赤，锉） 枳壳（三分，麸炒微黄，去瓤）

右件药，捣罗为末，炼蜜和捣三二百杵，圆如梧桐子大。每服不计时候，以生姜粥饮下二十圆。

治妊娠胎动不安诸方

夫妊娠胎动不安者，多因劳役气力，或触冒冷热，或饮食不适，或居处失宜，轻者转动不安，重者便致狎堕，若其母有疾[10]致胎动，治母则胎安，若其胎有不牢固致动，母有病者，治胎则母差，伤动甚者，候其母，唇舌青者儿死母活，口中青沫出者，母子俱死，唇口赤，舌青者，母死儿活也。

治妊娠胎动不安，心神虚烦，腹内疼痛，阿胶散方。

阿胶（一两，捣碎，炒令黄燥） 白茯苓（三分） 麦门冬（三分，去心） 柴胡（三分，去苗） 甘草（半两，炙微赤，锉） 黄芩（半两） 当归（半两，锉，微炒） 芎䓖（一两）

右件药，捣筛为散。每服四钱，以水一中盏，入生姜半分、枣三枚，煎至六分，去滓，不计时候稍热服。

治妊娠胎动，腹内疼痛，心神烦热，饮食少，生苎根散方。

生苎根（一两半，锉） 阿胶（一两半，捣碎，炒令黄燥） 黄芩（三分） 赤芍药（三分） 当归（一两，锉，微炒）

右件药，捣筛为散。每服四钱，以水一中盏，入枣三枚，同煎至六分，去滓，不计时候稍热服。

治妊娠胎动，心神烦闷，腹痛不止，干地黄散方。

熟干地黄（一两半） 干姜（半两，炮裂，锉） 当归（一两，锉，微炒） 人参（三分，去芦头） 阿胶（三分，捣碎，炒令黄燥） 甘草（一分，炙微炒，锉）

右件药，捣筛为散。每服三钱，以水一中盏，入枣三枚，煎至六分，去滓，不计时候稍热服。

治妊娠胎动，腹中疞痛，坐卧烦闷，麦门冬散方。

麦门冬（一两，去心） 芎䓖（一两） 陈橘皮（一两，汤浸去白瓤，焙） 白茯苓（一两） 当归（一两，锉，微炒）

右件药，捣筛为散。每服四钱，以水一中盏，入生姜半分、枣三枚，煎至六分，去滓，不计时候稍热服。

治妊娠胎动不安，手足烦疼，竹茹散方。

甜竹茹（一两） 当归（一两，锉，微炒） 芎䓖（一两） 黄芩（一两） 甘草（半两，炙微赤，锉）

右件药，细锉和匀。每服半两，以水一大盏，煎至七分，去滓，食前分温二服。

治妊娠腹中冷，胎动不安，白术散方。

白术（三分） 草豆蔻（一两，去皮） 当归（一两，锉，微炒） 甘草（半两，炙微赤，锉） 干姜（半两，炮裂，锉） 芎䓖（半两） 厚朴（一两，去粗皮，涂生姜汁，炙令香熟）

右件药，捣筛为散。每服三钱，以水一中盏，入枣三枚，煎至六分，去滓，每于食前温服。

治胎动不安，心神虚烦，芎䓖饮子方。

芎䓖（三分） 艾叶（半两，微炒） 阿胶（三分，捣碎，炒令黄燥） 糯米（半合） 熟干地黄（一两） 枣（三枚） 青淡竹叶（半两） 生姜（半两）

右件药，细锉和匀。以水二大盏，煎至一盏三分，去滓，不计时候，分温三服。

治妊娠胎动，令安稳方。

豉（二合） 阿胶（一两，捣碎，炒令黄燥） 葱白（一握）

右件药，以水一大盏半，煎至一盏，去滓，食前分温三服。

治妊娠胎动不安，心神烦闷方。

葱白（一握） 阿胶（一两，捣碎，炒令黄燥） 银（五两）

右以水一大盏半，先煎银取一盏，后入药煎至七分，去滓，不计时候，分温二服。

治妊娠胎动，烦热不安，秦艽散方。

秦艽（半两，去苗） 甘草（半两，炙微赤，锉） 鹿角胶（半两，捣碎，炒令黄燥）

右件药，捣筛为散。每服三钱，以水一大盏，入糯米五十粒，煮米熟为度，去滓，不计时候温服。

治妊娠胎动欲堕，腹痛不可忍方。

苎根（二两，锉） 银（五两）

右以清酒一中盏，水一大盏，煎至一大盏，去滓，不计时候，分温二服。

治妊娠胎动不安，心腹刺痛，鲤鱼臛方。

鲤鱼（一斤，修事净，切） 阿胶（一两，捣碎，炒令黄燥） 糯米（二合）

右件药，以水二升，入鱼胶，米煮令熟，入葱白生姜橘皮盐各少许，更煮五七沸，食前吃，如有所伤，且吃五七日效。

又方。

桑寄生（一两半） 艾叶（半两，微炒） 阿胶（一两，捣碎，炒令黄燥）

右件药，锉，以水一大盏半，煎至一盏，去滓，食前分温三服。

治胎动不安，心神烦热，宜服此方。

右以甘竹粮[11]五两锉，以水二大盏，煎至一盏，去滓，不计时候，分温三服。

又方。

右取茅根五两，以水二大盏，煎至一盏，去滓，不计时候，分温三服。

治妊娠胎动，烦闷不安甚者方。

右取生地黄，捣绞取汁，每服一小盏，煎令沸，入鸡子白一枚，搅令匀，顿服之。

治妊娠胎动下血诸方

夫妊娠，因劳役，喜怒哀乐不节，饮食生冷，触冒风寒，遂致胎动，若母有宿疾，子脏为风冷所乘，气血失度，使胎不安，故令下血也。

治妊娠胎动，时有所下，腹胁疼痛，宜服阿胶散方。

阿胶（三分，捣碎，炒令黄燥） 艾叶（半两，微炒） 当归（三分，锉，微炒） 赤石脂（半两） 龙骨（半两） 芎䓖（三分） 黄芪（一两，锉） 熟干地黄（一两） 干姜（一分，炮裂，锉） 甘草（一分，炙微赤，锉）

右件药，捣筛为散。每服四钱，用水一中盏，入生姜半分、枣三枚，煎至六分，去滓，不计时候稍热服。

治妊娠劳热，胎动不安，下血腹痛不止，手足烦闷，当归散方。

当归（一两，锉，微炒） 芎䓖（一两） 黄芩（半两） 熟干地黄（一两半） 伏龙肝（一两）

右件药，捣筛为散。每服四钱，以水一中盏，入淡竹茹一分，煎至六分，去滓，不计时候温服。

治妊娠损动，腹内结痛，血下运闷，桑寄生散方。

桑寄生（一两） 当归（一两，锉，微炒） 阿胶（一两，捣碎，炒令黄燥） 续断（一两） 艾叶（半两，微炒） 芎䓖（一两）

右件药，捣筛为散。每服，用药五钱，先以水一大盏半，入银三两，煎至一盏，次入药，并竹茹一分糯米一百粒，煎至六分，去滓，食前分温二[12]服。

治妊娠胎动，腹痛，或下黄赤汁方。

糯米（一合） 黄芪（一两，锉） 芎䓖（一两，锉）

右件药，以水二大盏，煎至一盏三分，去滓，不计时候，分暖三服。

治妊娠忽胎动，下恶血，腹痛不可忍，心神烦闷，芎䓖散方。

芎䓖（一两） 当归（一两半，锉，微炒） 鹿角胶（一两半，捣碎，炒令黄燥） 桑寄生（一两） 熟干地黄（一两）

右件药，捣筛为散。每服四钱，以水一中盏，入生姜半分，枣三[13]枚，煎至六分，去滓，不计时候稍热服。

治妊娠胎动下血，心烦闷乱，艾叶散方。

艾叶（一两，微炒） 赤石脂（一两半） 白茯苓（一两）

右件药，捣筛为散。每服三钱，以水一中盏，入生姜半分、枣三枚，煎至六分，去滓，不计时候温服。

治妊娠因损动，下血腹痛不止，当归散方。

当归（三分，锉，微炒） 白龙骨（半两） 熟干地黄（一两） 地榆（三分，锉） 阿胶（三分，捣碎，炒令黄燥） 白芍药（半两） 干姜（半两，炮裂，锉） 蒲黄（半两） 熟艾（半两，微炒） 牛角䚡（一两半，炙令黄）

右件药，捣细罗为散。每服不计时候，以粥饮调下二钱。

治妊娠伤动，腹痛下血，阿胶散方。

阿胶（半两，捣碎，炒令黄燥） 艾叶（半两，微炒） 芎䓖（半两） 当归（半两，锉，微炒） 熟干地黄（半两）

右件药，捣细罗为散。每服不计时候，以温酒调下二钱。

治妊娠伤动，腹痛下血，心烦，卷柏散方。

卷柏（半两） 阿胶（半两，捣碎，炒令黄燥） 龙骨（半两） 当归（半两，锉，微炒） 熟艾（半两，微炒） 熟干地黄（半两）

右件药，捣细罗为散。每服不计时候，煎黑豆汤调下二钱。

治妊娠胎动，腹痛，下血不止，伏龙肝散方。

伏龙肝（一两） 当归（一两，锉，微炒） 龙骨（三分） 阿胶（一两，捣碎，炒令黄燥） 蒲黄（三分） 艾叶（半两，微炒） 熟干地黄（一两） 牛角䚡（半两，炙黄焦） 芎䓖（半两）

右件药，捣细罗为散。每服不计时候，以粥饮调下二钱。

治妊娠胎动，下血不住，腹痛不止，宜服此方。

当归（一两，锉，微炒） 桑木耳（半两，微炒） 干姜（一分，炮裂，锉） 续断（一分）

右件药，捣细罗为散。每服不计时候，以温酒调下二钱。

又方。

阿胶（一两，捣碎，炒令黄燥） 熟干地黄（一两半） 丹参（一两）

右件药，捣筛为散。每服四钱，以水一中盏，煎至六分，去滓，不计时候温服。

治妊娠漏胎诸方

夫妊娠漏胎者，谓妊娠数月，而经水时下也，此由任冲脉虚，不能约制太阳少阴之经血故也。冲任之脉，为经络之海，起于胞内，手太阳，小肠脉也，手少阴，心脉也，是二经为表里，上为乳汁，下为月水，有[14]娠之人，经水所以断者，壅之以养胎，而蓄之以为乳汁，冲任气虚，则胞内泄，不能制其经血，故月水时下，亦名胞漏，血尽则斃人也。

治妊娠胎动不安，及漏胎，腹中痛，宜服阿胶散方。

阿胶（一两，捣碎，炒令黄燥） 熟干地黄（一两半） 当归（一两，锉，微炒） 桑寄生（一两半） 龙骨（三分） 甘草（一两，炙微赤，锉） 白术（一两） 白茯苓（三分） 芎䓖（三分） 干姜（半两，炮裂，锉）

右件药，捣筛为散。每服四钱，以水一中盏，入枣三枚，煎至六分，去滓，不计时候稍热服。

治妊娠五月六月，血不止，名曰漏胎，黄芪散方。

黄芪（一两半，锉） 桑寄生（一两） 地榆（一两，锉） 艾叶（三分，微炒） 龙骨（三分） 熟干地黄（一两）

右件药，捣筛为散。每服四钱，以水一中盏，入生姜半分、枣三枚，煎至六分，去滓，每于食前温服。

治妊娠胎漏，下血不止，腹痛，姜黄散方。

姜黄（一两） 当归（一两，锉，微炒） 熟干地黄（一两） 艾叶（一两，微炒） 鹿角胶（一两，捣碎，炒令黄燥）

右件药，捣筛为散。每服四钱，以水一中盏，入生姜半分、枣三枚，煎至六分，去滓，每于食前温服。

又方。

熟干地黄（半两） 干姜（半两，炮裂，锉）

右件药，捣细罗为散。每于食前，以温酒调下二钱。

又方。

阿胶（一两，捣碎，炒令黄燥） 艾叶灰（半两）

右件药，捣细罗为散。每于食前，以糯米粥饮调下二钱。

治妊娠漏胎，心腹疠痛，桑寄生散方。

桑寄生（一两） 阿胶（一两，捣碎，炒令黄燥） 艾叶（一两，微炒） 白芍药（一两） 白术（一两）

右件药，捣筛为散。每服四钱，以水一中盏，入淡竹茹一分，煎至六分，去滓，每于食前温服。

治妊娠胎不安，漏下腹痛，人参散方。

人参（一两，去芦头）　当归（一两，锉，微炒）　阿胶（一两，捣碎，炒令黄燥）　芎䓖（一两）　艾叶（半两，微炒）

右件药，捣筛为散。每服四钱，以水一中盏，入枣三枚，煎至六分，去滓，每于食前温服。

治妊娠胎漏，腹痛不止，心神虚烦，熟干地黄散方。

熟干地黄（二两）　人参（二两，去芦头）　芎䓖（二两）　阿胶（三两，捣碎，炒令黄燥）　龙骨（一两）　当归（三分，锉，微炒）　麦门冬（三分，去心）

右件药，捣筛为散。每服四钱，以水一中盏，入枣三枚，煎至六分，去滓，每于食前温服。

又方。

熟干地黄（二两半）　鹿茸（一两半，去毛，涂酥，炙微黄）　鹿角胶（二两，捣碎，炒令黄燥）　艾叶（一两，微炒）　苎麻根（一两半，锉）

右件药，捣细罗为散。每于食前，以粥饮调下二钱。

又方。

蜡如鸡子大（碎切）

右以酒一中盏，暖令热，投蜡在内，候消便服。

治妊娠胎不长养胎诸方

夫妊娠之人，有宿挟疴瘵而后有妊，或有娠时节，适乖理，致生疾病，并令腑脏衰损，气力虚羸，令胎不长，故须服药，去其疾病，益其气血，以扶养胎者也。

治妊娠胎不长，宜服安胎和气，思食，利四服[15]，黄芪散方。

黄芪（三分，锉）　白术（三分）　人参（三分，去芦头）　麦门冬（三分，去心）　陈橘皮（三分，汤浸去白瓤，焙）　芎䓖（半两）　白

茯苓（三分）　前胡（三分，去芦头）　甘草（三[16]两，炙微赤，锉）

右件药，捣筛为散。每服三钱，以水一中盏，入生姜半分、枣三枚，煎至六分，去滓，每于食前温服。

治妊娠气血虚弱，令胎不长，宜服和气安养胎脏，干地黄圆方。

熟干地黄（一两）　芎䓖（三分）　白茯苓（三分）　人参（三分，去芦头）　当归（三分）　柴胡（半两）　刺蓟（半两）　厚朴（一两，去粗皮，涂生姜汁，炙令香熟）　桑寄生（半两）　龙骨（三分）　阿胶（三分，捣碎，炒令黄燥）　白石脂（三分）　黄芪（半两，锉）　甘草（一分，炙微赤，锉）

右件药，捣罗为末，炼蜜和捣三二百杵，圆如梧桐子大。每服，不计时候，以清粥饮下三十圆。

治妊娠胎动，腹痛下血，宜服保胎，安定神思，陟釐圆方，

陟釐（三分）　熟干地黄（一两）　人参（三分，去芦头）　当归（三分，锉，微炒）　白龙骨（三分）　赤石脂（三分）　禹余粮（三分，烧醋淬三[17]遍）　厚朴（一两，去粗皮，涂生姜汁，炙令香熟）　赤芍药（半两）　吴茱萸（半两，汤浸七遍，微炒）

右件药，捣罗为末，炼蜜和捣三二百杵，圆如梧桐子大。每服，不计时候，以粥饮下三十圆。

治妊娠胎不长，宜服养胎人参圆方。

人参（一两，去芦头）　白茯苓（一两）　当归（一两）　柴胡（一两，去苗）　厚朴（一两，去粗皮，涂生姜汁，炙令香熟）　枳壳（三分，麸炒微黄，去瓤）　桑寄生（一两）　刺蓟（一两）　阿胶（一两，捣碎，炒令黄燥）　甘草（半两，炙微赤，锉）

右件药，捣罗为末，炼蜜和捣三二百杵，圆如梧桐子大。每于食前，以温水下二十圆。

治妊娠养胎，白术散方。

白术（一两）　芎䓖（一两）　川椒（三分，去目及闭口者，炒令汗出）　牡蛎（半两，烧为粉）

右件药，捣细罗为散。每服食前，以温酒调下一钱。

治妊娠胎不长，兼数伤胎，鲤鱼臛方。

鲤鱼（二斤）　糯米（一升）

右如法作臛，入葱豉，少著盐醋食之，一月中，三五遍作食之，极效。

治妊娠胎动腹痛诸方

夫妊娠腹痛者，皆由风邪入于腑脏，与血气相击搏所为也。妊娠之人，或宿夹冷疹，或触风邪，㽲结而痛，其腹痛不已，则邪正相干，血气相乱，致伤损于胞络，则令胎动腹痛也。

治妊娠胎动，时时腹痛，频频下利，渐觉羸瘦，面色萎黄，不欲饮食，厚朴散方。

厚朴（一两，去粗皮，涂生姜汁，炙令香熟）　白术（一两）　芎䓖（一两）　白芍药（一两）　干姜（半两，炮裂，锉）　当归（一两，锉，微炒）　人参（半两，去芦头）　甘草（一分，炙微赤，锉）　熟干地黄（一两）　诃梨勒皮（三分，煨用皮）

右件药，捣筛为散。每服四钱，以水一中盏，入枣三枚，煎至六分，去滓，不计时候稍热服。

治妊娠胎动不安，腹内㽲痛，艾叶散方。

艾叶（三分，微炒）　阿胶（一两，捣碎，炒令黄燥）　芎䓖（三分）　干姜（三分，炮裂，锉）　当归（一两，锉，微炒）　甘草（半两，炙微赤，锉）　桑寄生（三分）

右件药，捣筛为散。每服三钱，以水一中盏，入生姜半分、枣三枚，煎至六分，去滓，不计时候稍热服。

治妊娠胎动，腹中㽲痛，不思饮食，宜服阿胶散方。

阿胶（三分，捣碎，炒令黄燥）　白茯苓（三分）　白术（三分）　当归（一两，锉，微炒）　陈橘皮（一两，汤浸去白瓤，焙）　芎䓖（三分）　甘草（一分，炙微赤，锉）

右件药，捣筛为散。每服三钱，以水一中盏，入生姜半分、枣三枚，煎至六分，去滓，不计时候稍热服。

治妊娠胎动不安，腹内疼痛，当归散方。

当归（三两，锉，微炒） 阿胶（二[18]两，捣碎，炒令黄燥） 熟干地黄（半两） 艾叶（二两，微炒）

右件药，捣筛为散。每服三钱，水一中盏，入枣三枚，煎至六分，去滓，不计时候稍热服。

治妊娠胎动，腹痛闷纵，鹿角胶散方。

鹿角胶（半两，捣碎，炒令黄燥） 人参（半两，去芦头） 芎䓖（一两） 当归（三分，锉，微炒） 甘草（半两，炙微赤，锉）

右件药，捣筛为散。每服四钱，以水一中盏，入葱白七寸，煎至六分，去滓，不计时候温服。

治妊娠胎动，腹痛闷乱，桑寄生散方。

桑寄生（一两） 当归（一两，锉，微炒） 芎䓖（三分） 阿胶（三[19]分，捣碎，炒令黄燥）

右件药，捣筛为散。每服四钱，以水一中盏，入豉五十粒、葱白七寸，煎至六分，去滓，不计时候稍热服。

治妊娠胎动，腹痛，及腰疼不止，白术散方。

白术（三分） 熟干地黄（一两） 白茯苓（三分） 阿胶（一两，捣碎，炒令黄燥） 甘草（半两，炙微赤，锉） 当归（一两，锉，微炒）

右件药，捣筛为散。每服三钱，以水一中盏，入生姜半分、枣三枚，煎至六分，去滓，不计时候稍热服。

治妊娠胎动不安，腹痛不止，当归散方。

当归（一两，锉，微炒） 续断（一两） 芎䓖（一两） 陈橘皮（一两，汤浸去白瓤，焙）

右件药，捣筛为散。每服四钱，以水一中盏，入生姜半分、枣三枚，煎至六分，去滓，不计时候稍热服。

治妊娠胎动，腹痛心烦，宜服此方。

芎䓖（半两） 当归（半两，锉，微炒） 阿胶（半两，捣碎，炒令

黄燥）　大麦叶（一握）　曲头棘针（半两）

右件药，细锉，和匀，以水一大盏半，煎至一盏，去滓，食前分温三服。

治妊娠胎动，腹痛连腰方。

右取大麦曲一两，以水一大盏，煎五七沸，食前分温三服。

又方。

右用好豉一合，以水一大盏，煎至六分，去滓，食前分温二服。

治妊娠，月未足，似欲产，腹中痛，知母圆方。

知母（二两）

右捣罗为末，炼蜜和圆，如梧桐子大。不计时候，以粥饮下二十圆。

治妊娠月数未至，而似欲产，腹痛者，宜服槐子圆方。

槐子（一两）　蒲黄（一分）

右件药，捣罗为末，炼蜜和圆，如梧桐子大。不计时候，以温酒下二十圆，以痛止为度。

治妊娠心腹胀满诸方

夫妊娠心腹胀满者，由腹内夙有寒气，致令停歇，妊娠重因触冷饮发动，与气相干，故令心腹张满也。

治妊娠心腹胀满，两肋妨闷，不下饮食，四肢少力，槟榔散方。

槟榔（一两）　人参（半两，去芦头）　陈橘皮（三分，汤浸去白瓤，焙）　前胡（一两，去芦头）　枳壳（二分，麸炒微黄，去瓤）　赤茯苓（一两）　白术（半两）　芎䓖（半两）　甘草（一分，炙微赤，锉）

右件药，捣筛为散。每服四钱，以水一中盏，入生姜半分、枣三枚，煎至六分，去滓，每于食前温服。

治妊娠心腹胀满，气攻胸膈，咽喉不利，饮食减少，白豆劳蔻散方。

白豆蔻（半两，去皮）　人参（三分，去芦头）　前胡（一两，去芦头） 陈橘皮（一两，汤浸去白瓤，焙） 赤茯苓（一两） 诃梨勒皮（一两，煨用皮） 甘草（半两，炙微赤，锉） 白术（三分） 枳壳（半两，麸炒微黄，去瓤） 大腹皮（三分，锉）

右件药，捣筛为散。每服四钱，以水一中盏，入生姜半分、枣三枚，煎至六分，去滓，不计时候温服。

治妊娠心腹胀满，气冲胸膈，烦闷，四肢少力，不思饮食，诃黎勒散方。

诃黎勒皮（一[20]两） 陈橘皮（三分，汤浸去白瓤，焙） 赤茯苓（一两） 桑根白皮（三分，锉） 前胡（一两，去芦头） 芎䓖（半两） 白术（半两） 枳壳（半两，麸炒微黄，去瓤） 大腹皮（三分，锉）

右件药，捣筛为散。每服四钱，以水一中盏，入生姜半分、枣二[21]枚，煎至六分，去滓，不计时候温服。

治妊娠心腹胀满，不欲饮食，白术散方。

白术（一两） 黄芩（一两） 陈橘皮（二[22]两，汤浸去白瓤，焙）

右件药，捣筛为散。每服四钱，以水一中盏，入生姜半分、枣三枚，煎至六分，去滓，不计时候温服。

治妊娠心腹胀满，两肋妨闷，不思饮食，宜服人参散方。

人参（一两，去芦头） 厚朴（一两，去粗皮，涂生姜汁，炙令香熟） 诃黎勒（一两，煨用皮） 阿胶（一两，捣碎，炒令黄燥） 陈橘皮（三分，汤浸去白瓤，焙） 赤茯苓（一两） 白术（三分） 甘草（半两，炙微赤，锉）

右件药，捣筛为散。每服四钱，以水一中盏，入生姜半分、枣三枚，煎至六分，去滓，不计时候温服。

治妊娠心腹胀满，脾胃气虚，不下食饮，草豆蔻散方，

草豆蔻（一两，去皮） 人参（一两，去芦头） 柴胡（一两，去苗） 陈橘皮（一两半，汤浸去白瓤，焙） 白术（一两） 甘草（半两，炙微赤，锉）

右件药，捣筛为散。每服四钱，以水一中盏，入生姜半分、枣三枚，煎至六分，去滓，不计时候稍热服。

治妊娠心腹痛诸方

夫妊娠心腹痛者，或由宿有冷疹，或新触风寒，皆因脏虚而致发动也，邪正相击而并于气，随气上下，上冲于心，则心痛，下攻于腹，则腹痛，故令心腹痛也。妊娠而痛者，正邪二气攻[23]击于内，若不时差者，其痛冲击胞络，必致胎动，甚则伤堕也。

治妊娠心腹多痛，吃食减少，四肢不和，草豆蔻散方。

草豆蔻（一两，去皮） 当归（半两，锉，微炒） 陈橘皮（一两，汤浸去白瓤，焙） 桂心（半两） 干姜（半两，炮裂，锉） 白术（一两） 熟干地黄（一两） 木香（半两） 芎䓖（三分）

右件药，捣筛为散。每服四钱，以水一中盏，入枣三枚，煎至六分，去滓，不计时候稍热服。

治妊娠冷气攻心，腹痛，或不纳饮食，厚朴散方。

厚朴（二两，去粗皮，涂生姜汁，炙令香熟） 陈橘皮（一两，汤浸去白瓤，焙） 草豆蔻（一两，去皮） 人参（三分，去芦头） 芎䓖（三分） 白术（三分） 阿胶（三分，捣碎，炒令黄燥） 当归（三分，锉，微炒） 干姜（半两，炮裂） 诃梨勒皮（一两，煨用皮） 吴茱萸（一分，汤浸七遍，曝干，微炒） 干草（一分，炙微赤，锉）

右件药，捣筛为散。每服三钱，以水一中盏，入枣三枚，煎至六分，去滓，不计时候稍热服。

治妊娠心腹痛，胎不安稳，四肢皆不和，阿胶散方。

阿胶（一两，捣碎，炒令黄燥） 芎䓖（一两） 桑寄生（半两） 艾叶（半两，微炒） 枳实（半两，麸炒微黄，去瓤） 当归（三分，锉，微炒） 高良姜（三分，锉） 陈橘皮（一两，汤浸去白瓤，焙） 甘草（一分，炙微赤，锉）

右件药，捣筛为散。每服三钱，以水一中盏，入枣三枚，煎至六分，去滓，不计时候稍热服。

治妊娠伤冷，心腹痛，或痰逆，不纳饮食，半夏散方。

半夏（半两，汤浸七遍去滑） 芎䓖（三分） 人参（半两，去芦头） 阿胶（一两，捣碎，炒令黄燥） 草豆蔻（半两，去皮） 白术（半两） 高良姜（半两，锉） 艾叶（半两，微炒） 厚朴（一两，去粗皮，涂生姜汁，炙令香熟） 陈橘皮（一两，汤浸去白瓤，焙） 甘草（一分，炙微赤，锉）

右件药，捣筛为散。每服三钱，以水一中盏，入生姜半分、枣一[24]枚，煎至六分，去滓，不计时候稍热服。

治妊娠，心腹疞刺疼痛，气胀，胎不安稳，鸡苏散方。

鸡苏茎叶（一两） 人参（三分，去芦头） 陈橘皮（三分，汤浸去白瓤，焙） 赤茯苓（三分） 大腹皮（三分） 芎䓖（三分） 苎麻根（半两，锉） 当归（一两，锉，微炒）

右件药，捣筛为散。每服四钱，以水一中盏，入生姜半分，煎至六分，去滓，不计时候稍热服。

治妊娠先患冷气，忽冲心腹刺痛，芎䓖散方。

芎䓖（一两） 人参（一两，去芦头） 白茯苓（一两） 桔梗（一两，去芦头） 厚朴（一两，去粗皮，涂生姜汁，炙令香熟） 吴茱萸（半两，汤浸七遍，姜汁炙令香，焙） 当归（一两，锉，微炒） 白芍药（三分）

右件药，捣筛为散。每服三钱，以水一中盏，煎至六分，去滓，不计时候稍热服。

治妊娠心痛诸方

夫妊娠心痛者，此是风邪痰饮，乘于心之经络，邪气搏于正气，至[25]结而痛也。若伤心正经而痛者，为真心痛，心为神，统领诸脏，不可受邪，邪若伤之，朝发夕死，夕发朝死，若伤心支别络而痛者，则乍安乍甚，休作有时也。妊娠之人，或其病若痛不已者，气乘胞络，伤损子脏也，则令胎动，凡胎转移则多不安，不安而动于血者，则血下也。

治妊娠心痛，或两胁胀满，不下饮食，槟榔散方。

槟榔（三分） 枳实（半两，麸炒令[26]黄） 人参（半两，去芦头） 柴胡（半两，去苗） 赤茯苓（半两） 草豆蔻（一两，去皮） 白术（三分） 木香（半两） 桂心（半两）

右件药，捣筛为散。每服三钱，以水一中盏，入生姜半分，煎至六分，去滓，不计时候稍热服。

治妊娠心痛，烦闷不食方。

淡竹茹（一两半） 生地黄（一两半，切） 桂心（半两，锉）

右件药，以水一大盏半，煎至一盏，去滓，不计时候，稍热分为三服。

治妊娠，卒心痛不可忍方。

白术（一两） 黄芩（一两半） 赤芍药（一两）

右件药，捣粗罗为散。每服三钱，以水一中盏，煎至六分，去滓，不计时候稍热服。

治妊娠心痛烦闷，宜服此方。

羊脂（半两） 青竹茹（一两） 白蜜（半两）

右件药，以水一大盏半，煎至一盏，去滓，不计时候，分温三服。

又方。

大麻仁（一合，研）

右以水一大盏，煎至六分，去滓，不计时候，分温二服。

又方。

榆皮（一两半，锉） 豉（一两）

右捣罗为末，炼蜜和圆，如梧桐子大。每服不计时候，以温酒下二十圆。

又方。

牛粪（炒令焦）

右捣细罗为散，每服不计时候，以冷水调下二钱。

治妊娠心痛方。

青竹茹（二两）

右以水二大盏，煎至一大盏，去滓，分温三服。

又方。

盐（三钱）

右于炭火上烧如火色，候冷，以温酒调服之。

治妊娠腰痛诸方

夫肾主腰脚，因劳伤损动，其经虚，则风冷乘之，故腰痛也。妇人肾以系胞，妊娠而腰痛甚者皆胎堕也。

治妊娠腰疼痛，或连月不已，五加皮散方。

五加皮（二两） 杜仲（四两，去粗皮，炙微黄，锉） 萆薢（三[27]两，锉） 阿胶（二两，捣碎，炒令黄燥） 狗脊（二两，去毛） 防风（二两，去芦头） 芎䓖（二[28]两） 杏仁（二两，汤浸去皮尖双仁，麸炒微黄） 细辛（二两）

右件药，捣筛为散。每服四钱，以水一中盏，入生姜半分，煎至六分，去滓，不计时候温服。

治妊娠或有所触，胎动不安，以致腰痛，及脐腹内痛，杜仲散方。

杜仲（一两，去粗皮，炙微黄，锉） 五加皮（一两） 当归（一两，锉，微炒） 赤芍药（一两） 芎䓖（一两） 人参（一两，去芦头） 萆薢（一两，锉）

右件药，捣粗罗为散。每服四钱，以水一中盏，煎至六分，去滓，不计时候温服。

治妊娠气壅攻腰，疼痛不可忍，大腹散方。

大腹皮（一两，锉） 郁李仁（一两，汤浸，去皮尖，微炒） 泽泻（一两）

右件药，捣筛为散。每服四钱，以水一中盏，入生姜半分，煎至六分，去滓，不计时候温服。

治妊娠腰痛，当归散方。

当归（一两，锉，微炒） 阿胶（一两，捣碎，炒令黄燥） 甘草

（一两，炙微赤，锉）

右件药，捣筛为散。每服四钱，以水一中盏，入葱白七寸，煎至六分，去滓，不计时候温服。

治妊娠腰痛不止方。

鹿角屑（二两，微炒） 生干地黄（一两半）

右件药，捣细罗为散，每于食前，以温酒调下二钱。

治妊娠二三筒[29]月，腰痛不可忍，续断圆方。

续断（一两） 杜仲（一两，去粗皮，炙微黄，锉） 芎䓖（半两） 独活（半两） 狗脊（三分） 五加皮（三分） 萆薢（三分，锉） 赤芍药（二分） 薯蓣（三分） 诃梨勒皮（三分）

右件药，捣罗为末，炼蜜和捣三二百杵，圆如梧桐子大。每服不计时候，以温酒下三十圆。

治妊娠腰痛如折方。

大黑豆（二合，炒熟）

右以酒一大盏，煎取七分，去滓，食前分为二服。

治妊娠腰痛抢心，或有血下方。

槟榔（一两）

右件药，捣细罗为散，每服不计时候，以水煮葱白浓汁，调下一钱。

治妊娠腰痛方。

鹿角（二[30]两）

右件药，捣细罗为散，每于食前，以温酒调下一钱。

治妊娠胎间水气子满体肿诸方

夫妊娠虚肿者，凡妊娠无使气极，若心静气和，则胎安，若中风寒，邪气有所解[31]犯，身体受病，乍寒乍热，头眩腰痛，胎中有水，寒气所伤，脾胃虚弱所致也。妊娠之人，经血壅闭，以养[32]于胎，若胎中挟水气，则水血相搏则胎伤。脏腑脾胃，主身之肌肉，故气虚弱则肌肉虚，水气流溢，故令身肿满也，水渍与胎，则令胎坏，然妊娠临产之月，而脚微肿者，其产则易，其胞脏水少血多，亦令产易，而水垂[33]于外，故微肿也，若初妊而肿者，是水气过多，儿未成具，故令坏胎也。

治妊娠气壅，身体腹胁浮肿，喘息促，大便难，小便涩，泽泻散方。

泽泻（一两） 桑根白皮（一两，锉） 木通（一两，锉） 枳壳（一两，麸炒微黄，去瓤） 赤茯苓（一两） 槟榔（一两）

右件药，捣粗罗为散。每服四钱，以水一中盏，入生姜半分，煎至六分，去滓，每于食前温服，以稍利为效。

治妊娠通身浮肿，喘促，小便涩，宜服汉防己散方。

汉防己（三分） 桑根白皮（一两，锉） 木香（一分） 紫苏茎叶（一两） 大腹皮（三分，锉） 赤茯苓（一两）

右件药，捣粗罗为散。每服四钱，以水一中盏，入生姜半分，煎至六分，去滓，每于食前温服。

治妊娠身体浮肿，心腹胀满，小便不通，木通散方。

木通（一两，锉） 木香（三分） 诃黎勒皮（三分） 香葇（一两） 枳壳（半两，麸炒微黄，去瓤） 槟榔（半两） 桑根白皮（一两，锉） 子芩（三分） 鸡苏茎叶（一两）

右件药，捣粗罗为散。每服四钱，以水一中盏，入生姜半分，煎至六分，去滓，每于食前温服。

治妊娠四肢肿满，小便不利，时时喘促，桑白皮散方。

桑根白皮（一两，锉） 枳壳（半两，麸炒微黄，去瓤） 商陆（半两） 泽泻（三分） 冬葵根（一两） 赤茯苓（一两） 木通（一两，锉）

右件药，捣粗罗为散。每服四钱，以水一中盏，入生姜半分，煎至六分，去滓，每于食前温服，以利为效。

治妊娠四肢浮肿，皮肉拘急，小便不利方。

商陆（半两） 桑根白皮（一两，锉） 羌活（半两）

右件药，捣粗罗为散，每服四钱，以水一中盏，入赤小豆一百粒，煎至六分，去滓，每于食前温服。

治妊娠身体浮肿，心腹急满，小便涩滞，赤茯苓散方。

赤茯苓（一两） 白术（半两） 黄芩（三分） 旋复花（半两）

杏仁（三分，汤浸去皮尖双仁，麸炒微黄）　木通（三分，锉）

右件药，捣粗罗为散。每服四钱，以水一中盏，入生姜半分，煎至六分，去滓，每于食前温服。

治妊娠身体浮肿，腹胀，小便不利，微渴引饮，气急，猪苓散方。

猪苓（二两，去黑皮）　紫苏茎叶（一两）　木通（一两，锉）

右件药，捣细罗为散，每于食前，以温水调下三[34]钱。

治妊娠身体浮肿，小便不利，洒淅恶寒，葵子散方。

葵子（二两）　赤茯苓（二两）　汉防己（二两）

右件药，捣细罗为散，每于食前，以粥饮调下一钱。

治妊娠身体浮肿，心腹胀满，小便涩，喘息促，槟榔圆方。

槟榔（半两）　赤茯苓（一两）　白术（三分）　郁李仁（一两，汤浸，去皮尖，微炒）　桑根白皮（一两，锉）　枳壳（一分，麸炒微黄，去瓤）　甜葶苈（一两，隔纸炒令紫色）

右件药，捣罗为末，炼蜜和捣三二百杵，圆如梧桐子大。每于食前，以粥饮下二十圆。

治妊娠手脚皆肿，挛急方。

赤小豆（一合，炒熟）　商陆（一两）　泽泻（一两）

右件药，捣碎，都以水二大盏，煎至一盏三分，去滓，食前分温三服，以利为度。

治妊娠僵仆胎动腹痛下血诸方

妊娠僵仆，或从高堕下，伤损胞络，及[35]血下动胎，而血伤气逆者，胎堕，气上抢心，其死生之候，其母舌青者儿活母死，唇口无沫儿生，唇青沫出者，母子俱死，唇口赤舌青者，母死儿活，若下血不住，胞络燥胎枯，则令胎死者也。

治妊娠从高堕下，腹痛下血，面色青黄，阿胶散方。

阿胶（一两，捣碎，炒令黄燥）　木香（半两）　芎䓖（半两）　熟

干地黄（半两）　干姜（一分，炮裂，锉）　当归（半两，锉，微炒）　桑寄生（半两）　桂心（半两）

右件药，捣筛为散。每服四钱，以水一中盏，煎至六分，去滓，不计时候温服。

治妊娠从高堕下，腹痛下血，烦闷，干地黄散方。

生干地黄（一两）　益母草（一两）　当归（半两，锉，微炒）　黄芪（半两，锉）　芎䓖（半两）

右件药，捣筛为散。每服四钱，以水一中盏，入生姜半分，煎至六分，去滓，不计时候温服。

治妊娠僵仆，胎转动上抢心，困笃，宜服蟹爪汤方。

蟹爪（二两）　甘草（三分，炙微赤，锉）　桂心（半两）　鹿角胶（一两，捣碎，炒令黄燥）

右件药，捣粗罗为散。每服四钱，以水一中盏，煎至六分，去滓，不计时候温服。

治妊娠卒惊奔走，或从高堕下，腹痛，下血不止，当归散方。

当归（一两半，锉，微炒）　阿胶（二两，捣碎，炒令黄燥）　艾叶（一两，微炒）　芎䓖（一两）

右件药，捣筛为散。每服四钱，以水一中盏，煎至六分，次入生姜汁一匙，地黄汁半合，马通汁半合，更煎三两[36]沸，去滓，不计时候温服。

治妊娠五六个月，从高坠下，胎腹内不安，兼脐下㽲刺疼痛，不住下血，芎䓖散方。

芎䓖（三分）　阿胶（一两，捣碎，炒令黄燥）　当归（一两，锉，微炒）　艾叶（半两，微炒）　熟干地黄（一两）　桑寄生（三分）　赤石脂（二分）

右件药，捣细罗为散。每服，不计时候，以温酒调下二钱。

治妊娠因擎举重物，胎动疼痛，兼有所下方。

当归（一两，锉，微炒）　黄连（一两，去须）　阿胶（一两，捣碎，炒令黄燥）

右件药，捣细罗为散，不计时候，以温酒调下二钱。

治妊娠从高坠损，胎不转，腹痛腰重方。

芎䓖（二两）

右捣细罗为散，每服不计时候，以温酒调下二钱。

【校注】

① 三：日本抄本作“二”。

② 二：日本抄本作“三”。

③ 一：日本抄本作“二”。

④ 脊：日本抄本作“背”字。

⑤ 十：日本抄本作“一”。

⑥ 来：日本抄本作“乘”字。

⑦ 末：日本抄本作“水”，义长可从。

⑧ 一分：日本抄本作“半两”字。

⑨ 如：日本抄本作“加”字。

⑩ 疾：日本抄本作“痰”字。

⑪ 粮：日本抄本作“根”字。

⑫ 二：日本抄本作“一”。

⑬ 三：日本抄本作“二”。

⑭ 有：日本抄本作“为”字。

⑮ 服：日本抄本作“肢”字。

⑯ 三：日本抄本作“半”字。

⑰ 三：日本抄本作“七”。

⑱ 二：日本抄本作“一”。

⑲ 三：日本抄本作“二”。

⑳ 一：日本抄本作“二”。

㉑ 二：日本抄本作“三”。

㉒ 二：日本抄本作“一”。

㉓ 攻：日本抄本作“交”字。

㉔ 一：日本抄本作“三”。

㉕ 至：日本抄本作“交”字。

㉖ 令：日本抄本作“微”字。

㉗ 三：日本抄本作“二”。

㉘ 二：日本抄本作“三”。

㉙ 筒：据文义疑为“个”。

㉚ 二：日本抄本作“一”。

㉛ 解：日本抄本作“触”字，义长可从。

㉜ 蚕：日本抄本作“养”字。

㉝ 垂：日本抄本作“乘”字。

㉞ 三：日本抄本作“二”。

㉟ 及：日本抄本作“致”字。

㊱ 两：日本抄本作“四”，义长可从。

卷第七十六

胎教论

论曰：夫至精才构，一气方凝，始受胞胎，渐成形质，子在胎内，堕[①]母德闻，所以圣贤传乎胎教，凡妊娠之后，才及月余，则须行坐端严，性情合乐，常处静室，多德美言，令人讲读诗书，陈说礼乐，玩弄珠玉，按习丝篁[②]，耳不入真[③]非言，目不观于恶事。如此，则男女福寿敦厚，忠孝自全，若亏此仪，则男女或多佷[④]戾及寿不长，斯乃圣人胎教之道，为人父母，可不行乎。

妊娠逐月十二经脉养胎将息慎护法

凡妊娠第一月若[⑤]始胚，饮食精熟甘美，更御宜食大麦，无食辛腥，足厥阴脉养，不可针灸其经，厥阴者，内属于肝，肝主筋及血，一月之时，血行否涩，不为力事，寝必安静，无令恐畏也。

令妊娠第二月，名始膏，无食辛臊，居必静处，若有所犯，百节皆痛，是谓胎始结也，其二月足少阳脉养，不可针灸其经，足少阳内属于胆，当慎护惊动也。

凡妊娠第三月，名始当此胎时[⑥]形像始化，未有定仪，见物而变，欲令见王侯贵人，端庄美儿[⑦]，不欲见贫穷残疾，伛偻侏儒醜恶形人，猿猴之类，无食姜兔，无怀刀绳。其欲生男者，持弓矢，逐雄鸡，乘壮马，于田野观虎豹及走犬。其欲生女者，著珥珰，施环珮，弄珠玑，衣锦繡欲子美好者，玩白璧，看珠珍，观孔雀，食鲤鱼。欲生男多智力者，啖牛心，食大麦。欲子贤良者，宜矜荘，务和雅，又坐无邪席，立无偏倚，行无邪径，目无邪视，耳无邪听，口无邪言，心无邪念，食无邪脔，卧无斜身，无作劳伤，无大喜怒，味须劳馨，食忌餧臭，是谓外象彰而内有所感也。其三月，手心主脉养，不可针灸其经，手心主内，属于心，无悲哀思虑惊动也。

凡妊娠第四月，始受水精以成血脉，其食稻粳，其羹鱼雁，是谓盛血以通耳目，而行经络。其四月，手少阳脉养，不可针灸其经，手少阳，内属三焦，宜静形体，安和心志，节饮食也。

凡妊娠第五月，始受火精以成其气，卧必晏起，沐浴浣衣，深其居处，厚其衣裳，朝吸天光，以辟衰大，其食稻麦，其羹牛羊，和之茱萸，调以五味，是谓养气，以成五脏。其五月足太阴脉养，不可针灸，其经足太阴，内属于脾，无太过饱，无食干燥，无自劳力，无大喜怒也。

凡妊娠第六月，始受金精以为其筋，身欲微劳，无得静处，出游于野，数观走犬及视走马，宜食鸷[8]鸟猛兽之肉，是谓变腠坚筋，以养其爪，以牢其膂[9]也。其六月足阳明脉养，不可针灸其经，足阳明，内属于胃，味宜食甘，无大饱也。

凡妊娠第七月，始受水精以成其骨，劳躬摇肢，无使定止，动作屈伸，以运血气，居处必燥，饮食避寒，常食稻粳，以密腠理，是谓养骨坚齿也。其七月手太阴脉养，不可针灸其经，手太阴，内属于肺，无号哭薄衣，无洗浴寒饮也。

凡妊娠第八月，始受土精以成肤革，和心静息，无使气极，是谓密腠理而光泽颜色。其八月手阳明脉养，不可针灸，其经手阳明，内属于大肠，无食燥物，无辄失食也。

凡妊娠第九月，始受石精，以成皮毛，五脏六腑百节，无不尽备，饮醴食甘，缓衣宽带，自持而待之，是谓养毛发而致才力也。其九月足少阴脉养，不可针灸其经，足少阴内属于肾，无处湿冷，无饱饮食也。

凡妊娠第十月，五脏六腑关节入神皆备，但俟[10]时而生。

一月结胚[11]，二月始膏，三月始胎，四月形体成，五月能动，六月筋骨立，七月毛发生，八月脏腑具，九月五谷入胃，十月诸神备日满即生。

妊娠逐月养胎主疗诸方

治妊娠一月始为胎，寒多为痛，热多卒惊，举重腰疼，腹满胞急，卒有所下，当预安之，乌鸡汤方。

乌鸡（一只，理如食法） 甘草（一两，炙微赤，锉） 麦门冬（一两，去心） 白茯苓（一两） 白芍药（一两） 白术（一两） 人参（一两，去芦头） 生姜（一两） 黄明胶（一两，捣碎，炒令黄燥） 吴茱萸（半两，汤浸七遍，焙干，微炒）

右件药，细锉，先以水一斗，煮鸡取汁五升，去鸡，内诸药筲鸡汁中，煮取三升，下清酒二升，更煎取四升，去滓，每服一小盏，食前温服。

治妊娠伤第一月胎者，预服补胎汤方。

细辛（一两，洗去苗土） 防风（一两，去芦头） 乌梅肉（一两，微炒） 白术（一两） 熟干地黄（二两） 大麦（一合，拣择净） 人参（一两，去芦头） 吴茱萸（半两，汤浸七遍，焙干，微炒）

右件药，细锉和匀，每服半两，以水一盏，入生姜半分，煎至五分，去滓，食前温服。

治妊娠一两个月，恶食，手足烦闷，麦门冬散方。

麦门冬（一两，去心） 知母（三分） 枳壳（三分，麸炒微黄，去瓤） 人参（三分，去芦头） 黄芩（三分） 大腹皮（一两，锉）

右件药，捣筛为散。每服四钱，以水一大盏，入葱一两茎，煎至五分，去滓，食前温服。

治妊娠二月始阴阳踒经，有寒多怀不成，有热即萎悴，中风寒有所动摇，心满，脐下悬急，腰背强痛，卒有所下，乍寒乍热，并宜服鸡艾汤方。

乌鸡（一只，理如食法） 艾叶（一两，微炒） 甘草（一两，炙微赤，锉） 生姜（一两） 阿胶（二[12]两，捣碎，炒令黄燥） 麻黄（一两，去根节） 丹参（一两） 当归（一两，锉，微炒） 大枣（十二枚） 人参（一两，去芦头）

右件药，细锉和匀，先以水一斗，煮鸡取汁五升，去鸡，内药煮取三升，入好酒二升，煎至四升，去滓，食前温服一小盏。

治若曾伤二月胎，当预服黄芩散方。

黄芩（一两） 人参（一两，去芦头） 阿胶（一两，捣碎，炒令黄燥） 当归（半两，锉，微炒） 吴茱萸（一分，汤浸七遍，焙干，微炒）

右件药，捣筛为散。每服四钱，以水一大盏，入生姜半分，煎至五分，去滓食前温服，如觉大段不安，加乌梅一两。

治妊娠二三月胎动，宜服苎根饮子方。

生苎根（二两） 甘草（一两，炙微赤，锉） 黄芩（一两） 白芍药（一两） 阿胶（二两，捣碎，炒令黄燥） 当归（一两，锉，微炒）

右件药，细锉和匀。每服半两，以水一大盏，入枣三枚，煎至五分，去滓，食前温服。

治妊娠二三月，腰痛，当归饮子方。

当归（一两，锉，微炒） 阿胶（一两，捣碎，炒令黄燥） 甘草（半两，炙微赤，锉）

右件药，细锉和匀，每服半两，以水一大盏，入葱白二茎，煎至五分，去滓，食前温服。

治妊娠三月，为定形，有寒大便青，有热小便难，不赤即黄，卒惊恐，忧愁，嗔恚，顿动于经脉，绕脐痛，或腰背痛，卒有所下，并宜服雄鸡汤方。

雄鸡（一只，肥者，理如食法） 甘草（一两，炙微赤，锉） 人参（一两，去芦头） 麦门冬（一两，去心） 白茯苓（一两） 白术（一两） 阿胶（二两，捣碎，炒令黄燥） 当归（一两，锉，微炒） 芎䓖（一两） 白芍药（一两） 大枣（十二枚）

右件药，细锉，先以水一斗，煮鸡取汁五升，去鸡内诸药，又煮至三升，入清酒二升，更煎至四升，去滓，食前温服一小盏。

治若曾伤三月胎，预服茯神饮子方。

茯神（一两） 丹参（一两） 龙骨（一两） 人参（二两，去芦头） 阿胶（二两，捣碎，炒令黄燥） 当归（二两，锉，微炒） 甘草（二两，炙微赤，锉） 赤小豆（一合，炒熟） 枣（二十枚）

右件药，细锉和匀，每服半两，以水一大盏，煎至五分，去滓，食前温服，如腰痛，加桑寄生二两。

治妊娠三四月，气壅恶食，呕哕，肢节烦疼，或脚膝虚肿，柴胡散方。

柴胡（一两，去苗） 人参（一两，去芦头） 甘草（半两，炙微赤，锉） 紫苏茎叶（半两） 木通（三分，锉） 大腹皮（半两） 陈橘皮（半两，汤浸去白瓤，焙）

右件药，捣筛为散。每服四钱，以水一大盏，煎至五分，去滓，食前温服。

治妊娠三四月，胎动不安，手足烦热，面色萎黄，竹茹散方。

竹茹（一两） 麦门冬（一两，去心） 白茯苓（一两） 栀子仁（一两） 黄芩（一两） 甘草（半两，炙微赤，锉） 石膏（二两）

右件药，捣筛为散。每服四钱，以水一中盏，煎至六分，去滓，食前温服。

治曾伤三四月胎者，预服调中汤方。

白芍药（一两） 甘草（一两，炙微赤，锉） 白术（一两） 柴胡（一两，去苗） 乌梅肉（一两，微炒） 续断（一两） 当归（半两，锉，微炒） 芎䓖（一两） 生姜（一两） 枳实（一两，麸炒微黄） 生李根白皮（二两） 厚朴（一两，去粗皮，涂生姜汁，炙令香熟）

右件药，细锉和匀，每服半两，以水一大盏，煎至五分，去滓，食前温服。

治妊娠四月有寒，心中欲呕，胸膈满不食，有热即小便难，数如淋状，脐下苦急，卒风寒头项强痛，或热或惊，腰背及腹痛往来，有时胎上迫，心烦不安，卒有所下，并宜服此麻黄雌鸡汤[13]方。

麻黄（一两，去根节） 阿胶（二两，捣碎，炒令黄燥） 甘草（一两，炙微赤，锉） 当归（一两，锉，微炒） 人参（一两，去芦头） 生姜（一两） 半夏（一两，汤洗七遍，去滑） 甘菊花（半两） 麦门冬（一两，去心） 大枣（七枚）

右件药，细锉，先取肥乌雌鸡一只，理如食法，以水一斗，煮鸡取汁五升，去鸡入药，煎至三升，入酒二升，又煎至四升，去滓，空腹温服一小盏，卧当汗出，以粉傅之，避风，日晚再一服。

治妊娠四五月，头重耳鸣，时时腹痛，赤茯苓散方。

赤茯苓（一两） 桑寄生（一两） 人参（半两，去芦头） 蔓荆子（一两） 防风（三分，去芦头） 刺蓟（二[14]分）

右件药，捣筛为散。每服四钱，以水一中盏，煎至六分，去滓，食前温服。

治妊娠四五月，胎不安，或有所下，人参散方。

人参（一两，去芦头） 当归（一两，锉，微炒） 阿胶（二两，捣碎，炒令黄燥） 甘草（半两，炙微赤，锉） 芎䓖（一两） 黄芩（一两） 艾叶（一两，微炒） 桑寄生（一两） 熟干地黄（一两） 吴茱萸（半两，汤浸七遍，焙干，微炒）

右件药，捣筛为散。每服三钱，以水一中盏，煎至五升，去滓，食前温服。

治妊娠五月，有热，头眩心乱，欲吐，有寒，腹满小便数，卒恐悸，四肢疼痛，寒热，胎动无常，腹痛顿仆，有所安，旋复花汤方。

旋复花（一两） 当归（一两，锉，微炒） 赤芍药（一两） 甘草（半两，炙微赤，锉） 黄芩（一两） 人参（一两，去芦头） 麦门冬（一两，去心） 生姜（一两） 阿胶（三分，捣碎，炒令黄燥） 吴茱萸（一两，汤浸七遍，焙干，微炒）

右件药，细锉，先取肥乌雌鸡一只，理如食法，以水一斗，煮鸡取汁五升，去鸡内药，煎取三升，入酒二升，又煎取四升，每于食前，温服一小盏。

治曾伤五月胎，预服干地黄散方。

熟干地黄（一两） 甘草（一两，炙微赤，锉） 麦门冬（一两，去心） 五味子（一两） 黄芩（一两） 桑寄生（一两）

右件药，捣筛为散。每服四钱，以水一大盏，入生姜半分、枣三枚，煎至五分，去滓，每于食前温服。

治妊娠五个月，胎不安，腹内疞刺痛，日夜不止，不欲言语，四肢昏沉，宜服安胎桑寄生散方。

桑寄生（一两） 熟干地黄（二两） 木通（一两，锉） 赤茯苓（一两） 甘草（半两，炙微赤，锉） 当归（一两，锉，微炒） 白芷（半两） 知母（一两） 远志（半两，去心） 陈橘皮（半两，汤浸去白瓤，焙）

右件药，捣筛为散。每服四钱，以水一大盏，煎至五分，去滓，不计时候温服。

治妊娠五六月，忽患腹内疞刺痛，兼有恶血下，日夜不止，败蒲散方。

败蒲（一两） 白术（一两） 诃黎勒（一两，煨用皮） 阿胶（二两，捣碎，炒令黄燥） 白芷（半两） 赤芍药（半两） 枳壳（一两，麸炒微黄，去瓤） 当归（一两，锉，微炒） 艾叶（半两，微炒） 厚朴（一两，去粗皮，涂生姜汁，炙令香熟）

右件药，捣筛为散。每服四钱，以水一大盏，入生姜半分，煎至五分，去滓，不计时候温服。

治妊娠五六月，患心腹胀满，口干，腹中疞刺疼痛不止，桑寄生饮子方。

桑寄生（三分） 木通（三分） 生干地黄（三分） 诃黎勒皮（三[15]分） 白术（三分） 赤茯苓（三分） 当归（三分，锉，微炒） 芎䓖（三分）

右件药，细锉和匀。每服半两，以水一大盏，入葱白七寸，豉五十粒，煎至五分，去滓，不计时候温服。

治妊娠六月，胎卒动不安，寒热往来，腹满惊怖，忽有所下，腹痛如似欲产，手足烦闷，人参雌鸡汤方。

人参（一两，去芦头） 甘草（一两，炙微赤，锉） 黄芩（一两） 熟干地黄（二两） 阿胶（二两，捣碎，炒令黄燥） 生姜（一两） 麦门冬（一两，去心） 大枣（二五枚）

右件药细锉，先取肥乌雌鸡一只，理如食法，以水一斗，煮取汁五升，去鸡内药，又煮取三升，入酒二升，又煎取四升，每于食前，温服一小盏，中间食粥。

治曾伤六月胎，预服柴胡散方。

柴胡（一[16]两，去苗） 紫葳（一两） 白术（一两） 甘草（半两，炙微赤，锉） 麦门冬（一两，去心） 熟干地黄（一两） 芎䓖（一两） 肉苁蓉（一两，汤浸一宿，刮去粗皮，炙令干）

右件药，捣筛为散。每服四钱，以水一大盏，入枣三枚，煎至五分，去滓，每于食前温服。

治妊娠六七月，忽觉四肢烦疼，心闷口干头痛，茯神散方。

茯神（一两） 黄芩（一两） 麦门冬（一两，去心） 栀子仁（半两） 石膏（一两） 甘草（半两，炙微赤，锉） 秦艽（半两，去苗）

右件药，捣筛为散。每服四钱，以水一中盏，煎至六分，去滓，入竹沥半合，更煎三两沸，不计时候，放温服之。

治妊娠六七月，伤寒咳嗽，气急，紫菀饮子方。

紫菀（半两，洗去苗土） 桑根白皮（半两） 干枣（七枚） 灯心（一棻[17]） 生姜（一分） 陈橘皮（一两，汤浸去白瓤，焙）

右件药，细锉和匀。以水三大盏，煎至一盏半，去滓，食后分为四服，日三服，夜一服。

治妊娠七月，忽惊恐动摇，腹痛，卒所下，手足厥冷，若伤寒烦热，腹满短气，常苦头项及腰背强，悉主之，葱白雌鸡汤方。

葱白（十四茎） 半夏（一两，汤洗七遍，去滑） 生姜（二两） 甘草（半两，炙微赤，锉） 黄芪（一两） 黄芩（一两） 阿胶（二两，捣碎，炒令黄燥） 旋复花（半两） 人参（一两，去芦头）

右件药，细锉。先取黄雌鸡一只，理如食法，先以水一斗，煮鸡取汁五升，去鸡下药，煎至三升，入酒二升，更煎至四升，去滓，每于食前，温服一小盏。

治妊娠曾伤七月胎，预服杏仁雌鸡汤方。

杏仁（一两，汤浸去皮尖双仁，麸炒微黄） 钟乳粉（一两） 甘草（一两，炙微赤，锉） 吴茱萸（一两，汤浸七遍，焙干，微炒） 干姜（一两，炮裂，锉） 麦门冬（一两，去心） 五味子（一两） 粳米（二合） 紫菀（一两，洗去苗土）

右件药，细锉，先取黄雌鸡一只，理如食法，先以水一斗，煮鸡取汁五升，去鸡内[18]药，煎取三升，次入酒二升，煎至四升，每于食前，温服一小盏。

治妊娠七八月，或因惊恐，或是伤寒烦热，腹肚满胀，气促腰重，半夏饮子方。

半夏（一两，汤洗七遍，去滑） 黄芪（一两） 人参（一两，去芦头） 黄芩（半两） 麦门冬（一两，去心） 甘草（半两，炙微赤，锉）

右件药，细锉和匀。每服半两，以水一大盏，入生姜半分，葱白一寸，煎至五分，去滓，不计时候温服。

治妊娠六七月以后，胎动，困笃欲死方。

葱白（二七茎，切）

右以水二大盏，煮取一盏，去滓分温二服，即安，若胎已死者，须臾即出，如未安，更煮服，不过三服效。

治妊娠八九月，因误损胎，或胎不安，腹内疞痛，下血不止，胎死活未知，但妊娠腹内疞痛，或漏胞，当归散方。

当归（一两，锉，微炒） 芎䓖（一两） 桑寄生（一两） 艾叶（一两，微炒） 阿胶（一两，捣碎，炒令黄燥）

右件药，捣筛为散。每服四钱，以水一大盏，煎至五分，去滓，入酒一合，更煎三两沸，不计时候，放温服[19]。

治妊娠八九月，胎动，时有所下，腹内疞刺疼痛，头面壮热，口干，手足逆冷，兼[20]气上冲，妨闷。赤石脂圆方。

赤石脂（半两） 白术（半两） 当归（半两，锉，微炒） 地龙（一分，微炒） 干姜（半两，炮裂，锉） 钟乳粉（一两） 芦根（半两，锉） 艾叶（二两，微炒） 芎䓖（一两） 桑寄生（半两） 鹿茸（一两，去毛，涂酥，炙微黄） 熟干地黄（一两） 厚朴（一两，去粗皮，涂生姜汁，炙令香熟）

右件药，捣筛为散。每服三钱，以水酒各半中盏，煎至六分，去滓，不计时候温服。

治妊娠八九月，因床或倒地，胎有所伤，宜服此方。

右取青竹，轻刮取皮二两，以好酒一大盏，煎取七分，去滓，分温二服，未可，更作服之。

治曾伤九月胎，预服茯苓猪肾汤方。

白茯苓（一两） 桑寄生（一两） 干姜（半两，炮裂） 熟干地黄（一两） 白术（一两） 芎䓖（一两） 人参（一两，去芦头） 麦门冬（一两，去心）

右件药，细锉和匀，每服，用猪肾一对，切去脂膜，先以水一大盏半，入黑豆半合，煎至一盏，去肾及豆，入药一两，煎至一[21]分，去滓，食前分温二服。

治妊娠十月，满足入月，预服甘草散方。

甘草（一两，炙微赤，锉） 黑豆（一两，炒熟） 干姜（半两，炮裂，锉） 糯米（一两） 大麻子（一两） 白茯苓（半两） 吴茱萸（半两，汤浸七遍，焙干，微炒）

右件药，捣细罗为散。每于食前，以暖酒调下二钱，若未入月，不得辄服。

妊娠转女为男法

夫阴阳和调，二气相感，阳施阴化，是以有娠，而三阴所会则多生女，但妊娠二月，名曰始藏，清成为胞，至于三月，谓之始胎，血脉不流，像形而变，未有定仪，见物而化，是时男女未分，故未满三月者，可服药，方术转之，令生男也。

妊娠三月已前，要生男者，取一小斧子，悬于妇人所卧床下，以斧刃向下，勿令知之，如不信者，待鸡抱卵时，依此置于窠下，一窠儿子尽为雄也。

妊娠三月已前，取雄鸡尾，纠上者毛三茎，潜安妇人卧席下，勿令知之，验。

又自初觉有娠，取弓弩絃[22]缚腰下，满百日去之，紫宫玉女秘法也。

又取夫发及手足甲，潜安卧席下，勿令知之。

又妊娠才满三月，要男者，以雄黄半两，衣中带之，要女者，以雌黄半两，带之。

妊娠食忌法

食鸡子鲊干鲤鱼鳍，令子多疮。

食豆酱合藿，令堕胎。

食兔肉，令子缺唇。

食犬肉，令子无声。

食酒多食雀肉，令子无耻[35]。

食椹子及鸭子，令子倒悬。

食驴马肉，令延月。

食鱼鳖子，伤儿。

食山羊肉，令子多病。

食骡肉，令产难。

食鸡肉及糯米，令子腹内多虫。

食水浆，令绝胎。

食雀肉蛇酱，令子淫无耻。

大小便勿向非常之地，令半产杀儿，此大忌之。

产妇推行年法

妇人行年十三岁至四十九岁。

妇人十三岁[23]。

行年庚申，反支在正月七月，祸害在离，绝命在巽，悬尸在辰戌[24]日，闭肚在辛，生气在坤，八庄在申。

宜唤西南黄衣师看产，产妇宜着黄衣，卧西南首吉。

妇人十四岁。

行年在己未，反支在二月八月，祸害在坤，绝命在兑生气在离，悬尸在卯酉日，闭肚在壬，八庄在癸。

宜唤南方赤衣师看产，产妇宜着赤衣，卧南首吉。

妇人十五岁。

行年在戊午，反支在三月九月，祸害在乾，绝命在艮，生气在坎，悬尸在寅申日，闭肚在癸，八庄在壬。

宜唤北方黑衣师看产，产妇宜着黑衣，卧北首。

妇人十六岁。

行年在丁巳，反支在四月十月，祸害在艮，绝命在乾，生气在震，悬尸在丑未日，闭肚在甲，八庄在产。

宜唤东方青衣师看产，产妇宜着青衣，卧东首。

妇人十七岁。

行年在丙辰，反支在五月十一月，祸害在震，绝命在坎，生气在艮，悬尸在子午日，闭肚在乙，八庄在庚。

宜唤东北黄衣师看产，产妇宜着黄衣，卧东北首。

妇人十八岁。

行年在乙未，反支在六月十二月，祸害在坎，绝命在震，生气在乾，悬尸在巳亥日，闭肚在丙，八庄在丁。

宜唤西北黑衣师看产，产妇宜着黑衣，卧西北首。

妇人十九岁。

行年在甲寅，反支在正月七月，祸害在巽，绝命在离，生气在兑，悬尸在辰戌日，闭肚在丁，八庄在丙。

宜唤西方白衣师看产，产妇宜着白衣，卧西首。

妇人二十岁。

行年在癸丑，反支在二月八月，祸害在兑，绝命在巽，生气在震，悬尸在卯酉日，闭肚在庚，八庄在乙。

宜唤东南青衣师看产，产妇宜着青衣，卧东南首。

妇人二十一岁。

行年在壬子，反支在九月三月，祸害在离，绝命在艮，生气在坤，悬尸在寅申日，闭肚在辛，八庄在甲。

宜唤西南黄衣师看产，产妇宜着黄衣，卧西南首。

妇人二十二岁。

行年在辛亥，反支在四月十月，祸害在坤，绝命在兑，生气在离，悬尸在丑未日，闭肚在壬，八庄在癸。

宜唤南方赤衣师看产，产妇宜着赤衣，卧南首。

妇人二十三岁。

行年在庚戌，反支在五月十一月，祸害在乾，绝命在艮，生气在坎，悬尸在子午日，闭肚在癸，八庄在壬。

宜唤北方黑衣师看产，产妇宜着黑衣，卧北首。

妇人二十四岁。

行年在己酉，反支在六月十二月，祸害在艮，绝命在乾，生气在震，悬尸在巳亥日，闭肚在甲，八庄在辛。

宜唤东南青衣师看产，产妇宜着青衣，卧东首。

妇人二十五岁。

行年在戊申，反支在正月七月，祸害在震，绝命在坎，生气在乾[25]，悬尸在辰戌日，闭肚在乙，八庄在庚。

宜唤东北黄衣师看产，产妇宜着黄衣，卧东北首。

妇人二十六岁。

行年在丁未，反支在二月八月，祸害在坎，绝命在震，生气在乾，悬尸在卯酉日，闭肚在丙，八庄在丁。

宜唤西北白衣师看产，产妇宜着白衣，卧西北首。

妇人二十七岁。

行年在丙午，反支在三月九月，祸害在巽，绝命在离，生气在兑，悬尸在寅申日，闭肚在丁，八庄在丙。

宜唤西方白衣师看产，产妇宜着白衣，卧西首。

妇人二十八岁。

行年在乙巳，反支在四月十月，祸害在兑，绝命在坤，生气在巽，悬尸在丑未日，闭肚在庚，八庄在甲。

宜唤西南黄衣师看产，产妇宜着黄衣，卧西南首。

妇人二十九岁。

行年在甲辰，反支在五月十一月，祸害在离，绝命在巽，生气在坤，悬尸在子午日，闭肚在辛，八庄在乙。

宜唤西南黄衣师看产，产妇宜着黄衣，卧西南首。

妇人三十岁。

行年在癸卯，反支在六月十二月，祸害在坤，绝命在兑，生气在离，悬尸在巳亥日，闭肚在壬，八庄在癸。

宜唤南方赤衣师看产，产妇宜着赤衣，卧南首。

妇人三十一岁。

行年在壬寅，反支在正月七月，祸害在乾，绝命在艮，生气在坎，悬尸在辰戌日，闭肚在癸，八庄在壬。

宜唤北方黑衣师看产，产妇宜着黑衣，卧北首。

妇人三十二岁。

行年在辛丑，反支在二月八月，祸害在艮，绝命在乾，生气在震，悬尸在卯酉日，闭肚在甲，八庄在辛。

宜唤东方青衣师看产，产妇宜着青衣，卧东首。

妇人三十三岁。

行年在庚子，反支在三月九月，祸害在震，绝命在坎，生气在艮，悬尸在寅申日，闭肚在乙，八庄在庚。

宜唤东北黄衣师看产，产妇宜着黄衣，卧东北首。

妇人三十四岁。

行年在己亥，反支在四月十月，祸害在坎，绝命在震，生气在乾，悬尸在丑未日，闭肚在丙，八庄在丁。

宜唤西北白衣师看产，产妇宜着白衣，卧西北首。

妇人三十五岁。

行年在戊戌，反支在五月十一月，祸害在巽，绝命在离，生气在兑，悬尸在子午日，闭肚在丁，八庄在庚。

宜唤西方白衣师看产，产妇宜着白衣，卧西首。

妇人三十六岁。

行年在丁酉，反支在六月十二月，祸害在兑，绝命在坤，生气在巽，悬尸在巳亥日，闭肚在庚，八庄在乙。

宜唤东南青衣师看产，产妇宜着青衣，卧东南首。

妇人三十七岁。

行年在丙申，反支在正月七月，祸害在离，绝命在巽，生气在坤，悬尸在辰戍[26]日，闭肚在辛，八庄在甲。

宜唤西南黄衣师看产，产妇宜着黄衣，卧西南首。

妇人三十八岁。

行年在乙未，反支在二月八月，祸害在坤，绝命在兑，生气在离，悬尸在卯酉日，闭肚在壬，八庄在癸。

宜唤南方赤衣师看产，产妇宜着赤衣，卧南首。

妇人三十九岁。

行年在甲午，反支在三月九月，祸害在乾，绝命在艮，生气在坎，悬尸在寅申日，闭肚在癸，八庄在壬。

宜唤北方黑衣师看产，产妇宜着黑衣，卧北首。

妇人四十岁。

行年在癸巳，反支在四月十月，祸害在艮，绝命在乾，生气在震，悬尸在丑未日，闭肚在甲，八庄在辛。

宜唤东方青衣师看产，产妇宜着青衣，卧东首。

妇人四十一岁。

行年在壬辰，反支在五月十一月，祸害在震，绝命在坎，生气在艮，悬尸在子午日，闭肚在乙，八庄在庚。

宜唤东方青衣师看产，产妇宜着青衣，卧东首。

妇人四十二岁。

行年在辛卯，反支在六月十二月，祸害在震，绝命在坎，生气在艮，悬尸在已亥日，闭肚在丙，八庄在丁。

宜唤东北黄衣师看产，产妇宜着黄衣，卧东北首。

妇人四十三岁。

行年在庚寅，反支在正月七月，祸害在坎，绝命在震，生气在乾，悬尸在辰戍[26]日，闭肚在丁，八庄在丙。

宜唤西北白衣师看产，产妇宜着白衣，卧西北首。

妇人四十四岁。

行年在己丑，反支在二月八月，祸害在巽，绝命在离，生气在兑，悬尸在卯酉日，闭肚在庚，八庄在乙。

宜唤西方白衣师看产，产妇宜着白衣，卧西首。

妇人四十五岁。

行年在戊子，反支在三月九月，祸害在兑，绝命在坤，生气在巽，悬尸在寅申日，闭肚在辛，八庄在甲。

宜唤东南青衣师看产，产妇宜着青衣，卧东南首。

妇人四十六岁。

行年在丁亥，反支在四月十月，祸害在离，绝命在震，生气在坤，悬尸在丑未日，闭肚在壬，八庄在癸。

宜唤西南黄衣师看产，产妇宜着黄衣，卧西南首。

妇人四十七岁。

行年在丙戌，反支在五月十一月，祸害在坤，绝命在兑，生气在离，悬尸在子午日，闭肚在癸，八庄在壬。

宜唤南方赤衣师看产，产妇宜着赤衣，卧南首。

妇人四十八岁。

行年在乙酉，反支在六月十二月，祸害在艮，绝命在乾，生气在震，悬尸在巳亥日，闭肚在甲，八庄在辛。

在宜唤东方青衣师看产，产妇宜着青衣，卧东首。

妇人四十九岁。

行年在甲申，反支在正月七月，祸害在震，绝命在坎，生气在艮，悬尸在辰戌日，闭肚在乙，八庄在庚。

宜唤东北方青衣师看产，产妇宜着青衣，卧东北首。

凡祸害绝命之地，不可令产妇向之，亦不得向此大小便。

凡生气，产妇向之大吉，令母子命长。

凡闭肚之地，临月[27]及产后未满月，并不得向吐[28]地大小便及弃不净水。犯之，母子大恶，慎之大吉。

凡八吐[28]之地，产妇床帐不得向之开门，慎之大吉。

凡反支月，不得令血露污地，或令子死腹中，或产不顺，皆须先布灰草，然后铺驴马牛皮于上，安产吉。

凡悬尸之日，不可攀绳，宜悬马辔攀之吉。

凡行年人命相值，亦弓坐马皮攀辔吉。

日游图[29]：

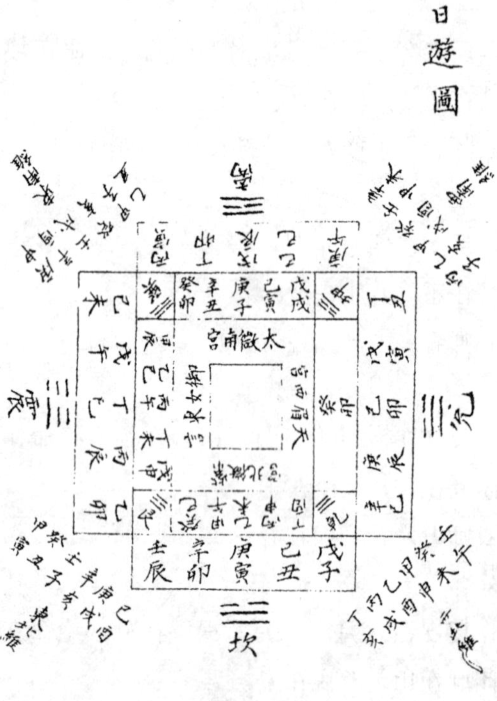

推日游法

推日游法，常以癸巳日入宫，一十六日，宜避之，至己酉日出外。

癸巳　甲午　乙未　丙申　丁酉（三[30]日在紫微北宫）　戊戌[31]　己亥　庚子　辛丑　壬寅（五日在木[32]微南宫）　癸卯（一日在天庙[33]西宫）　甲辰　乙巳　丙午　丁未　戊申（五日在微[34]女东宫）

右件日游神，在内产妇宜外，别于空地安帐，大吉利。

己酉[35]庚戌　辛亥　壬子　癸丑　甲寅（在外东北维）　乙卯　丙辰　丁巳　戊午　己未（在外东方）　庚申　辛酉　壬戌　癸亥　甲子　乙丑（在外东南维）　丙寅　丁卯　戊辰　己巳　庚午（在外南方）　辛未

壬申　癸酉　甲戌　乙亥　丙子（在外西南方维）　丁丑　戊寅　己卯　庚辰　辛巳（在外西方）　壬午　癸未　甲申　乙酉　丙戌　丁亥（在外西北维）　戊子　己丑　庚寅　辛卯　壬辰（在外北方）

右件日游在内，宜在外产，在外宜在内产，安床帐大吉。

日历法

甲子日（在内面向东北西南二角吉）

乙丑日（在内面向西南西北二角吉）

丙寅日（在内面向西南西北二角吉）

丁卯日（在内面向东南西北二角吉）

戊辰日（在内面向西南西北二角吉）

己巳日（在外面向西北东北二角吉）

庚午日（在内面向西北东北二角吉）

辛未日（在内面向西北东南东北三角吉）

壬申日（在内面向东北东南二角吉）

癸酉日（在内面向西北东南二角吉）

甲戌[36]日（在内面向东南西南二角吉）

乙亥日（在内面向东北西南二角吉）

丙子日（在内面向西南东北二角吉）

丁丑日（在内面向西南西北东南三角吉）

戊寅日（在内面向西北西南二角吉）

己卯日（在内面向东南西南二角吉）

庚辰日（在内面向东北西北二角吉）

辛巳日（在内面向西北西南东北三角吉）

壬午日（在内面向西南东北二角吉）

癸未日（在内面向东北东南二角吉）

甲申日（在内面向东南西北二角吉）

乙酉日（在内面向东南西北东北三角吉）

丙戌[36]日（在内面向东北西南二角吉）
丁亥日（在内面向东北西南东南三角吉）
戊子日（在内面向西南东北二角吉）
己丑日（在内面向东南西南西北三角吉）
庚寅日（在内面向东南西北二角吉）
辛卯日（在内面向东南西北二角吉）
壬辰日（在内面向西南东北二角吉）
癸巳日（在外面向西南东北西北三角吉）
甲午日（在外面向西南西北二角吉）
乙未日（在外面向东南西北东北三角吉）
丙申日（在外面向东南西南吉）
丁酉日（在外面向西北东南东北三角吉）
戊戌日（在外面向东北西南二角吉）
己亥日（在外面向东北东南西南三角吉）
庚子日（在外面向东南东北三角吉）
辛丑日（在外面向西北西南二角吉）
壬寅日（在外面向东南西南二角吉）
癸卯日（在外面向东南西南西北三角吉）
甲辰日（在外面向西南西北二角吉）
乙巳日（在外面向西北东北二角吉）
丙午日（在外面向西南东北西北三角吉）
丁未日（在外面向西北东南东北三角吉）
戊申日（在外面向西北东南二角吉）
己酉日（在内面向东南西北东北三角吉）
庚戌日（在内面向东北东南二角吉）
辛亥日（在内面向东南西南二角吉）
壬子日（在内面向东南东北西南三角吉）
癸丑日（在内面向东南西南二角吉）
甲寅日（在内面向东南西北二角吉）
乙卯日（在内面向东南西南西北三角吉）

丙辰日（在内面向西南西北东北三角吉）

丁巳日（在内面向东南西北东北三角吉）

戊午日（在外面向西南西北东北三角吉）

己未日（在外面向西北东南东北三角吉）

庚申日（在内面向西北东南东北三角吉）

辛酉日（在内面向西北东南东北三角吉）

壬戌日（在内面向东南西北二角吉）

癸亥日（在内面向西南东北吉凡日历十二辰前有神杀常忌不可向产日宜须检看）

预备药物法

预备药等

延胡索　刘寄奴　桑寄生　夜合枝　蒲黄　红蓝花　桂心　蛇蜕　半夏　白术　茯苓　人参　甘草　续骨枝　羚羊角　当归　赤芍药　神曲　牡丹　枳壳　竹沥　枳实　细辛　鲤鱼鳞灰　羌活　麝香　桃仁　狗胆　郁李仁　乱发灰　杏仁　童子小便　蘧麦　黄芪　水银　没药　川芒硝　麒麟竭　防风　豆豉　琥珀　秤锤　桑根白皮　酽醋　木通　芎䓖　无灰酒　干姜　川升麻　紫葛　荷叶　虎胫骨　香墨　红花子　生地黄　白蜜　羖羊角　羚羊角灰　苏枋木　熟朱砂

以上药，妊娠三数月，即须求觅州土上好者，�收拾，四题记分明，置一静处，恐临时忙迫，不可卒求，更宜审细，勿令错用。

生地黄（肥好者窖之）　生母姜（略晒收）　生藕（和本泥收湿处）　鸡子（草中收免损）　酽头糠醋（煎三四沸，干瓶盛之）　黑豆（拣之布拭，用纸袋贮一斗）

右件药，入月一日，皆须收足。

产妇杂要物

小石子三五十颗（贮一笼子中，临产，烧下沃醋，两盆子盛，更置产妇面前，醋气必须猛烈，无小石以小砖子代之） 楮床头砖八口（每一姜下一口，止三口恐临时卒难求觅） 盛衣瓶（胡芦尤妙） 洗儿盆（大书字号） 干柴竹 杂席蒲合各一领 杂用盆 砂盆 滤药布 绞地黄汁布 新柳木米槌 暖水釜（五斗以上者泥在近处，入月后昼夜需有暖水） 软厚毡半领 干蓐草（拣二二[37]束） 干马粪一硕余（欲产布床下活[38]地此蓐大忌） 马皮一张（铺马粪上） 马衔一具（痛甚执之，产了去之） 每日收赤马通（不用干者） 童子小便（三升瓶子贮，稍久换之） 产妇入月，切不得饮酒，恐临产心神昏乱，亦不得惊动，恐未及产时，左右驱使人，亦不得吃酒，入月，门前不得停留形迹客宿。

右已前贮备，颇为猥细，若言所切，无过于斯，通识者方验，其不可忽略也。

孩子要用药物

朱砂 牛黄 麝香 芦荟 青黛 蛇黄 犀角 蜣螂 虎头骨 蜗牛壳 蜈蚣 雀儿饭瓮 天竹黄 白药 竹沥 吹鼻散 虎睛 钩藤饮子 黑散子 虎骨 紫双圆 锦灰 五味虎睛圆 封脐散 烙脐圆 发灰 好锦一两 胡粉纸烛子[39]（柔粉入纸作烛防焌撮口须要） 绵绳子二尺（要系脐用）

右以上药物，入月皆须足，一一题记，勿与产妇药相杂。

烙脐圆方。

豆豉（一分） 黄蜡（一分） 麝香（少许）

右件药，同捣令烂，熟捻作饼子，断脐讫，安脐上，灸三壮，艾炷切小麦大，若不啼，灸至五七壮，炙了以封脐散封之，不得令湿著，恐脐肿。

封脐散方。

雄鼠粪（七枚，两头尖者是） 干姜（枣许大） 甑带（如鸡子大，以上并烧作灰） 锦灰（半两） 绯帛灰（半分） 胡粉（三钱，炒令黄） 麝香（少许）

右件药，相和研令细，看脐欲落不落，取药半钱，至一钱，封脐便差，如未患脐肿，湿时先傅之，永不患，烧药时切不得令灰入。

治小儿身体壮热，变蒸时，患伤寒时气，黑散子方。

麻黄（一两，去根节） 川大黄（一两，锉） 杏仁（一两，汤浸去皮尖双仁）

右件药，并同炒令微[40]黑，捣细罗为散，更研令细，一月儿每服一小豆，百日儿每日一字，以乳汁下，抱儿令得汗，汗出以粉之，勿使见风，一岁以上，量儿大小，以意增减与服。

治小儿发热，时时戴目，口中吐沫，钩藤饮子方。

钩藤（半两） 蚱蝉（一枚，去翅足，微炙） 人参（一分，去芦头） 子芩（一分） 川大黄（一分） 牛黄（每服一小豆，研入）

右件药，细锉，每服一钱，以水一小盏，煎至四分，入竹沥半合，更煎微沸，下牛黄搅令均，不计时候温服，量儿大小，以意增减，以微利一两度为妙，乳母忌蒜面炙煿物。

治小儿未满月，壮热发痫，钩藤饮子方。

钩藤（半两） 柴胡（半两，去芦头） 蚱蝉（一枚，去翅足） 川升麻（半两） 黄芩（半两） 石膏（三分，捣碎） 川大黄（半两） 甘草（一分，炙微赤，锉） 蛇蜕皮（三寸，炙微黄）

右件药，细锉，每服一钱，水一小盏，煎至四分，去滓，入竹沥半合，更煎微沸，放冷，不计时候，量儿大小，以意增减。

治小儿惊啼壮热，不吃奶及风痫，五味虎睛圆方。

虎睛（一对，取仁微炙） 犀角屑（一两） 子芹（一两半） 栀子仁（一两） 川大黄（一两）

右件药，捣细罗为末，炼蜜和捣三五百杵，圆如绿豆大。每服，以乳汁研下三[41]圆，量儿大小，以意增减。

治小儿惊热风痫，一切诸疾，紫双圆方。

代赭（一两）　赤石脂（一两）　杏仁（五十枚[42]，汤浸去皮尖，麸炒微黄）　巴豆（三十枚，去皮心，微炒，纸裹压去油尽）

右件药，先以代赭石脂捣细罗为末，次捣巴豆杏仁如膏，更入少炼了蜜拌和，捣一千杵，于蜜[43]器中盛，三十日儿服如粟米大二圆，与乳吃，令咽下，食顷与少乳饮，勿令多，日中当小下，热若未除，明旦更进一服，百日儿每服如一小豆，分作二圆，乳汁下之，量儿大小，以意增减也。小儿夏月多热喜冷，发疹，三二十日可一服甚佳，紫双圆无所不疗，代赭无真好者，当以左顾牡蛎代之。

治小儿眼鼻痒，发干频揉，鼻散方。

蜗牛壳（半分，炒黄色）　虾蟆灰（半分）　瓜蒂（少许，末）　麝香（半分，细研）

右件药，细研，每取少许，吹入鼻中。

妊娠预服滑胎令易产诸方

凡难月前服之，入月儿生，堕地不觉，甘草散方。

甘草（二两，炙微赤，锉）　黄芩（三两）　大麻仁（三分）　吴茱萸（三分，汤浸七遍，焙干微炒）　干姜（三分，炮裂，锉）　肉桂（三分，去皱皮）　大豆黄卷（一两，湿地种豆，令牙与身齐煞干，授取牙用）

右件药，捣细罗为散。每日空心，以粥饮调下一钱。

难月前预服此药，令易产方。

冬葵子（一合）　滑石（一两半）　蘧麦[44]（一两半）　丹参（一两半）　酥（一合）　蜜（一合）

右件药，捣筛，以水一大盏，煎取半大盏，去滓，内酥蜜和调，空心以粥饮下一匙，晚食前再服。

酥膏令易产，入月便服，儿不觉出，或有难产，经数日，或生不以理，百方

千计终不平安者，服此膏，总在儿身上立生，初服半匙，渐加至一匙，若太多，恐呕逆，以意节量服之方。

真牛酥（一斤） 秋葵子（一升） 白蜜（半斤） 滑石（捣末一两） 蘧麦（一两） 大豆黄卷（二两）

右件药，捣粗罗为散，先以清酒一升，细研葵子，内酥蜜中，微火消，即下诸药，缓火煎，常令如鱼眼沸[45]，约煎去半，即成膏，以绵滤，贮于瓷器中。每于食前，如上所说服之。

滑胎丹参膏方。

丹参（三[46]两） 芎䓖（一两） 当归（一两） 川椒（三分，去目及闭口者，微炒去汗）

右件药，细锉，以酒拌令湿，停一宿，即以炼成猪脂半斤，缓火煎，看色赤如血，即成，绞去滓，用瓷盒盛。每日空心，取枣许大，以暖酒服之。

滑胎催生散方。

葵子（一两） 滑石（一两） 蒲黄（半两） 木通（半两，锉）

右件药，捣细罗为散。每于食前，以温水调下一钱。

养胎益气，保生圆方。

石斛（三分，去根，锉） 贝母（三分，炒微黄） 石膏（三分，细研） 黄芩（三分） 肉桂（三分，去皴皮） 甘草（三分，炙微赤，锉） 大麻仁（一两） 川椒（一两，去目及闭口者，微炒去汗） 干姜（一两，炮裂，锉） 蒲黄（一两） 糯米（半两） 大豆黄卷（三分，炒熟） 当归（一两，锉，微炒）

右件药，捣罗为末，炼蜜和捣五七百杵，圆如梧桐子大。每于食前，煎枣汤下二十圆，研破服之亦得。

妊娠令易产，益气滑胎圆方。

赤茯苓（一两） 赤芍药（一两） 槟榔（一两） 芎䓖（半两） 诃黎勒皮（三分） 枳壳[47]（半两，麸炒微黄，去瓤） 川大黄（一两，锉，微炒） 麦门冬（一两半，去心，焙） 厚朴（一两，去粗皮，涂生姜汁，炙令香熟）

右件药，捣罗为末，炼蜜和捣三五百杵，圆如梧桐子大。每于食前，以温酒下二十圆。

滑胎令易产，车前子散方。

车前子（一两）　滑石（一两）　阿胶（一两半，捣碎，炒令黄燥）

右件药，捣细罗为末。每服食前，以蜜汤调下二钱。

又方。

白蜜（一合）　猪脂（二合）　酒（半升）

右件药，同于银器中，慢火熬令稍稠。每服空心，以酒化一大匙服之。

又方。

大麻根（二两，锉）

右件药，以水二中盏，煎至一盏，去滓温服。

十二月产圆[48]

大时　招摇　咸池　吴时　雷公　丰隆　轩辕　月白虎　夫人　狂虎　天候　天狗　运鬼力士

右件十二辰，每月具注如图，产妇犯之大凶，如已犯，依后法谢之吉利，月空安产妇吉，天德藏衣吉，余无注之处平。

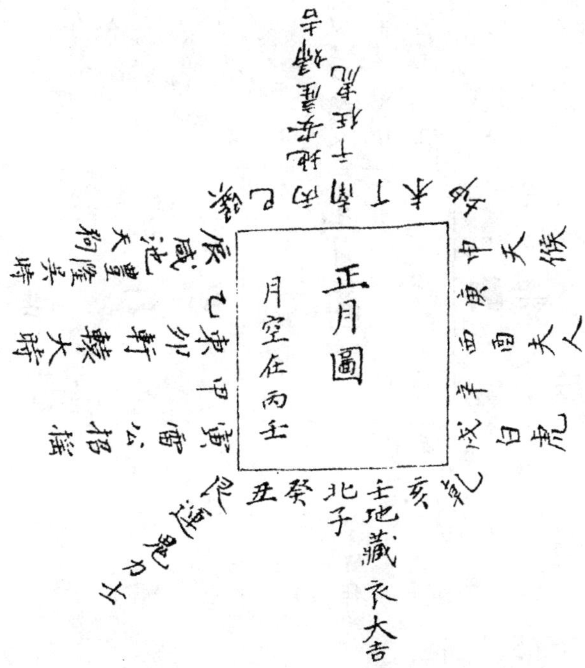
正月圖
月空在丙壬

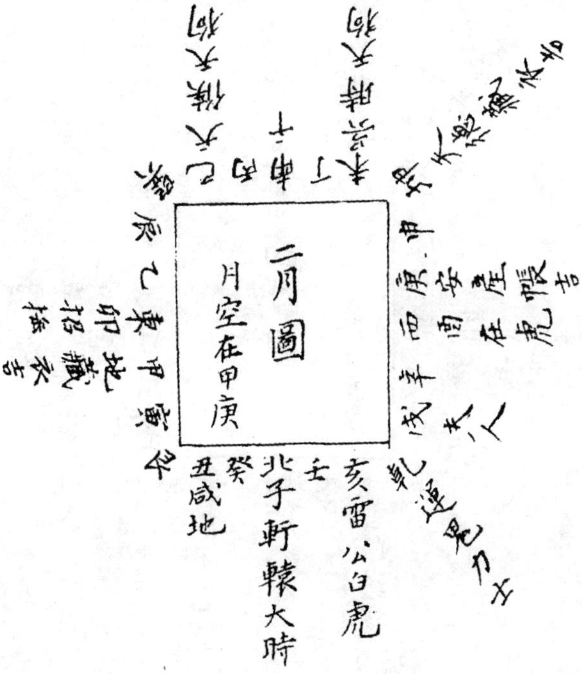
二月圖
月空在甲庚

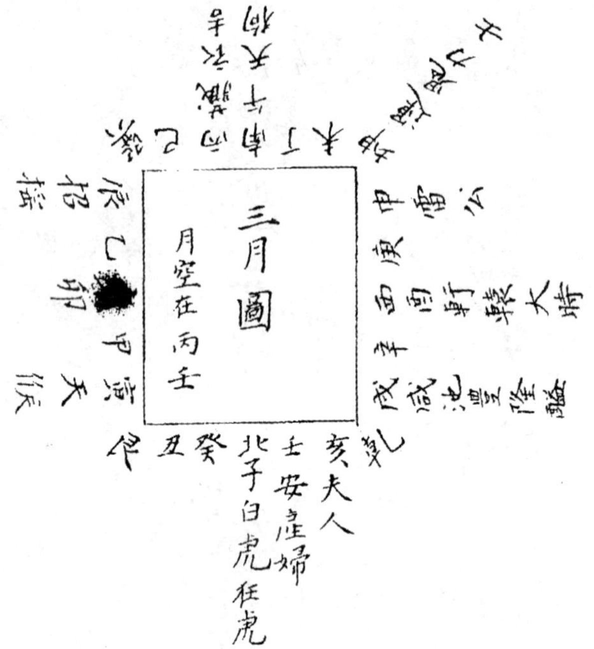
三月圖
月空在丙壬

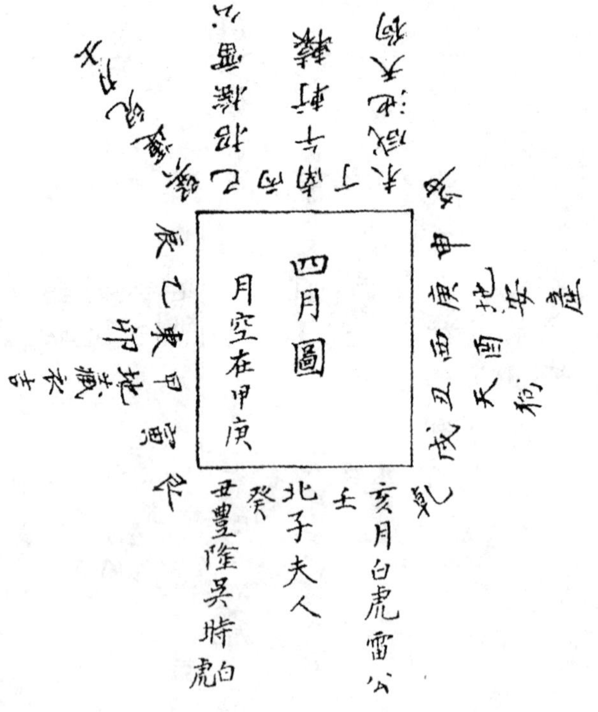
四月圖
月空在甲庚

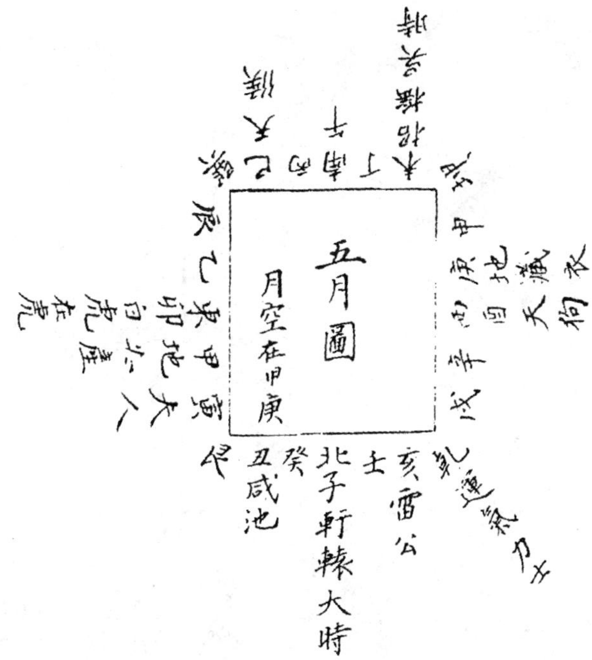
五月圖
月空在甲庚

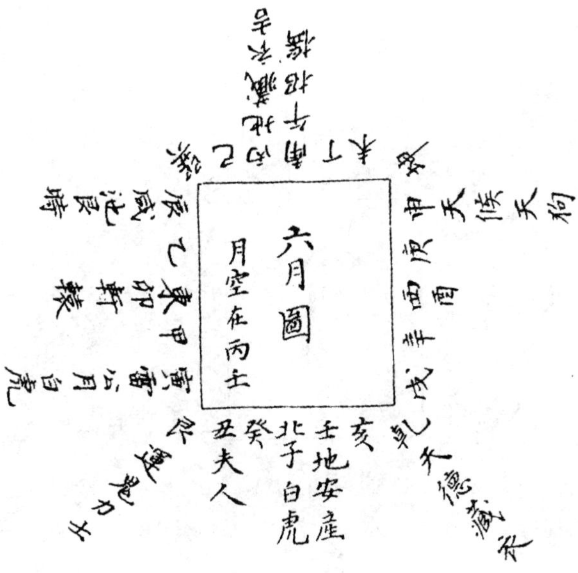
六月圖
月空在丙壬

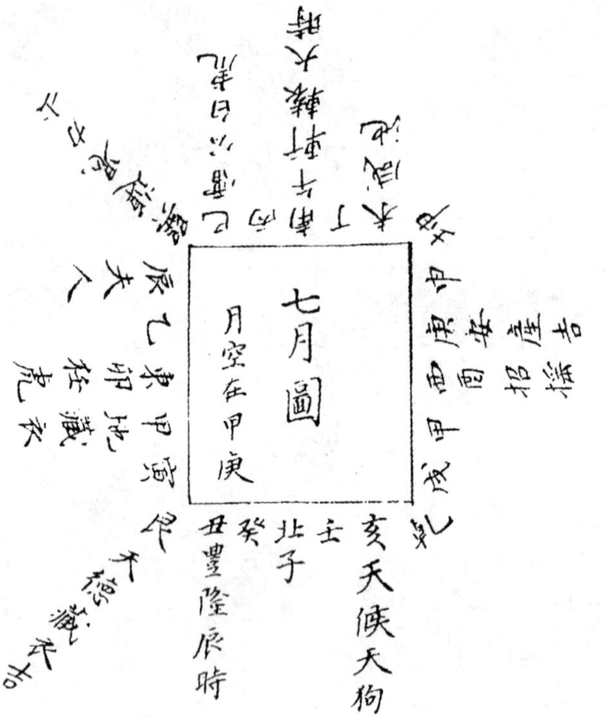
七月圖
月空在甲庚

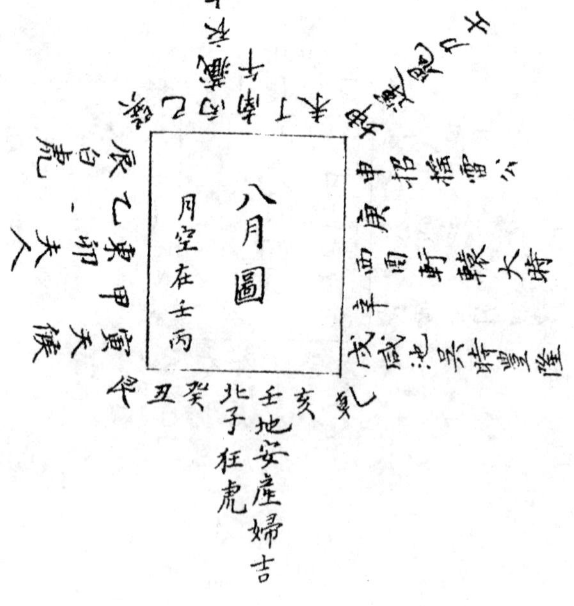
八月圖
月空在壬丙

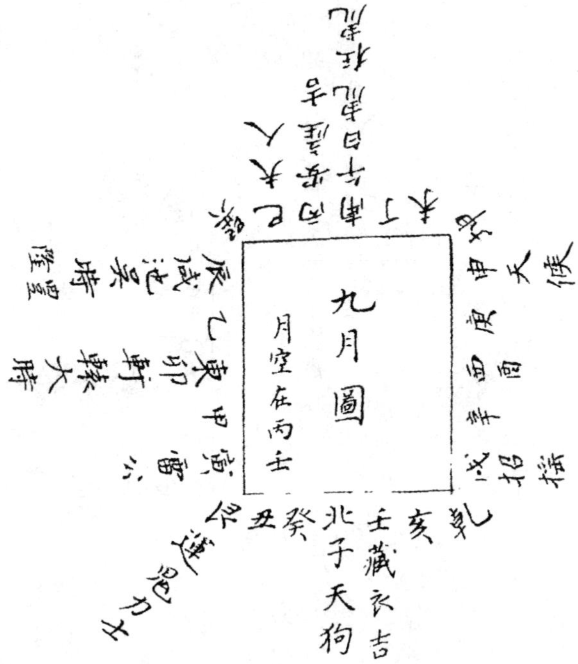
九月圖
月空在丙壬

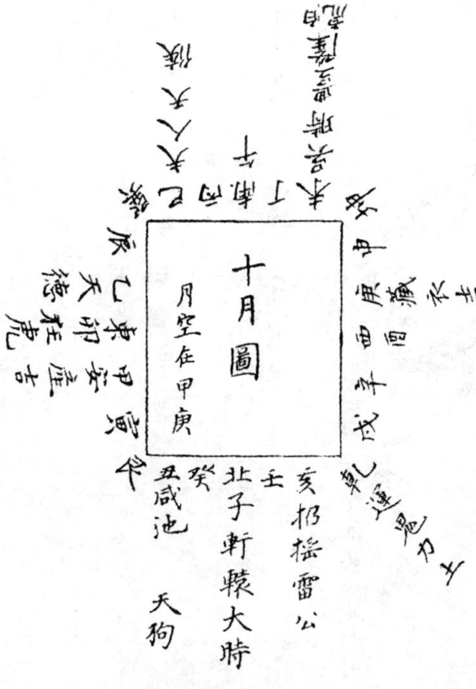
十月圖
月空在甲庚

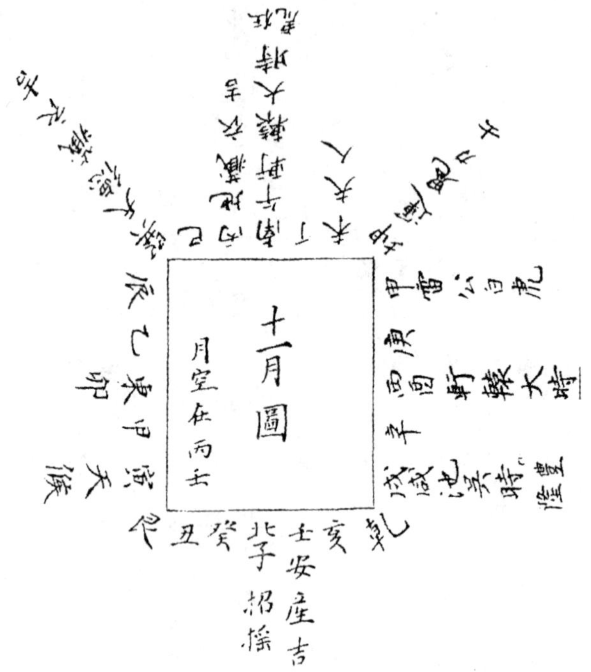
十一月圖
月空在丙壬

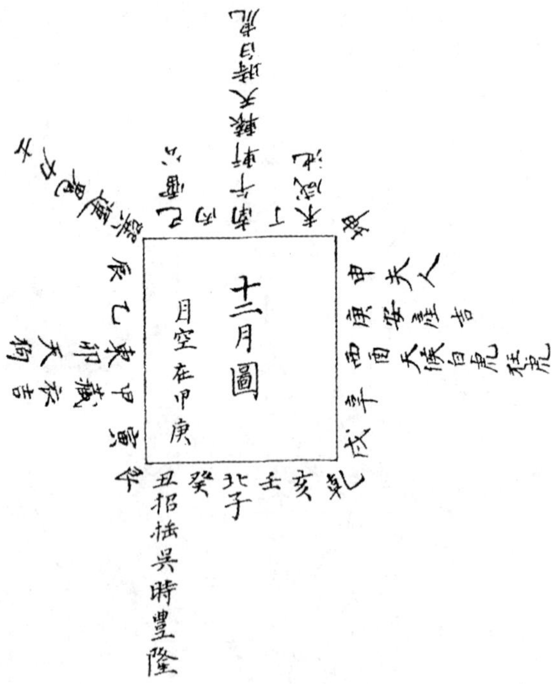
十二月圖
月空在甲庚

借地安床藏衣法

体玄子借地法。

东借十步，西借十步，南借十步，北借十步，上借十步，下借十步，右此中，产妇某氏，安居无所妨碍，无所畏忌，诸神拥护，百鬼运去，急急如律令，已前借地，入月一日，即写一本[49]贴在床帐下北壁上，更不须避日游，反支及诸神杀。

安床帐藏衣，及藏秽物法。

正月午地之东安产妇　　子地之西藏衣吉

二月酉地之南安产妇　　卯地之北藏衣吉

三月子地之西安产妇　　午地之东藏衣吉

四月申地之北安产妇　　寅地之南藏衣吉

五月子地之西安产妇　　千[50]地之东藏衣吉

六月寅地之南安产妇　　申地之北藏衣吉

七月子地之西安产妇　　午地之东藏衣吉

八月寅地之南安产妇　　申地之北藏衣吉

九月午地之东安产妇　　子地之西藏衣吉

十月寅地之南安产妇　　申地之北藏衣吉

十一月午地之东安产妇　　子地之西藏衣吉

十二月酉地之南安产妇　　卯地之北藏衣吉

如遇闰月，各用本月所吉之地。

已前安置产妇及藏衣，并于掌[51]内布方位，取吉地，若藏衣诸秽污，即于宅内分位，凡安置产妇地，即是月空，宜以此凖之，仍先作一坑，事毕盖覆。

产妇衣色及首指并起日法

甲乙日生产，勿着白衣，宜着黑衣，卧勿西首，勿庚辛日起。

丙丁日生产，勿着黑衣，宜着青衣，卧勿北首，勿壬癸日起。

戊己日生产，勿着青衣，宜着赤衣，卧勿东首，勿甲乙日起。

庚辛日生产，勿着赤衣，宜着黄衣，勿丙丁日起。

壬癸日生产，勿着黄衣，宜着白衣，勿戊己日起。

禳谢法

轩辕者，乾神，天之丞相[52]使者，风伯也，犯之令儿惊吐，取梨枝六寸，埋产处吉。

雷公者，震神，太阴之使者，天马也，犯之令儿烦闷，腹满，解之，用三家屠肉饼，于产处谢之吉。

咸池者，坎神，天之雨师使者，犯之令儿啼不止，用酒羊脯，于产处谢之吉。

丰隆者，艮神，天之东明使者，天汉也，犯之令儿乍寒乍热，麻白鱼二头，于产处谢之，以黑豆一掬，投于井中吉。

招摇者，坤神，太上使者，犯之令儿惊，空嚼不止，用酒饼于产处谢之。

天候者，巽神，天一执法使者，犯之令儿腹胀努眼，用白鱼二头，于产处谢之。

吴时者，离神，天一大将军游击使者，犯之令儿惊腹痛，用马脯五寸，于产处谢之，更用白鱼五枚，饭枣于产处埋之吉。

大时者，兑神，北斗之使者，犯之令儿腹胀下利，解之用脿，于产处谢之，又用大豆一升，投于井中吉。

犯任[53]虎者，令儿惊啼，用雄鸡于产处谢之吉。

犯白虎者，用粳米一升，鸡子三枚，谢之吉。

犯夫人者，用羊脾三枚，粳米一升，于产处谢之吉。

犯天狗者，令儿口噤，面色变，用三屠肉并麦饭，于产处谢之吉。

禁草法

铺草及毡蓐讫，即咒曰：铁铁汤汤，非公所当，是王，一言得之铜，一言得之铁，母子相生俱蔑铁，急急如律令。

禁水欲产时，贮水咒曰：南无三宝水，水在井中为井水，水在河中为河水，水在器中为净水，水在法中为真水，自知非真，莫当真水。以净持溜，以正治邪，日游月杀，五土将军，青龙白虎，朱雀玄武，招摇天狗，轩辕女妖，天吞地吞，悬尸闭肚六甲禁讳，十二神王，土符伏神，各安所在，不得动静，不得忌干，若有动静，若有忌干，头破七[54]分，身不完具，阿法尼，阿毗罗，莫多黎，娑地黎，沙诃。

【校注】

① 堕：日本抄本作“随”字。

② 丝篁：弦管乐器，借指音乐。

③ 真：日本抄本作“其”字。

④ 佷：古同“很”。违背，不顺从。

⑤ 若：据文义应为“名”。

⑥ 名始当此胎时：据文义应为“名始胎，当此时”。

⑦ 儿：日本抄本作“皃”字。皃，“貌”的异体字。

⑧ 鸷（zhì 至）：凶猛的鸟，如鹰、雕、枭等。

⑨ 膂（lǚ 吕）：脊梁骨。

⑩ 俟（sì 四）：等待。

⑪ 胚：古同“胚”。

⑫ 二：日本抄本作“一”。

⑬ 汤：日本抄本作“散”字。

⑭ 二：日本抄本作“三”。
⑮ 三：日本抄本作“二”。
⑯ 一：日本抄本作“二”。
⑰ 粂（xià n 现）：小束也。
⑱ 内：古同“纳”，收入；接受。
⑲ 服：其下日本抄本有“之”字。
⑳ 兼：日本抄本作“急”字。
㉑ 一：日本抄本作“七”。
㉒ 絃：同“弦”。
㉓ 妇人十三岁：此五字底本无，据上下文义加。
㉔ 戍：日本抄本作“戊”字。
㉕ 乾：日本抄本作“艮”字。
㉖ 戊：日本抄本作“戌”字。
㉗ 月：日本抄本作“日”字。
㉘ 吐：据文义疑为“庄”。
㉙ 日游图：太微南宫上的“已寅”疑为“己亥”；“癸卯”疑为“壬寅”。
㉚ 三：据上下文疑为“五”。
㉛ 戊戌：日本抄本作“戍戊”字。
㉜ 木：据上下文疑为“太”。
㉝ 庿：古同“庙”。据上下文疑为“眉”。
㉞ 微：据上下文疑为“御”。
㉟ 己酉：其下日本抄本有“出外”二字。
㊱ 戌：日本抄本作“戊”字。
㊲ 二：日本抄本作“十”字。
㊳ 活：日本抄本作“污”字。
㊴ 子：日本抄本作“纸”字。
㊵ 微：日本抄本作“黄”字。
㊶ 三：日本抄本作“二”。
㊷ 枚：日本抄本作“粒”字。
㊸ 蜜：据文义疑为“密”。
㊹ 蘧麦：即“瞿麦”。
㊺ 沸：日本抄本作“满”字。
㊻ 三：日本抄本作“二”。
㊼ 壳：日本抄本作“实”字。
㊽ 圆：据文义疑为“图”。
㊾ 本：日本抄本作“木”字。
㊿ 千：日本抄本作“午”字。
51 掌：日本抄本作“堂”字。
52 之丞相：日本抄本作“之天亟相”四字。
53 任：日本抄本作“狂”字。
54 七：人卫本作“一”字。

卷第七十七

治妊娠惊胎诸方

夫妊娠惊胎者，是怀妊月将满，或将产，其胎神识已具，外有劳伤损动，而胎在内惊动也。

治妊娠因用力执作，觉胎动，心腹急痛，面青，汗出，头仰，气喘欲绝，服诸药安胎无效，又名惊胎，宜服茯苓散方。

白茯苓　桔梗（去芦头）　生干地黄　人参（去芦头）　桂心　当归（锉，微炒）　钩藤　独活　桑寄生　赤芍药（炙微赤，锉）　石膏（以上各一两）

右件药，捣筛为散。每服四钱，以水一中盏，煎至六分，去滓，不计时候温服。

治妊娠，端然有所见，惊胎，流下不安，若跳动，心中痛，安胎桑寄生散方。

桑寄生　芎䓖　白术　当归（锉，微炒，以上各一两）　白茯苓（三分）　甘草（半两，炙微赤，锉）

右件药，捣粗罗为散。每服三钱，以水一中盏，入生姜半分、枣三枚，煎至六分，去滓，不计时候温服。

治妊娠，数月已来，举重惊胎，小腹疞痛不可忍，熟干地黄散方。

熟干地黄　阿胶（捣碎，炒令黄燥）　艾叶（微炒）　芎䓖　杜仲（去皴皮，炙微黄，锉）　当归（锉，微炒，以上各一两）

右件药，捣粗罗为散。每服四钱，以水一中盏，入枣三枚，煎至六分，去滓，不计时候温服。

治妊娠，胎动不安，因用力劳乏，腹痛面青，冷汗出，气息欲绝，由劳动惊胎所致，钩藤散方。

钩藤　茯神　人参（去芦头）　当归（锉，微炒）　桔梗（去芦头）　桑寄生　（以上各一两）

右件药，捣粗罗为散。每服四钱，以水一中盏，入生姜半分、葱白七寸，煎至六分，去滓，不计时候温服。

治妊娠，被惊胎动，向下不安，小腹连腰痛，当归散方。

当归（锉，微炒）　芎䓖　阿胶（捣碎，炒令黄燥）　人参（去芦头）　白茯苓　（以上各一两）　艾叶（半两，微炒）

右件药，捣筛为散。每服四钱，以水一中盏，煎至六分，去滓，不计时候温服。

治妊娠胎上逼心诸方

夫妊娠将养得所，则血气调和，故儿在胎则安，当产亦易，若节适失宜，则血气乖理，儿在胎则亟动，至产育亦难，而子上逼于心者，由产难，用气力，胎动气逆，胎上冲逼于胎也。凡胎上逼心则闷绝，胎下乃稣，甚者至死也。

治妊娠胎上逼心，下血不止，阿胶散方。

阿胶（捣碎，炒令黄燥）　芎䓖　当归（锉，微炒）　熟干地黄（以上各一两）　银（一斤，以水一斗煎至五升）

右件药，捣筛为散。每服四钱，以银汁一中盏，煎至六分，去滓，不计时候温服。

治胎动逼心，烦闷欲绝，安胎止痛，桑寄生散方。

桑寄生　当归（锉，微炒）　芎䓖　人参（去芦头）　甘草（炙微赤，锉，以上各一两）

右件药，捣筛为散。每服四钱，以水一中盏，入葱白七寸，煎至六分，去滓，不计时候温服。

治胎上逼心，烦闷委顿，当归散方。

当归（一两，锉，微炒）　甘草（一两，炙微赤，锉）　阿胶（一两，捣碎，炒令黄燥）　人参（一两，去芦头）

右件药，捣筛为散。每服四钱，以水一中盏，入葱白七寸，煎至六分，去滓，不计时候温服。

治胎上逼心，痛热，下血方。

右取曲半斤，捣碎，和热水，绞取汁三中盏，不计时候，分温五服。

治胎上逼心烦闷方。

右取葱白，不限多少，浓煮汁饮之。

治胎不顺，胎上逼心方。

右取乌犬血，少少饮之，当下。

治妊娠堕胎后血下不止诸方

夫堕胎后伤损于经脉，经脉既虚，故下血不止也。下血多者，使致烦闷，乃至死矣。

治妊娠损胎，下血不止，腹内疼痛，地榆散方。

地榆（三分，锉）　干姜（一分，炮裂，锉）　当归（三分，锉，微炒）　龙骨（三分）　芎䓖（三分）　艾叶（半两，微炒）　阿胶（三分，捣碎，炒令黄燥）　熟干地黄（一两）　蒲黄（半两）　黄牛角䚡（一两，烧灰）　白术（半两）　乌贼鱼骨（三分，烧灰）

右件药，捣细罗为散。不计时候，以粥饮调下二钱。

治妊娠损胎后，下血不止，当归散方。

当归（三分，锉，微炒）　龙骨（三分）　地榆（半两，锉）　艾叶（半两）　阿胶（三分，捣碎，炒令黄燥）　牛角䚡（一两，烧灰）　熟干地黄（三分）　芎䓖（三分）　白芍药（半两）　干姜（半两，炮裂，锉）　黄芪（半两，锉）　柏叶（三分，微炙）

右件药，捣细罗为散。不计时候，以粥饮调下二钱。

治妊娠损动，血下不止，腹痛，宜服此方。

阿胶（一两，捣碎，炒令黄燥）　艾叶（半两）

右件药，以水一大盏，煎至六分，去滓，食前分温二服。

治妊娠损动，血下不止方。

甘草（一两，炙微赤，锉）　阿胶（二两，捣碎，炒令黄燥）　鸡子（一枚）

右件药，以水二大盏，煮甘草取一盏三分，去滓，次下鸡子及胶，候胶销[①]熟搅，不计时候，分温三服。

治堕胎后，恶物下，四体虚，因闷不能自胜，艾叶散方。

艾叶（三分，微炒）　地榆（一两，锉）　干姜（三分，炮裂，炒[②]）　当归（一两，微炒）　赤石脂（三分）

右件药，捣细罗为散。每于食前，以淡竹沥调下二钱。

治妊娠三两月后，或时伤损，下血不止，绕脐疼痛，吐逆闷绝，白胶散方。

白胶（二两，捣碎，炒令黄燥）　人参（去芦头）　半夏（汤洗七遍，去滑）　秦艽（去苗）　紫葳　甘草（炙微赤，锉，以上各一两）

右件药，捣粗罗为散。每服三钱，以水一中盏，入葱白二茎，煎至六分，去滓，不计时候温服。

治妊娠损胎后，下血不止，当归散方。

当归（三分，锉，微炒）　熟干地黄（一两）　鹿茸（三分，去毛，涂酥炙）　白胶（一两，捣碎，炒令黄燥）　艾叶（二两，微炒）　甜葶苈根（三分）　附子（半两，炮裂，去皮脐）　黄芩（半两）

右件药，捣细罗为散。每服[③]食前，以粥饮调下二[④]钱。

治因损娠，下恶血不止，龙骨散方。

龙骨（二分）　当归（三分，锉，微炒）　地榆（三分，锉）　艾叶（半两，微炒）　阿胶（三分，捣碎，炒令黄）　熟干地黄（一两）　蒲黄（半两）　犀角屑（三分）

右件药，捣细罗为散。每于食前，以粥饮调下二钱。

又方。

右取桑蝎虫，烧灰细研，于食前，以温酒调下一钱。

又方。

丹参（二两，锉）

右件药，以酒一大盏半，煎至一盏，去滓，食前分温二服。

治妊娠堕胎，下血不尽，苦烦满欲极，时时寒热，任[⑤]闷方。

鹿角（二两，捣[⑥]为灰，细研）

右以水一大盏，煎豉一合，取汁六分，分为三服，每服调下散二钱，日三四服。

治妊娠落胎，下血不止方。

右研取生地黄汁一小盏，调代赭末一钱，日三四服。

治妊娠下血，疼痛不止方。

右以家鸡毛，烧灰细研，以温酒调下二钱，如人行五里，再服，以效为度。

治妊娠数堕胎诸方

夫阳施阴化，故得有胎，荣卫和调，则经养周足，故胎得安，则能成长。若血气虚损者，子臓为风冷所居，则血气不足，故不能养胎，所以堕胎数也。其妊娠而腰痛者，喜堕胎也。

治妊娠数堕胎，皆因气血虚损，子臓风冷，致令胎不坚固，频有所伤，宜服卷柏圆方。

卷柏　钟乳粉　鹿角胶（捣碎，炒令黄燥）　紫石英（细研，水飞过）　阳起石（细研，水飞过）　桑螵蛸（微炒）　熟干地黄　余禹粮（烧醋淬七遍，以上各一两）　杜仲（去粗皮，炙微黄，锉）　芎䓖　当归（锉，微炒）　桂心　牛膝（去苗）　桑寄生　五味子　蛇床子　牡丹（以上各三分）

右件药，捣罗为末，都研令匀，炼蜜和圆，如梧桐子大。每服，空心及晚食前，以温酒下三十圆。

治妇人风冷在子宫，致有子恒落，宜服补益紫石英圆方。

紫石英（细研，水飞过） 天门冬（去心，焙） 五味子 禹余粮（烧醋淬七遍） 川椒（去目及闭口者，微炒去汗） 卷柏 乌贼鱼骨 桑寄生 石南 杜仲（去粗皮，炙微黄，锉） 当归（锉，微炒） 泽泻 桂心 石斛（去根，锉） 柏子仁 人参（去芦头） 肉苁蓉（酒浸一宿，刮去皴皮，炙干） 辛夷 雲母粉 （以上各一两） 远志（半两，去心） 川乌头（半两，炮裂，去皮脐） 甘草（半两，炙微赤，锉）

右件药，捣罗为散，入研了药令匀，炼蜜和捣三二百杵，圆如梧桐子大。每于食前，以温酒下三十圆。

治怀胎数落而不结实者，此是子宫虚冷所致，熟干地黄散方。

熟干地黄（一两） 吴茱萸（半两，汤浸七遍，焙干，微炒） 干姜（半两，炮裂，锉） 甘草（半两，炙微赤，锉） 芎䓖（一两） 人参（一两，去芦头） 白术（二两） 当归（一两，锉，微炒） 黄芪（一两，锉）

右件药，捣细罗为散。每服食前，以温酒调下二钱。

又方。

赤小豆（二升，于湿地种令芽生，曝干）

右捣细罗为散，每于食前，以温酒调下二钱。

治产难子死腹中诸方

夫产难子死腹中者，多因惊动过早，或触犯禁忌，致令产难，产难则秽沃下，产时未到，秽露已尽，而胎枯燥，故子死腹中，候其产妇舌青黑，及胎上冷者，子已死也，故产处坐卧须顺四时方面，并避五行禁忌，若有触犯，多招灾祸也。

治妊娠，经三五个月，胎死在腹内不出，蘧麦散方。

蘧麦（半两） 滑石（三分） 当归（一两，锉，微炒） 赤芍药（三两） 榆皮（三两） 大腹子（三两） 葵子（半两，微炒） 甘草（半两，炙微赤，锉） 子芩（半两） 赤茯苓（半两）

右件药，捣粗罗为散。每服四钱，以水一中盏，煎至六分，去滓，不计时候温服。

治妊娠，经五六个月，胎横死在腹中不出，牛膝散方。

牛膝（一两，去苗） 蒲黄（半两） 当归（三分，锉，微炒） 雄鼠粪（半两，炒） 芎䓖（三分） 生干地黄（三分）

右件药，捣粗罗为散。每服三钱，以水酒各半盏，煎至五分，去滓，不计时候温服。

治死胎下后，有败血冲心闷绝，上气不停，牡丹散方。

牡丹 赤芍药 青橘皮（汤浸，去白瓤，焙） 荷叶 当归（锉，微炒） 蒲黄 姜黄 川大黄（锉碎，微炒，以上各一两）

右件药，捣细罗为散。不计时候，以温酒调下二钱。

治胎动及产难，子死腹中，或妊两子，一儿已死，一儿即活，令死者出，生者安，此方神效。

蟹爪（一斤，锉） 甘草（二尺，炙微赤，锉） 阿胶（三两，捣碎，炒令黄燥，为末）

右件药，以东流水五升，先煮二[⑦]味，取汁二升，内胶烊之，每服，温吃一小[⑧]盏，频服之效。人困格开口内药入即活，作东向灶，用薪煮之良。

治妊娠，胎死腹中不出，水银圆方。

水银（半两） 硫黄（一分，与水银结为砂子） 白矾（半两，灰） 硇砂（半两）

右件药，捣研令细，煮枣肉和圆，如绿豆大。每服，煎榆白皮酒下五圆，腹痛即胎下。

又方。

水银（一分，以少枣肉[⑨]研令星尽） 朱砂（一分） 雄黄（一分）

右件药，同研令细，煮枣肉和，如绿豆大。不计时候，以槐子汤下五圆。

治死胎腹中不出，立效方。

水银 桂心（末）

右用温酒调桂末二钱，下水银半两，粥饮下亦得。

治妊娠胎死在腹，无计可为，宜用此方。

蓖麻子（三枚）　鼠粘子（一分）

右件药，捣细罗为散。以醋面糊，调涂心上，以纸贴之，即生。

治妊娠，胎死腹内不下方。

皂荚子黄（四两）　米醋（一升，多年为上）

右用五升瓶盛，文火煨令通热，用纸盖瓶口，将向妇人面前，打破纸取气，熏少时即下。

又方。

右取利斧头，烧令通赤，置酒中，待微温，令饮之，其子便下。

又方。

鸡子（一枚，取黄用）　生姜汁（一合）

右件药，将鸡子黄入姜汁调，顿服，得分娩后，吃芸苔粥良。

又方。

榆白皮（二两，锉）　朱砂（半两，细研）

右件药，以酒一大盏，煎榆皮至六分，去滓，分为二服，每服调下朱砂一分。

又方。

苏枋木（一斤，细捶绵裹）　水银（一两）

右件药，以水五大盏，煎苏木至一大盏，每服，取二分下水银一分，如人行三五里再服。死胎当化为水下，下后三日须食暖物，若食冷物即恶血不尽。

又方。

当归（一两，锉，微炒）　芎䓖（三分）　蘧麦（三分）

右件药，锉，以水及米醋各一中盏，煎至一盏三分，分温三服。

又方。

麒麟竭（一两）　蒲黄（三分）　赤芍药（三分）

右件药，捣细罗为散。每服，以温酒调下二钱半，频服即效。

又方。

甘草（半两，炙微赤，锉）　蒲黄（半两）　桂心（三分）　豉（二合）　鸡子（一[10]枚）

右件药，捣碎，以水一大盏半，煎至一盏，去滓，打鸡子入令匀，分温三服。

又方。

蘧麦（一斤，锉）

右以水六大盏，煎取二大盏，去滓，分三服。

治妊娠未足月，胎死不出，其母欲死方。

右以醋一大盏，煮黑豆一合，令豆熟，去豆服其汁，立效。

治子死腹中不出方。

右取牛粪涂腹上，立出。

又方。

右取灶下黄土，三指撮，以酒服之，立出。

又方。

服水银一分立下。

又方。

右以夫小便一大盏，暖饮之，立效。

又方。

盐（半合）　鸡子（一枚）

右件药相和，顿服，立效。

又方。

吞槐子二七枚，立效。

又方。

醋二合，格口开灌之，即出。

治妊娠堕胎胞衣不出诸方

夫堕胎，胎初下后，妇人力羸，不能更用气力产胞也，使[11]遇外冷，冷则血凝，故胞衣不出也。

治妊娠五六月堕胎，胞衣不出，牛膝散方。

牛膝（三分，去苗） 桂心（半两） 芎䓖（三分） 川朴硝（三分） 当归（一两半） 蒲黄（二[12]分）

右件药，捣粗罗为散。每服四钱，以水一中盏，入生姜半分、生地黄一分，煎至六分，去滓，放温频服效。

治堕胎，胞衣不出，腹中㽲痛，牵引腰脊，蒲黄散方。

蒲黄（三分） 桂心（一两） 赤芍药（一两） 牛膝（二两，去苗）

右件药，捣粗罗为散。每服四钱，以水酒各半盏，煎至六分，去滓，温服。

又方。

右取蚁窠土三升，炒帛裹，拓心下，胞自出也。

又方。

右取好墨细研，每服，以温酒调下二钱，频服效。

治妊娠胎死腹中，衣不出，及产后卒有别病，欲至狼狈方。

右刺羊血，及热饮一小盏，极效。

又方。

右以水潠[13]其面，神验。

又方。

右取洗儿水半盏，令母服，其衣便出，勿令产妇知。

又方。

若胞衣未下，腹满，宜以水一中盏，煮猪脂一两，煎六[14]七沸，和脂服之，当下。

治妊娠胎动安不得却须下诸方

夫妊娠羸瘦，或挟疾病，脏腑虚损，气血枯竭，既不能养胎，致胎动而不坚固，终不能安者，则可下之，免害妊妇也。

治胎动安不得，尚在腹，母欲死，须以牛膝汤下之方。

牛膝（半两，锉，去苗） 水银（二两） 朱砂（二两，末）

右件药，以水五大盏，煮牛膝，可余一半，去滓，即以少蜜和朱砂及水银，研如膏，每服以牛膝汁一小盏，调下半匙频服。

治妊娠，母因疾病，胎不能安，可下之，桂心散方。

桂心（二[15]两） 栝楼（二两） 牛膝（二两，去苗） 蘧麦（一两） 当归（一两）

右件药，捣筛为散。每服四钱，以水一中盏，煎至六分，去滓，每于食前温服。

治羸人胎不能安，欲去胎，蟹爪散方。

蟹爪 干姜（炮裂，锉） 人参（去芦头） 芎䓖 牛膝（去苗） 桂心 甘草（炙微赤） 黄芩 （以上各一两）

右件药，捣粗罗为散。每服四钱，以水一中盏，入生姜半分，煎至六分，去滓，温服并服效。

又方。

蘧麦（二两） 桂心（一两） 蟹爪（二合） 牛膝（二两，去苗）

右件药，捣细罗为散。每服不计时候，以温酒下二钱。

治妊娠欲去胎方。

麦蘖二两，以水一大盏半，煎至一盏，去滓，分温三服。

又方。

右取七月七日法曲四两，水二大盏，煎取一盏二分，绵滤去滓，分温三服，立下。

又方。

牛膝一握，细捣，以无灰酒一大盏，煎取汁七分，分温二服。

治妊娠，胎动不可安者，宜下之方。

杏仁（二七枚，汤浸去皮尖，麸炒微黄，锉） 桃仁（二七枚，汤浸去皮尖双仁，研） 桂心末（一合）

右件药，用多年盐梅肉和圆，如梧桐子大。每服以暖酒下十圆，未下再服。

治母困笃恐不济，去胎方。

虻虫（十枚，微炒令黄）

右捣细罗为散，以暖酒调服即下。

又方。

右捣菖蒲根绞取汁，饮半中盏效。

治临月损动，不可安方。

断弓弦（二寸，烧灰）　箭笴[16]（一枚，烧灰）

右件药，合研令细，以清水调顿服之。

治妇人腹内有鬼胎诸方

夫人腑脏调和，则血气充实，风邪鬼魅，不能干之，若荣卫虚损，则精神衰弱，妖魅鬼精，得入于脏，状如怀娠，故曰鬼胎也。

治妇人鬼胎，腹内疠刺，日夜不止，牡丹散方。

牡丹（半两）　干姜（半两，炮裂，锉）　桂心（半两）　紫葛（半两，锉）　赤芍药（半两）　当归（半两，锉，微炒）　赤箭（半两）　延胡索（一分）　虻虫（一分，炒令微黄）　水蛭（一分，炒令微黄）　买子木（一分）　枳壳（一分，麸炒微黄，去瓤）　白僵蚕（一分，微炒）　地龙（一分，微炒）

右件药，捣筛为散。每服四钱，以水一中盏，煎至六分，去滓，每于食前温服。

治妇人经脉不通，一月至三个月，腹内有气块，发来，从胁下起冲心，此是鬼胎，宜服穿山甲散方。

穿山甲（三分，炙[17]令黄色）　牡丹（半两）　肉桂（半两，去皴皮）　鬼臼（一两，去毛）　驴护干（一两）　蒲黄（一两）　当归（三分）　莲子（一两）　川大黄（半两，锉碎，微炒）　桃胶（三分）　槟榔（一分）

右件药，捣筛为散。每服三钱，以水酒各半中盏，煎至六分，去滓，每于食前温服。

治妊娠是鬼胎，致腹中黑血数下，腹痛，雄黄圆方。

雄黄（细研） 鬼臼（去毛） 莽草 丹砂（细研） 巴豆（去皮心研，纸裹压去油） 獭肝（炙令黄，以上各半两） 蜈蚣（一枚，炙微黄） 蜴蜥（一枚，炙黄）

右件药，捣罗为末，炼蜜和捣三二百杵，圆如梧桐子大。空腹，温酒下二圆，日再服，后当下利，如不利，加致三圆，初下清水，次下虫如马尾状无数，病极者，下地[18]虫，或如虾鸡子，或如白膏，或如豆汁，其病悉愈。

治妇人鬼胎，及血气不可忍方。

斑蝥（五枚，麸炒令黄色，去头足） 延胡索（三枚，微炒）

右件药，研如面，以温酒调下半钱，以胎下为度。

治妇人经脉不通，癥块胀满，腹有鬼胎方。

右取葛上亭长五枚，以糙米相和，炒令熟，去翅足，碾为末，分三服，空心煎甘草汤调服，须臾觉心腹急痛，煎黑[19]豆汤服之，当通。

治妇人虚羸，有鬼胎癥块，经候不通方。

右以芫花根三两，锉炒令黄色，捣细罗为散。每服，以桃仁汤调下一钱，当下恶物。

治妊娠中恶诸方

夫妊娠人，忽然心腹刺痛，闷绝欲死者，谓之中恶，言恶邪之气，中胞伤于人也，所以然者，血气自养，而为精神之主，若血气不和，则精神衰弱，故厉毒之气得中之，妊娠之病，亦致损胎也。

治妊娠中恶，腹痛心闷，犀角散方。

犀角屑（一两） 川升麻（三分） 木香（三分）

右件药，捣筛为散。每服三钱，以水一中盏，煎至六分，去滓，不计时候温服。

治妊娠中恶，心腹疠痛，当归散方。

当归（三分，锉，微炒）　芎䓖（三分）　青橘皮（半两，汤浸去白瓤，焙）　鸡舌香（三分）　吴茱萸（半分，汤浸三遍，炒令微黑色）

右件药，捣细罗为散。不计时候，以温酒调下一钱。

又方。

生干地黄（一两）　木香（三分）　枳壳（三分，麸炒令黄，去瓤）

右件药，捣细罗为散。不计时候，以温酒调下一钱。

又方。

高良姜（一两）　蓬莪茂（一两）

右件药，捣细罗为散。不计时候，以温酒调下一钱。

又方。

赤芍药（一两）　槟榔（一两）

右件药，捣细罗为散。不计时候，以温酒调下一钱。

又方。

吴茱萸（半两，汤浸七遍，焙干，微炒）　当归（一两，锉，微炒）

右件药，捣细罗为散。不计时候，以醋汤调下一钱。

又方。

右以桔梗一两，细锉，以水一中盏，入生姜半分，煎至六分，去滓，不计时候温服。

治产难诸方

夫难产者，由先因漏胞去血，脏燥，或子脏宿挟疾疹，或触犯禁忌，或始觉腹痛，产时来到，便即惊动，秽露早下，致子道干涩，产妇力疲皆令难也。或触犯禁忌，所有证候，看母舌青，儿死母活，唇口青，两边沫出者，子母俱死，面青舌赤沫出者，母死子活也，故将产时，坐卧安定，背平箸[20]席，体不伛曲，则儿不失其道，若坐卧未安，身体斜曲，儿正转动，忽遽[21]强偃，气暴冲击，则令儿趋后孔或横逆，皆由产时忽遽，或触犯禁忌，坐卧不安，审所为故，产坐卧，须平安正，顺四时方面，避五行禁忌，若有触犯，多致灾祸者也。

治难产多时不下，垂困，宜服此方。

蘧麦（一两）　牛乳（二两）　滑石（一两）　冬葵子（一合）　黑豆黄（二两）　白蜜（二合）　酥（二两）

右件药，捣细罗为散，以乳酥蜜调药令匀，慢火熬成稀膏。每服，用热酒调下一匙。

治难产觉甚，便服走马散，不觉平安方。

嫩马齿苋　嫩人苋（各半两，并五月五日采，暴干）

右件药，捣细罗为散，以井华水调下一钱，立效。

治痛楚难产，滑胎散方。

榆白皮（切，一升）　蘧麦（三分）　木通（三分，锉）　牛膝（一两，去苗）　大麻仁（一两）

右件药，捣粗罗为散。每服四钱，以水一中盏，煎至六分，去滓温服，频服效。

治难产胎不转动者，宜速服葵子散方。

葵子（一合）　桂心（一两半）　甘草（半两，炙微赤，锉）　滑石（三分）　榆白皮（一两，锉）

右件药，捣粗罗为散。每服四钱，以水一中盏，煎至六分，去滓，温服。

治难产烦闷不已，宜速服蘧麦散方。

蘧麦（二两）　榆白皮（三两，锉）　甘草（一两，炙微赤，锉）　桂心（一两）　木通（二两，锉）　牛膝（一两，去苗）　泽泻（一两）

右件药，捣粗罗为散。每服四钱，以水一中盏，入生姜半分，煎至六分，去滓，不计时候温服。

治难产催生，抵圣散方。

红蓝花（六月六日取）　蜀葵花（五月五日采）　桃花（三月三日采）　凌霄花（七月七日采）　大麦（七月十五日采，各一分）

右件药，捣细罗为散，以热酒调下一钱，便生。

又方。

飞生皮（一枚，烧灰）　蛇蜕皮（一条，烧灰）

右件药，捣细罗为散，以热酒调下一钱，立生。

又方。

虎头骨（烧为灰）　兔头（烧为灰，以上各半两）

右件药，捣细研为散。以热酒调下一钱，便生。

治难产催生丹方。

金箔（三十片）　银箔（三十片）　麝香（一钱）　朱砂（半两，细研）

右件药，同细研如粉，以腊月兔脑髓和圆，如梧桐子大。临产时，以茅香汤下五圆，难产至七圆立效。

治难产方。

水银（一分）　腻粉（一分）　兔脑（十二月者）

右件药，以兔脑研为圆，如梧桐子大。不计时候，以温水下五圆。

又方。

右取梁上尘三指撮，酒调服之效。

又方。

右取鸡肝一具，切，以酒一大盏，煎至六分，去肝，分温二服。

治难产榆白皮散方。

榆白皮（一两）　葵根（一两，锉）　牛膝（三分，去苗）　蘧麦（一两）　木通（半两，锉）　大麻仁（三分）

右件药，捣粗罗为散。每服四钱，以水一中盏，煎至六分，去滓，不计时候温服。

又方。

冬葵根（三分，锉）　蒲黄（半两）　桂心（半两）　羚羊角屑（二分）

右件药，捣细罗为散，煮枣肉和圆，如梧桐子大。不计时候，以粥饮下三十圆。

治难产，虑胎在腹已死，服之即下，胎活服之即安方，

当归（二两）　芎䓖（半两）

右件药，捣粗罗为散。每服四钱，以水酒各半中盏，煎至六分，去滓温服，频服效。

又方。

真珠（半两）　伏龙肝（一两）

右件药，捣细研为散，不计时候，以暖酒调下一钱。

又方。

生地黄汁（一中盏）　生姜汁（半合）

右件药，合煎三五沸，温温顿服。

又方。

烧大剪刀环，以酒一杯沃之，顿饮即生。

又方。

车轴脂，酒吞一大豆许，甚良。

治难产滑胎散方。

榆白皮（一两，锉）　冬葵子（一分[22]）　甘草（半两，炙微赤，锉）　桂心（一分）　黄芩（半两）

右件药，捣粗罗为散。每服三钱，以水一中盏，煎至六分，去滓，不计时候温服。

又方。

蛇蜕皮（一条，全者，取端午日置沙罗中用纸一张）

右以蛇皮，用水浸于日煎之，候干收此纸，有难产者，剪三小片子如蛇形，新汲水吞之，立牵[23]。或每片纸子内拌牛粪中豆与吞，亦神效，此男左女右手内，把出药也。

又方。

朱砂（一两，成颗者）

右从端午日，曬至一百日，不得著[24]雨，如满一百日，取研如粉，用腊月兔脑髓和圆，如绿豆大。欲觉动静，以粥饮下一圆，良久便生，其药男左女右手中把出。

又方。

黄芩（一两）　蘧麦（一两）　滑石（一两）　葵子（一两）　酥（三两）　蜜（二[25]两）

右件药，捣细罗为散，先将酥蜜，于铫子内慢火煎三五沸，下诸药搅令匀，更煎三两沸，以热酒调下一匙，不过再服，子母平安。

又方。

金箔（三七片）　朱砂（一分）

右件药，研令极细，以腊月兔头髓和圆，如绿豆大。不计时候，以温酒下一圆。

又方。

槐枝　蘧麦　木通　牛膝（去苗）　榆白皮　（以上各一两）

右件药，细锉，每服五钱，水一中盏，煎至六分，去滓，温服，立效。

治难产救急方。

右取厕中不洁草七茎，烧灰细研，以粥饮调服，须臾即生。

又方。

右取蓖麻子四粒，去壳水研取汁，少涂产妇脚心，才生便洗却，并贴脐中亦良。

又方。

腊月兔头（一枚，烧为灰）

右件药，细研，以葱白一握，煎取汤，去滓，调下二钱，立产。

又方。

右取晚蚕蛾纸，烧灰细研，暖水调下一[26]钱，立效。

又方。

蚕蛾纸（烧灰）　桑树上蛇蜕皮（烧灰，等分）

右件药，相和细研，用三家水调下二钱。

治难产神验方。

腊月猪脂（半斤）　葱白（二十[27]茎，细切，烂研）

右相和，煎成膏，不计时候，以热酒调下一匙。

又方。

右取皂荚末少许吹鼻中，令嚏，其子便下。

又方。

右捣罗滑石末，温酒调下一钱，立效。

治母欲死子不生者，宜速服此方。

右取水银一弹子大，格开口灌之，扶起令下。

又方。

右腹肚痛，儿数日不下者，或倒生见儿脚，于上书父名，即却顺产，极效。

又方。

右取桃仁，分破，书一片作可字，一片作出字，依前还合，令母吞之，便下，即此是天真法，神验。

又方。

右用土瓜根，捣细罗为散，以醋汤调下二钱，便生。

又方。

右临欲产又未产，吞赤小豆二十一粒，立效。

又方。

右常[28]飞生鸟毛立效。

又方。

母子母子 早生早晚[29]

右收五方气，饮气书此符二道，用茅香汤吞之，立效。

又方。

右烧铁杵醮酒中饮之，立产。

治难产催生散方。

牵牛子（一两，微炒） 禹余粮（一分，烧醋淬三遍）

右件药，捣细罗为散。每服，煎榆白皮汤调下二钱，宜频服。

又方。

腊月兔脑髓 车脂（各少许） 蛇蜕皮灰（一分，细研）

右件药，合和圆，如梧桐子大。以热酒下一圆，儿手中把出。

又方。

蛇蜕皮（七寸，炙黄） 蓖麻子（七枚，去皮，研） 朱砂（半两）麝香（少许）

右件药，都研为末，炼蜜和圆，如小豆大，以温酒下二圆。

又方。

乌牛粪（一钱） 蓖麻子（三颗，去皮）

右件药，都捣涂布上，贴于脚心下，候产了，即去却急洗之，勿令迟也。

又方。

右带水马一枚，立出。

又方。

右两手各把一石燕，立产。

又方。

大麻根（三茎，锉）

右以水一大盏，煎至五分，去滓，温服立出。

又方。

右麝香一钱，研水和服之，立出。

又方。

右取腊月兔脑髓，涂于一张薄纸上，更用一张合拓，象硾纸一般，槌三五十下，每遇难生，看大小书符子，书天生两字，以醋汤下极效。

令产安稳，沉香汤，从心上洗，即平安方。

沉香（一两）　水马（一两）　飞生鸟毛（一分）　零陵香（一分）　詹唐香（一分）　龙脑[30]（一分）　蘧麦（二两）　苏合香（一分）　苜蓿香（一分）

右件药，以水一斗五升，煎取一斗，去滓，待至临欲平安时，用汤如人体，即从心上洗三五遍，其汤冷，即平安，亦无有痛苦处，无忌。

治难产符。

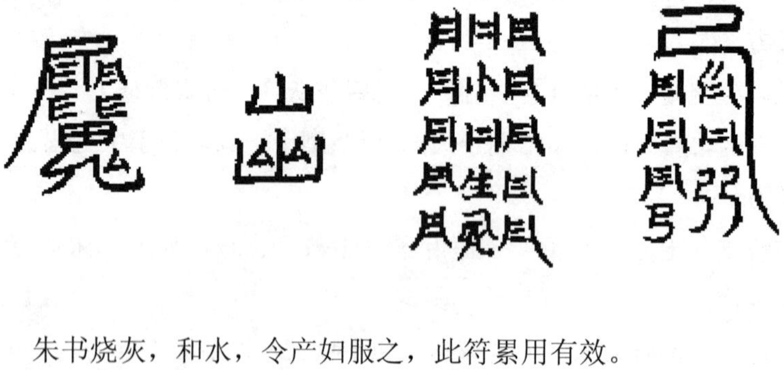

朱书烧灰，和水，令产妇服之，此符累用有效。

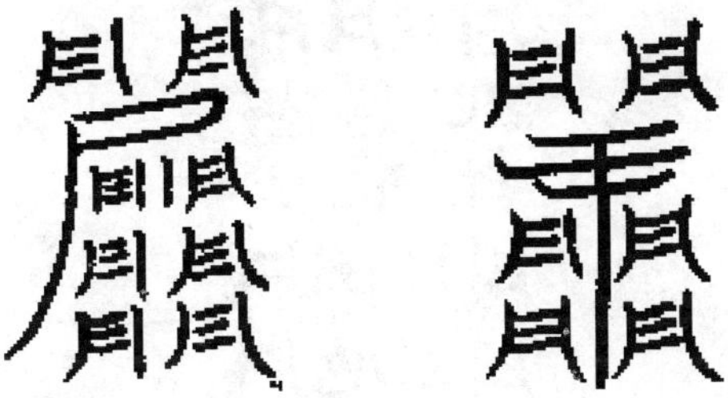

一觉不安稳，白纸书此二符吞之

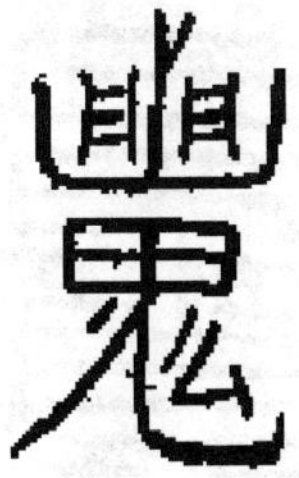

觉不安稳，白纸书贴枕上。

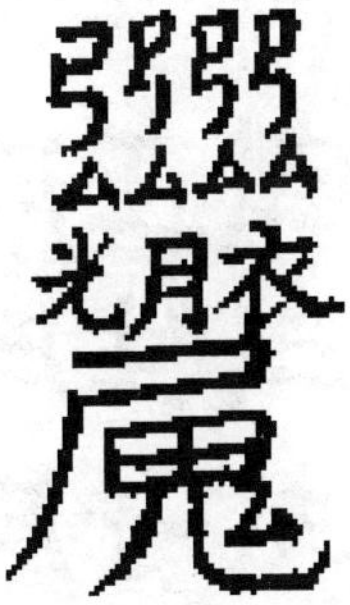

白纸书，贴于产妇卧处其壁上。

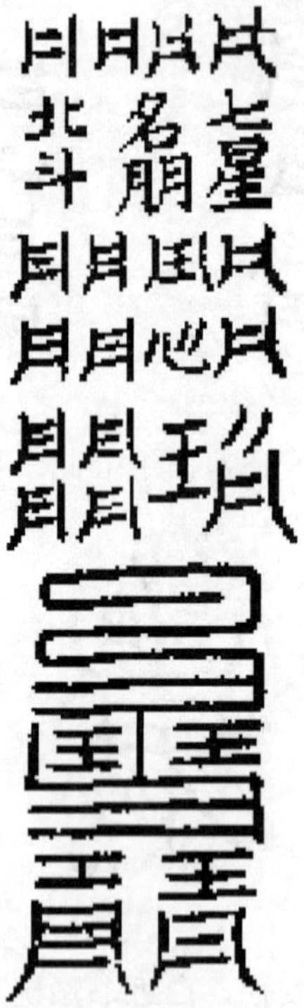

入月一日书于床四脚及房内四角吉。

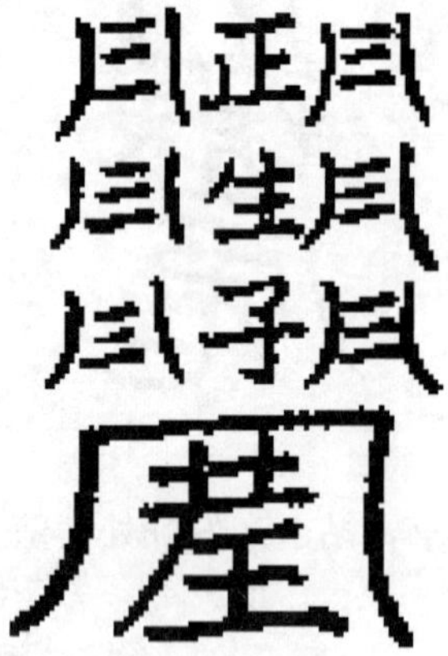

白纸书，亦吞之。

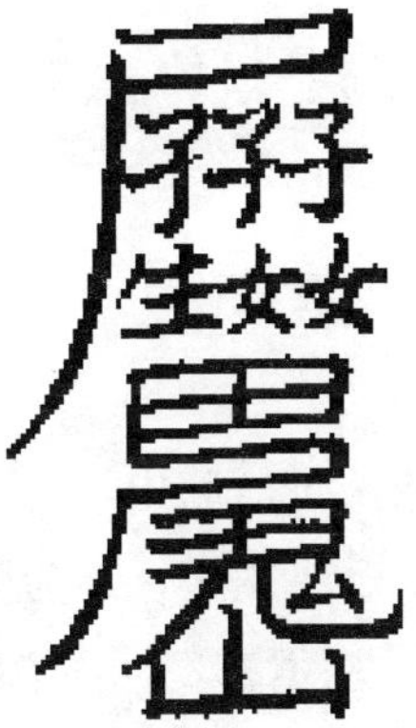

白纸书，亦吞之。

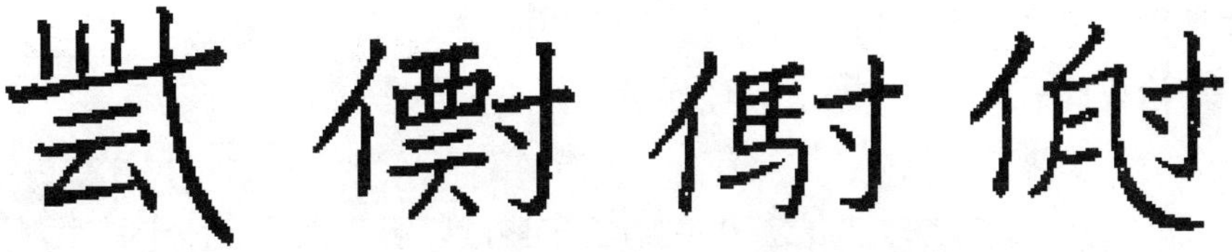

此四符，入月一日，墨书鞋底上，及密安产妇席褥下，勿令知。

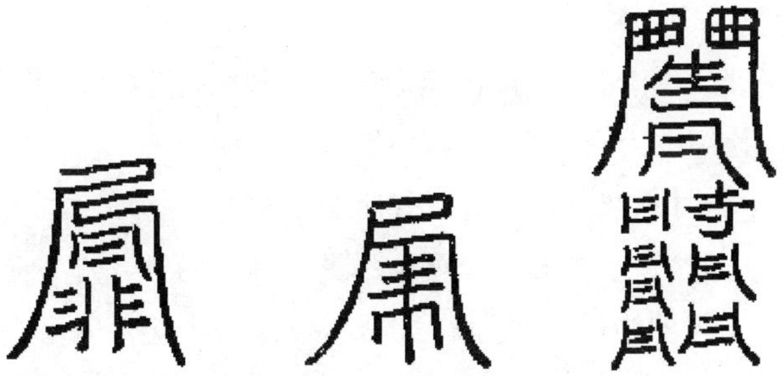

此三符，难产者即墨书吞之。

难产符文

阴阳所育生气，七日[31]日满不停，若男若女，上属明星，司命所催，胞衣俱生，急急如律令。欲产时书此文吞之。

治数日不产诸方

夫难生产者，缘胎气已成，子居胎中，每食母血，食血有余，遂结成块，俗将为儿枕子，欲生时，血块先破，遂为败血散裹，其子胎伏热，故当难产。更有少年未经生产，骄倨富贵，强说异端，月数将满，才觉腹痛转动，便相告报，傍人扰扰，产妇惊怖不安，心气畜结，是治难产。要知十月满足，不得妄有惊忧，或觉腹痛之时，但令老妇安存，莫遣人多，无使挥霍，腹痛稍频，衣破浆行，须臾即生也。

治数日不产，胎上冲心，欲闷绝方。

酥（一两）　冬葵子（一合）　滑石（半两）

右件药，内二味捣为末，用生绢袋子盛，以酒一大盏，煎十沸后，下酥，更煎一两沸，分温二服。

又方。

榆白皮（锉）　滑石　当归　车前子　益母草（以上各半两）

右件药，捣细罗为散。煎生姜小便调下二钱。

治妊娠，十一月不产，自由体性，宜服葵子散方。

冬葵子（一分[32]）　滑石（一两）　蘧麦（半两）　丹参（半两）

右件药，捣粗罗为散。每服三[33]钱，以水一中盏，入酥一茶匙，煎至六分，去滓温服。

治妊娠临月，数日不产，觉不安，服药令儿手持出方。

照子鼻（八枚，烧令赤，内醋七九遍，捣罗为末）　槐子（十两，末）

右件药，和研令匀，炼蜜和圆，如梧桐子大。取朱[34]粉著铜器中摇动，使圆令赤，七月七[35]日午时合之。每服，以东流水下三圆，神验。

治三日不产方。

右取鼠头烧灰细研，以新汲水调服一钱，立效。

又方。

右烧龟甲成灰，研，以新汲水调下一钱，立效。

又方。

右取门[36]里土，三指撮，酒调服之。

又方。

右取羖羊角屑，烧研为末，酒调服一钱。

治七八日不产至困方。

黄明胶（一两，炙黄焦）

右以好酒一大盏，不住手洋胶，约一二十沸，内新生鸡子一枚，打破，盐一钱相和，顿服之，立产，妙[37]未产，更一服效。

治难产，三两日产不得，喘息不调，腹内疞痛，催生防葵散方。

防葵（一两） 滑石（三分） 朱砂（一分，细研） 冬葵子（三分） 木通（三分，锉） 蘧麦（三分） 榆白皮（三分，锉） 飞生毛（一分，烧灰）

右件药，捣粗罗为散。每服四钱，以水一中盏，煎至六分，去滓，温服。

治难产，二[38]日气力乏尽，不能生者，此有宿病，宜服此方。

赤小豆（一分[39]） 黄明胶（一两）

右件药，以水一大盏，煮豆令熟，去滓，内胶令消，温温顿服。

又方。

右取东引槐枝手执之。

又方。

右取鸬鹚头手执之。

又方。

右取益母草，捣汁三合，服之立下，如无生者，干者一握，以水一大盏，煎取半盏，去滓温服。

治难产，数日不生，子死腹内方。

右取金州椒二斤[40]，分为二份，蒸之，以布裹，更[41]热熨产妇脐腹下，死胎便出。

治难产，宿夜不生方。

右取马嗡[42]一枚，觉痛，即令产妇左手把之，甚效。

治难产，或经三日五日不分娩，兼子死腹中方。

当归（三分，锉，微炒，捣末）　龟甲（三分，涂酥，炙令黄，捣末）

右件药，先取产多者妇人发半两，烧为灰，细研，入当归末，以水一大盏半，煎取八分，然下龟甲末煎五七沸，分为三服，服后如人行四五里，更服。

治胞衣不出诸方

夫有产儿出，胞衣不落者，世谓之息胞。由产妇初时用力，此[43]产儿出，而体已疲惫，不能更用气力产胞，经停之间，而外冷气乘之，则血道涩，故胞衣不出，须急以方药救治，不妨生[44]于儿，所以尔者，胞系连儿脐，胞不出，即不得以时断脐浴洗，冷气伤儿，则成病也，旧方胞衣不出，恐损儿者，依法截脐，而已产处，须顺四时方面，并避五行禁忌，若有触犯，多令产妇难产，虽腹痛者未产也，欲腹痛连腰甚者即产也，所以然者，肾候于腰，胞系肾故也，诊其人脉，转急如切绳转殊者，即产也。

治已产，胞衣不出方。

朱砂末（一钱）　腻粉（一钱）

右件药，细研为散，煎滑石当归，酒调下二钱。

治胞衣不出，若腹满则杀人方。

右取黑豆一合，炒令熟，入醋一小盏，煎三五沸，去滓，分温三服。

治胞衣不出，如困极气绝者方。

右取蝼蛄一枚，以水一中盏，煎一二十沸，折齿灌之，药入腹，则衣出，自然活也。

又方。

泽兰（一两，锉）　滑石（半两，末）　生麻油（一匙）

右件药，以水一中盏，煎泽兰取六分，去滓，下油及滑石末，候温顿服之。

又方。

牛膝（一两，去苗）　葵子（一分[45]）

右件药，捣碎，以水一大盏半，煎至一盏，去滓，分温二服效。

又方。

右取甑[46]底热炙，熨小腹，上下三七遍，立效。

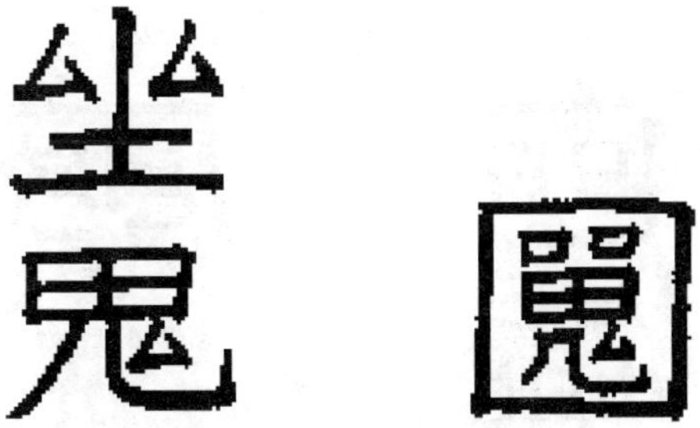

朱书此二字符吞之，立出。

治胞衣不出，腹内疼痛不可忍，心头妨闷，四肢昏沉，不欲言语，滑石汤方。

滑石　蘧麦　桂心　赤芍药　石韦　槟榔　甘草（炙微赤，锉）　葵子　赤茯苓　地榆（锉，各一分）

右件药，都锉，以水一大盏半，煎至一盏，入酒一小盏，更煎三五沸，去滓，分温三服。

又令胞衣便出方。

牛膝（一两，去苗）　当归（三分）　木通（一两半，锉）　葵子（一合）　蘧麦（三分）　滑石（三分）

右件药，捣粗罗为散。每服五钱，以水一中盏，煎至六分，去滓，温服。

又方。

葱白（十茎，并须）

右以铜盆中热水烹之，候冷热得所，令产妇就上坐，以葱气熏，须臾即下。

又方。

右取灶屋上尘墨，温酒调服二钱，立下。

又方。

右取炊蔽，当门前烧为末，每服四钱，以水一中盏，煎至六分，去滓温服。

又方。

右取生地黄汁一大盏，酒一小盏，同暖，分温三服，立效。

救衣不出符两道。

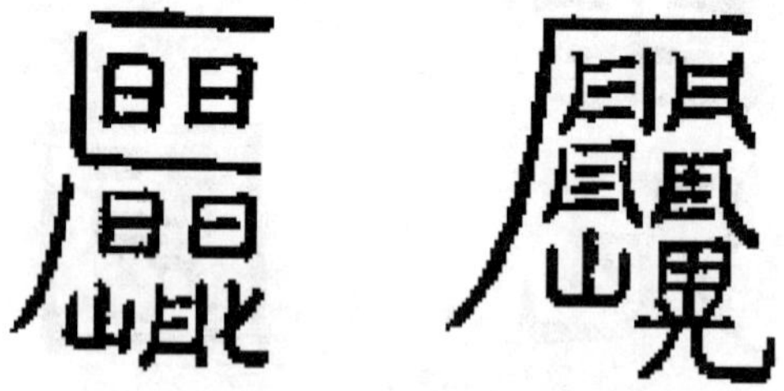

急则朱书水吞之效。

治逆产诸方

夫逆生者，由初觉腹痛，产时未至，惊动伤早，儿转未觉，便用力产之，则令逆也，或触犯禁忌，故产处及坐卧，须顺四时方面，并避五行禁忌，若有触犯，多致灾祸故也。

治逆生方。

右以盐涂儿足底，又可急搔抓之。

治逆生，及手足先见方。

右烧蛇蜕皮末，酒服之效。

治生产不顺，手足冷，口噤欲死方。

右以葵子炒令黄，捣罗为末，温酒调下三钱，立效。

治逆生，手足先见方。

右以小针刺之，害痛惊掣，入则顺出。

又方。

右取蠹[47]蚕子烧灰，熟水调服三钱效。

又方。

右取夫十指爪甲各少许，烧灰细研，温酒调服之。

又方。

右以朱书儿左足下，作千字，右足下作里字，手出者亦效。

又方。

右取车辋[48]上土，三指撮，酒服之验。

又方。

右用当归锉，微炒捣末，酒调下二钱。

又方。

艾叶（一两）

右以酒一大盏，煎至六分，去滓分温二服，立效，水煮亦得。

又方。

右以菟丝子捣末，以温酒调下一钱效。

又方。

右以车前子捣末，以温酒调下二钱效。

又方。

右以手中指取釜墨，交画儿足，即顺生。

又方。

右以伏龙肝，细研一钱，酒调服之，以土著儿头上。

又方。

右取车脂，画儿脚下及掌心。

又方。

右以酒调灶突尘二钱，服之效。

治横产诸方

夫横产者，由初觉腹痛，产时未至，惊动伤早，转动不觉，便用力产之，故令横也，或触犯禁忌所为，将产坐卧处，须顺四时方面，并避五行禁忌，若有触犯，多致灾祸也。

治横产，或颠倒，胞衣不出，伤毁不下，产后余病汗出，烦满不止，少气逆满，贝母圆方。

贝母（煨，微黄） 甘草（炙微赤，锉） 秦椒（去目及闭口者，微炒去汗） 干姜（炮裂，锉） 桂心 粳米 石膏（细研） 黄芩 大豆黄卷 石斛（去根，锉，各二分） 当归（半两，锉，微炒） 大麻仁（三分）

右件药，捣罗为末，用枣肉和圆，如弹子大。不计时候，以温酒研下一圆。

治横倒生，胎夭腹中，及衣不出，母气欲绝方。

半夏（一两，汤洗七遍，去滑，焙干） 白蔹（一两）

右件药，捣细罗为散，以炒生姜酒调下二钱，立效。

治横产，或不下，或胎夭腹中，或即在草不产，血气冲心，面无颜色，气欲绝方。

炼成猪脂（一合） 白蜜（一合） 醇酒（一中盏）

右件药，和煎五七沸，分温二服。

治横倒生，手足先出法。

右以牛尿涂母腹上，即便顺生。

又方。

右以三姓鸡卵各一枚，三姓盐各一钱，三姓水共一大盏，相和煮五七沸，分温二服，令母面向东服之效。

又方。

蘧麦（二两，锉）

右以水一大盏，煎至六分，去滓，分温二服。

又方。

葵子（二合） 黄明胶（一两，炙黄焦） 滑石（一两，末）

右件药，以水一大盏半，煎至一盏，去滓，分温三服。

倒产法。

横倒逆产，条目虽分，方药之类，可参酌相当，随意救之，若儿先出脚，即以汤和盐涂之，并涂母腹，涂儿脚后，急以手搔之，儿生手出，取乌鸡血涂于手掌上，良，天制顺，此三字相连成一符，应产，不如常者，朱书腹上，并书纸上水吞之。

又方。

右烧钱二七文，令赤，投一杯酒中，候冷饮之。

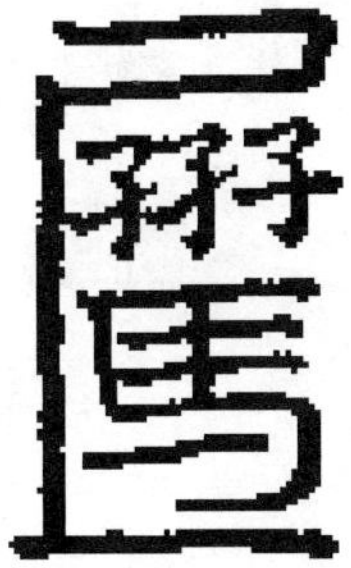

朱书此符吞之。

治难产，及不顺生立效方。

云母粉（半两）

右以酒调服之，入口当产，不顺者即顺，百不失一。

又方。

右乞取三家饭，著手中，即顺生甚效。

【校注】

① 销：日本抄本作“稍”字。

② 炒：日本抄本作“锉”字。

③ 服：日本抄本作“于”字。

④ 二：日本抄本作“三”。

⑤ 任：日本抄本作“狂”字。

⑥ 捣：日本抄本作“烧”字。

⑦ 二：日本抄本作“三”。

⑧ 小：日本抄本作“大”字。

⑨ 肉：日本抄本作“皮”字。

⑩ 一：日本抄本作“二”。

⑪ 使：日本抄本作“便”字。

⑫ 二：日本抄本作“一”。

⑬ 潠（xùn 迅）：口中喷出水或液状物。

⑭ 六：日本抄本作“五”字。

⑮ 二：日本抄本作“一”。

⑯ 筈（kuò 括）：箭尾，即射箭时搭在弓弦上的部分。

⑰ 三分炙：日本抄本作“二分炒”字。

⑱ 地：日本抄本作“蛇”字。

⑲ 黑：日本抄本作“药”字。

⑳ 箸：一种生在南海岸边沙中的竹子。

㉑ 遽（jù 据）：急，仓猝。

㉒ 分：日本抄本作“合”字。

㉓ 牵：日本抄本作“产”。

㉔ 著（zhuó 着）：附着，穿着。同“着”。

㉕ 二：日本抄本作“三”。

㉖ 一：日本抄本作“二”。

㉗ 十：日本抄本作“七”。

㉘ 常：日本抄本作“带”字。

㉙ 晚：日本抄本作“脱”字。

㉚ 脑：日本抄本作“骨”字。

㉛ 七日：日本抄本作“十月”二字。

㉜ 分：日本抄本作“合”字。

㉝ 三：日本抄本作“二”。

㉞ 朱：日本抄本作“米”，义长可从。

㉟ 七：日本抄本作“十”字。

㊱ 门：其下日本抄本有“限”字。此处脱文。

㊲ 妙：日本抄本作“如”字，义长可从。

㊳ 二：日本抄本作“三”。

㊴ 分：日本抄本作“合”字。

㊵ 斤：日本抄本作“升”字。

㊶ 更：其下脱文，据上下文疑为“迭”字。

㊷ 啣：“衔”的异体字。马衔，即马嚼子。

㊸ 此：及，等到。

㊹ 生：日本抄本作“害”，义长可从。

㊺ 分：日本抄本作“合”字。

㊻ 甑：日本抄本作“靴”字。

㊼ 蠠（yuán 元）：晚蚕也。

㊽ 辋（wǎng 网）：旧式车轮周围的框子。

卷第七十八

治产后中风诸方

夫产后中风者，由产时伤动血气，劳损脏腑未平，复起早劳动，气虚，而风邪乘虚伤之，故中风。风邪冷气，客于皮肤经络，但疼痛羸乏，不任少气，若筋脉挟寒，则挛急㖞僻，挟湿，则纵缓虚弱，若入诸脏，恍惚惊悸，随其所伤脏腑经络，而生病焉。

治产后中风，若背项强，四肢拘急，不得转动，独活散方。

独活（一两半） 麻黄（一两，去根节） 甘草（半两，炙微赤，锉） 芎䓖 桂心 天麻 当归（锉，微炒） 生干地黄 五加皮 防风（去芦头） 侧子（炮裂，去皮脐，以上各一两）

右件药，捣粗罗为散。每服三钱，以水一中盏，煎至六分，去滓，不计时候温服。

治产后体虚中风，四肢烦疼，腹内疠痛，芎䓖散方。

芎䓖 附子（炮裂，去皮脐） 琥珀 生干地黄 当归（锉，微炒） 羌活 桂心 赤芍药 （以上各一两） 枳壳（半两，麸炒微黄，去瓤）

右件药，捣粗罗为散。用羊肉二斤、川椒半分、葱白二七茎、生姜一两，以水五升，煮取汁三升，每服用肉汁一中盏，药末四钱，煎至六分，去滓，不计时候稍热服。

治产后中风，身体麻痹疼痛，羌活散方。

羌活（二两） 莽草（微炙） 防风（去芦头） 川乌头（炮裂，去皮脐） 桂心 赤芍药 生干地黄 麻黄（去根节，锉） 草薢（锉）

牛膝（去苗）　枳壳（麸炒微黄，去瓤）　当归（锉，微炒，以上一两）

右件药，捣粗罗为散。每服四钱，以水酒各半中盏，入生姜半分，煎至六分，去滓，不计时候温服。

治产后中风，四肢筋脉拘急疼痛，心中烦乱，言语謇涩，侧子散方。

侧子（一两半，炮裂，去皮脐）　赤芍药（半两）　当归（锉，微炒）　芎䓖　桂心　生干地黄　薏苡仁（以上各三分）　酸枣仁（微炒）　羚羊角屑　防风（去芦头）　牛膝（去苗）　海桐皮（锉，以上各一两）

右件药，捣粗罗为散。每服四钱，以水一中盏，入生姜半分，煎至六分，去滓，入竹沥半合，相和令匀，不计时候温服。

治产后中风发热，面赤气喘，头痛，羚羊角散方。

羚羊角屑　生干地黄　汉防己　当归（锉，微炒）　赤芍药　桂心（以上各一两）　石膏（二两）　麻黄（二两，去根节）　甘草（半两，炙微赤，锉）

右件药，捣筛为散。每服四钱，以水一中盏，入竹叶二七片、生姜半分，煎至六分，去滓，不计时候温服。

治产后中风，言语謇涩，心神恍惚，筋脉不利，乌金煎方。

黑豆（一升，炒熟）　天麻　羚羊角屑　防风（去芦头）　赤茯苓　羌活　桂心　酸枣仁（微炒）　生干地黄（以上各二两）

右件药，细锉，以水八升，煎至三升，绞去滓，更熬成膏。每服不计时候，以温酒调下一匙。

治产后中风，手脚顽痹，缓弱无力，当归散方。

当归（锉，微炒）　羌活　附子（炮裂，去皮脐）　防风（去芦头）　薏苡仁　麻黄（去根节，各二两）　茵芋　羚羊角屑　菖蒲　阿胶（捣碎，炒令黄燥）　干蝎（微炒）　木香　牛膝（去苗）　柏子仁　（以上各一两）　芎䓖（一两半）　桂心（一两半）　麝香（一分，细研）　乌蛇（酒浸，去皮骨，炙微黄）

右件药，捣细罗为散，入麝香，相和令匀。每服不计时候，以豆淋酒调下二钱。

治产后中风，言语謇涩，精神昏愦，四肢急强，牛黄散方。

牛黄（三分，细研）　龙脑（半两，细研）　天麻（三分）　桂心（一两）　人参（半两，去芦头）　芎䓖（半两）　独活（半两）　乌蛇

（一两，酒浸，去皮骨，炙微黄）　枳壳（半两，麸炒微黄，去瓤）　秦艽[①]（三分，去苗）　防风（三分，去芦头）　天雄（一分，炮裂，去皮脐）　蝎尾（半两，微炒）　甘草（半两，炙微赤，锉）　金箔（五十片，细研）　银箔（五十片，细研）　藁本（三分）　当归（三分，锉，微炒）　天南星（三分，炮裂）　麝香（半两，细研）

右件药，捣细罗为散，都研令匀。不计时候，以豆淋酒调下一钱。

治产后中风，四肢顽痹不仁，心腹疼痛，乌蛇圆方。

乌蛇（一两，酒浸，去皮骨，炙微黄）　釜底墨（半两）　天麻（半两）　牛膝（半两，去苗）　独活（半两）　当归（半两，锉，微炒）　附子（一两，炮裂，去皮脐）　麻黄（二分，去根节）　桂心（半两）　干蝎（半两，微炒）　天南星（半两，炮裂）　柏子仁（半两）　干姜（半两，炮裂，锉）　芎䓖（半两）　龙脑（一分，细研）　麝香（一分，细研）　朱砂（半两，细研）

右件药，捣罗为末，入研了药令匀，炼蜜和捣三五百杵，圆如梧桐子大。每服不计时候，以温酒下十五[②]圆。

治产后中风，四肢缓弱，举体不仁[③]，石斛浸酒方。

石斛（二两，去根）　附子（炮裂，去皮脐）　牛膝（去苗）　茵芋　桂心　芎䓖　羌活　当归（锉，微炒）　熟干地黄　（以上各一两）

右件药，细锉，用生绢袋盛，以清酒一斗浸三日，每服不计时候，暖一小盏服之。

治产后中风，言语謇涩，腰背强直，独活浸酒方。

独活（一斤）　桂心（三[④]两）　秦艽[⑤]（五两，去苗）

右件药细锉，用生绢袋盛，以酒二斗浸七日，每服不计时候，暖一小盏服之。

治产后中风，语涩，四肢拘急，宜服此方。

羌活（三两）

右捣粗罗为散，每服五钱，以水酒各半中盏，煎至六分，去滓，不计时候温服。

治产后中风，及暗风头旋，乌鸦散方。

乌鸦（一只，去嘴角后从脊破开不出肠胃，用真虎粪实筑腹中令满缝合）

右件瓷罐盛，用黄泥封裹候干，猛大[⑥]断令通赤，取出出火毒，良久入麝香半两，细研为散，每服不计时候，以暖酒调下二钱。

治产后中风口噤诸方

夫产后中风口噤者，是血气虚而风入于颔颊夹口之筋也，手三阳之筋结入于颔，产则劳损脏腑，伤于筋脉，风若乘之，其三阳之筋脉，则偏搏之，筋得风冷则急，故令口噤也。

治产后中风，口噤心闷，通身强直，腰背皮[⑦]偃，状如风痹[⑧]，防风散方。

防风（去芦头） 秦艽[⑨]（去苗） 赤茯苓 独活 芎䓖 人参（去芦头） 当归（锉，微炒） 汉防己 白鲜皮（锉） 白薇 （以上各一两） 麻黄（一两，去根节） 石膏（一两） 甘草（半两，炙微赤，锉）

右件药，捣筛为散。每服四钱，以水一中盏，入生姜半分，煎至五分，去滓，入竹沥半合，搅匀，不计时候，拗开口灌之。

治产后中风，口噤，昏闷不语，身体痉直，羌活散方。

羌活（二[⑩]两） 麻黄（一[⑪]两，去根节） 防风（去芦头） 秦艽（去苗） 桂心 甘草（炙微赤，锉） 葛根（锉） 附子（炮裂，去皮脐） 当归（锉，微炒） 杏仁（去皮尖双仁，麸炒微黄） 芎䓖 （以上各一两）

右件药，捣筛为散。每服四钱，以水一中盏，入生姜半分，煎至五分，去滓，入竹沥半合，搅匀，不计时候，拗间[⑫]口灌之。

治产后中风，口噤，手足搐掣，运[⑬]闷不知人事，及缓急诸风毒痹，身体强硬，紫石英散方。

紫石英（细研） 白石英（细研） 石膏 赤石脂 芎䓖 独活 葛根（锉） 桂心 （以上各一两） 麻黄（二两，去根节） 赤芍药（三分） 甘草（三分，炙微赤，锉） 黄芩（五[⑭]分）

右件药，捣粗罗为散，入研了药令匀。每服四钱，以水一中盏，入生姜半分，煎至六分，去滓，不计时候，拗开口灌之。

治产后中风，眼张口噤，筋骨强直，腰背反偃，心中惊悸，羚羊角散方。

羚羊角屑　防风（去芦头）　芎䓖　天麻　当归（锉，微炒）　秦艽（去苗）　麻黄（去根节）　赤芍药　生干地黄（各一两）　桂心（半两）　黑豆（二合，炒熟）

右件药，捣粗罗为散。每服四钱，以水一中盏，入生姜半分[15]，煎至五分，去滓，入竹沥半合，不计时候，拗开口灌之。

治产后中风，口噤不开，神思昏迷，肩背急强，秦艽散方。

秦艽（去苗）　防风（去芦头）　葛根（锉，以上各二[16]分）　独活（一两半）　附子（炮裂，去皮[17]）　当归（锉，微炒）　桂心（以上各半两）

右件药，捣粗罗为散。每服四钱，以水一中盏，入生姜半分，煎至六分，去滓，不计时候温服。

治产后中风，口噤者项[18]强直，四肢拘急，独活散方。

独活（二两）　防风（二两，去芦头）　附子（半两，炮裂，去皮脐）　桂心（一两）　甘草（一两，炙微赤，锉）　当归（一两，锉，微炒）　麻黄（一两，去根节）　细辛（半两）

右件药，捣粗罗为散。每服四钱，以水酒各半中盏，煎至六分，去滓，不计时候，拗开口灌之。

治产后中风，口噤，四肢强直，天南星散方。

天南星（半两，炮裂）　蝎稍（半两，生用）　白[19]附子（半两，炮裂）　附子（半两，炮裂，去皮脐）　天麻（半两）　腻粉（一分）　半夏（三分，汤洗七遍，去滑，以生姜三分去皮，同捣令烂，炒干）

右件药，捣细罗为散，研入腻粉令匀。每服不计时候，以生姜薄荷酒调下一钱。

治产后中风，口噤，四肢抽搐，乌蛇散方。

乌蛇肉（一两，酒拌，炙令黄）　天麻（一两）　桂心　莽草　槟榔　麻黄（去根节）　天雄（炮裂，去皮脐）　独活　天南星（炮裂[20]）　蝉壳（微炒）　犀角屑（以上各半两）　麝香（一分，研入）

右件药，捣细罗为散，研入麝香令匀。每服不计时候，以豆淋酒调下一钱。

治产后中风，口噤，白僵蚕散方。

白僵蚕（微炒） 天南星（炮裂） 干蝎（微炒） 桑螵蛸（微炒） 桂心 藿香 川乌头（炮裂，去皮脐） 乌蛇肉（酒拌，炒令黄，各半两） 防风（去芦头，各一分）

右件药，捣细罗为散。每服不计时候，以生姜酒调半钱，拗开口灌之。

治产后中风，口噤，天麻散方。

天麻（三分） 白附子（炮裂） 天南星（炮裂） 干[21]蝎（微炒） 半夏（汤浸七遍去滑，以生姜半两去皮，同捣令烂，炒干，各半两）

右件药，捣细罗为散。每服不计时候，以生姜酒[22]荷酒调下半钱，拗开口灌之。

治产后中风，口噤不能语，腰背着床不得，伏龙肝散方。

伏龙肝（一两半） 干姜（半两，炮裂，锉）

右件药，捣细罗为散。不计时候，以酒调下二钱。

治产后中风痉，通身拘急，口噤，不知人事，麻黄散方。

麻黄（去根节） 白术 独活 （以上各一两）

右件药，捣筛为散。每服四钱，以水酒各半盏，煎至六分，去滓，不计时候温服。

又方。

独活（一两，捣末）

右以酒一大盏，煎至七分，去滓，入竹沥一合，分温二服。

又方。

鸡粪白（一两，炒令黄色）

右以酒一大盏，煎五七沸，去滓，分温二服。

治产后中风痉，口噤面青，手足急强方。

右用竹沥一升，分为五服，温温频服，大效。

治产后中风角弓反张诸方

夫产后角弓反张者，是体虚受风，风入诸阳之经也。人阴阳经络，周环于身，风邪乘虚，入于诸阳之经，则腰背反折，挛急如角弓状也。

治产后中风，如角弓，时时反张，口噤，防风散方。

防风（一两，去芦头） 葛根（一两，锉） 芎䓖（一两） 生干地黄（一两） 麻黄（二[23]两，去根节） 甘草（三分，炙微赤，锉） 桂心（三分） 藁本（一两） 杏仁（一两，汤浸去皮尖双仁，麸炒微黄）

右件药，捣粗罗为散，每服四钱，以水一中盏，煎至六分，去滓，不计时候温服。

治产后中风，角弓反张，手足硬强，顽痹不仁，独活散方。

独活（一两） 白术（三分） 防风（一两，去芦头） 葛根（三分，锉） 秦艽（去苗） 桂心 当归（锉，微炒） 附子（炮裂，去皮脐） 汉防己 甘草（炙微赤，锉，以上各半两）

右件药，捣粗罗为散。每服四钱，以水一中盏，入生姜半分，煎至六分，去滓，不计时候温服。

治产后中风，身体反张如角弓，羚羊角散方。

羚羊角屑（三分） 独活（一两） 当归（三分，锉，微炒） 防风（一两，去芦头） 人参（半两，去芦头） 赤芍药（半两） 细辛（半两） 桂心（半两） 麻黄（一两，去根节）

右件药，捣粗罗为末。每服四钱，以水一中盏，入生姜半分，煎至六分，去滓，不计时候温服。

治产后中风，角弓反张，手足强硬，转侧不得，侧子散方。

侧子（一两，炮裂，去皮脐） 桂心（三分） 藁本（半两） 防风（半两，去芦头） 细辛（半两） 赤茯苓（半两） 麻黄（一两，去芦头） 白鲜皮（半两） 阿胶（一两，捣碎，炒令黄燥） 赤箭（一两） 乌蛇（二两，酒浸，去皮骨，炙令微黄） 干姜（半两，炮裂，锉） 甘菊花（半两） 当归（半两，锉，微炒） 独活（半两） 龙脑（半两，

细研）　麝香（一分，细研）

右件药，捣细罗为散，入研了药令匀。每服，以暖酒调下二钱，续吃葱豉粥投之，汗出效。

治产后中风，口噤，身体如角弓反张，迷闷，龙脑散方。

龙脑（细研）　腻粉　干蝎（微炒）　白矾灰（以上各一分）　天麻　天雄（炮裂，去皮脐）　天南星（用酒一升，微火令酒尽，取出切，曝干）　天竹黄　（以上各一两）

右件药，捣罗为末，都入乳钵中，再研令匀。不计时候，以暖酒调下一钱。

治产后中风，身体如角弓反张，言语謇涩，天麻圆方。

天麻　白附子（炮裂，锉）　天南星（炮裂）　羌活　白僵蚕（微炒）　赤茯苓　防风（去芦头）　桂心　朱砂（细研，水飞过）　干蝎（微炒）　蝉壳（微炒）　羚羊角屑　（以上各一两）　铅霜（半两，细研）　麝香（一分，细研）　乌蛇（一两，酒浸，去皮骨，炙令微黄）

右件药，捣罗为末，入研了药令匀，煮槐胶和圆，如梧桐子大。不计时候，以温酒研破十圆服之。

治产后中风，口噤，四肢顽痹不仁，身体如角弓反张，羌活浸酒方。

羌活（一两）　防风（五两，去芦头）　黑豆（二升）

右件药，细锉，以好酒一斗，于瓶中浸羌活防风一宿，即炒黑豆令熟，承热投于酒中，搅动，密封盖，经半日许，又于锅中著水，煮瓶至半日，候瓶冷取臿[24]，每服暖一中盏饮之，日可三四度服之，当汗出即差。

治产后中风，角弓反张，口噤不开，颈项强方。

独活（一斤，锉）　黑豆（一升）

右以酒五升，浸独活再宿，然后炒黑豆令烟出，投酒于豆中，良久去滓，不计时候，温一小盏服。

治产后中风，身如角弓反张，口噤不语方。

川乌头（三两，锉，如豆大）

右取黑豆半升，同炒半黑，以酒三大升，泻于铛中，急搅，以绢滤取酒，微温服一小盏，取汗，若口不开者，拗开口灌之，未效，加鸡粪一合炒，内酒中再服之，以差为度。

治产后脏虚心神惊悸诸方

夫产后脏虚，心神惊悸者，由体虚心气不足，心之经为风邪所乘也，或恐惧忧迫，令心气受于邪风，风邪搏于心，则惊不自安，若惊不已，则悸动不定。其状，目睛不转，而不能呼，诊其脉动而弱者，惊悸也，动则为惊，弱则为悸矣。

治产后脏虚，心中惊悸，志意不安，言语错乱，不自觉知，茯神散方。

茯神　远志（去心）　人参（去芦头）　麦门冬（去心，焙）　甘草（炙微赤，锉）　当归（锉，炒）　桂心　羚羊角屑　龙齿　熟干地黄　白芍药　（以上各一两）

右件药，捣粗罗为散。每服三钱，以水一中盏，入生姜半分、枣三枚，煎至六分，去滓，不计时候温服。

治产后，脏气虚，心神惊悸，不自觉知，言语错误，志意不定，龙齿散方。

龙齿（三两）　远志（去心）　人参（去芦头）　茯神　熟干地黄　甘草（炙微赤，锉）　当归（锉，微炒）　白芍药　麦门冬（去心，焙）　牡蛎（烧为粉，以上各一两）

右件药，捣粗罗为散。每服三钱，以水一中盏，入竹叶三[25]七片、生姜半分、枣三枚，煎至六分，去滓，不计时候温服。

治产后，心神惊悸不定，言语失常，心中愦愦，白茯苓散方。

白茯苓（一两半）　熟干地黄（一两半）　远志（一两，去心）　甘草（一两，炙微赤，锉）　白芍药（一两）　黄芪（一两，锉）　桂心（一两）　当归（一两，锉，微炒）　麦门冬（一两，去心，焙）　人参（一两半，去芦头）　菖蒲（一分）　桑寄生（二[26]分）

右件药，捣粗罗为散。每服四钱，以水一中盏，入生姜半分、枣三枚、竹叶三[27]七片，煎至六分，去滓，不计时候温服。

治产后内虚，心神惊悸，志意不定，皆为风邪所攻，宜服白羊心汤方。

白羊心（一枚，细切，以水六中盏煎取一盏，去心）　熟干地黄（三分）　牡蛎（捣碎，炒令微黄）　防风（去芦头）　人参（去芦头）　远

志（去心）　独活　白芍药　黄芪（锉）　茯苓　甘草（炙微赤，锉，以上各半两）

右件药，捣筛为散。每服三钱，以羊心汁一中盏，煎至六分，去滓，不计时候温服，日三服。

治产后，心虚惊悸，神思不安，熟干地黄散方。

熟干地黄（一两）　人参（三分，去芦头）　茯神（三分）　龙齿（一两）　羌活（三分）　桂心（半两）　黄芪（一两）　白薇（一两）　远志（三分，去心）　防风（半两，去芦头）　甘草（半两，炙微赤，锉）

右件药，捣粗罗为散。每服三钱，以水一中盏，入生姜半分、枣三枚，煎至六分，去滓，不计时候温服。

治产后脏虚，心忪惊悸，言语错乱，宜服人参散方。

人参（去芦头）　茯神　麦门冬（去心，焙）　羚羊角屑　黄芩　犀角屑　龙齿　（以上各一两）　白鲜皮（半两）　甘草（半两，炙微赤，锉）

右件药，捣粗罗为散。每服四钱，以水一中盏，煎至六分，去滓，入竹沥半合，更煎一两沸，不计时候温服。

治产后心虚，风邪惊悸，志意不安，精神昏乱，牛黄散方。

牛黄（半两，研入）　白薇（半两）　人参（一[28]两，去芦头）　麦门冬（一[29]两，去心，焙）　茯神　远志（去心）　熟干地黄　朱砂（细研，水飞过）　天竹黄（细研）　防风（去芦头）　独活　甘草（炙微赤，锉）　龙齿（细研，以上各一两）　龙脑（一钱，细研）　麝香（一分，细研）

右件药，捣细罗为散，入研了药令匀。不计时候，以薄荷酒调下二钱。

治产后，心虚不足，惊悸，言语不定，错乱，眠卧不安，琥珀散方。

琥珀（一两）　茯神（一两）　远志（三分，去心）　人参（一两，去芦头）　熟干地黄（一两）　甘草（三分，炙微赤，锉）　铁粉（二两）

右件药，捣细罗为散。不计时候，煎金银汤调下一钱。

治产后脏虚不足，心神惊悸，志意不安，腹中急痛，或时恐怖，夜不安卧，远志圆方。

远志（去心）　黄芪（锉）　白茯苓　桂心　麦门冬（去心，焙）　人参（去芦头）　当归（锉，微炒）　白术　钟乳粉　独活　柏子仁　阿胶（捣碎，炒令黄燥）　菖蒲　熟干地黄　薯蓣　（以上各一两）

右件药，捣罗为末，炼蜜和捣五七百杵，圆如梧桐子大。不计时候，温酒下二十圆。

治产后风虚，心神惊悸，或时烦闷，志意不安，丹砂圆方。

丹砂（一两，细研，水飞过）　龙齿（三分，细研）　铁精（三分，细研）　金箔（二[30]十一片，细研）　牛黄（一分，细研）　麝香（一分，细研）　柏子仁（半两）　菖蒲（半两）　远志（半两，去心）　琥珀（半两，细研）　人参（三分，去芦头）　伏神（半两）　生干地黄（一[31]分）

右件药，捣细罗为末，入研了药令匀，炼蜜和捣三五百杵，圆如梧桐子大。每服，不计时候，以金银汤下二十圆。

治产后，心虚惊悸，神不安定，白茯苓圆方。

白茯苓（一两）　熟干地黄（一两）　人参（去芦头）　琥珀　桂心　远志（去心）　菖蒲　柏子仁（以上各半两）

右件药，捣罗为末，炼蜜和捣三二百杵，圆如梧桐子大。不计时候，以粥饮下三十圆。

治产后中风恍惚诸方

夫产后中风恍惚者，由心主血，血气通于荣卫腑脏，遍循经络，产则血气俱伤，腑脏皆虚，心不能统于诸脏，荣卫不足，即为风邪所乘，则令心神恍惚不安也。

治产后中风恍惚，语涩，心神烦闷，四肢不利，琥珀散方。

琥珀（一两，细研）　茯神（一两）　远志（去心）　菖蒲　黄芪

（锉） 羚羊角屑 防风（去芦头） 麦门冬（去心，焙） 芎䓖 独活 人参（去芦头） 桑寄生 赤芍药（以上各半两） 甘草（一分，炙微赤，锉）

右件药，捣粗罗为散。每服三钱，以水一中盏，煎至六分，去滓，不计时候温服。

治产后中风恍惚，语涩，心胸不利，头目疼痛，四肢壮热，独活散方。

独活（一两） 麻黄（一两，去根节） 防风（一两，去芦头） 石膏（二两） 芎䓖 蔓荆子 桂心 赤芍药 犀角屑 茯神 甘草（炙微赤，锉） 甘菊花 人参（去芦头） 羚羊角屑 枳壳（麸炒微黄，去瓤，以上各半两）

右件药，捣粗罗为散。每服四钱，以水一中盏，入生姜半分，煎至六分，去滓，不计时候温服。

治产后风邪所干，心神恍惚，志意不定，茯神散方。

茯神（一两） 远志（三分，去心） 白薇（三分） 人参（三分，去芦头） 龙齿[32]（一两） 防风（三分，去芦头） 独活（三分） 熟干地黄（一两） 荆芥（三分） 甘草（半两，炙微赤，锉） 银（一斤，以水五升煮取三升）

右件药，捣粗罗为散。每服四钱，以银水一中盏，煎至六分，去滓，不计时候温服。

治产后中风，心神恍惚，言语错误，烦闷，睡卧不安，远志散方。

远志（一两，去心） 防风（一两，去芦头） 甘草（半两，炙微赤，锉） 麦门冬（去心） 羚羊角屑 酸枣仁（微炒） 桑寄生 独活 桂心 当归（锉，微炒） 茯神（以上各三分）

右件药，捣筛为散。每服三钱，以水一中盏，煎至六分，去滓，不计时候温服。

治产后中风，心神烦热，恍惚，言语謇涩，四肢拘急，羚羊角散方。

羚羊角屑 白茯苓 人参（去芦头） 犀角屑 当归（锉，微炒） 桂心 枳壳（麸炒微黄，去瓤） 甘草（炙微赤，锉，以上各半两） 独活 芎䓖 防风（去芦头） 酸枣仁（微炒） 远志（去心） 麦门冬（去心，焙，以上各三分）

右件药，捣粗罗为散。每服四钱，以水一中盏，入生姜半分，煎至六分，去滓，不计时候温服。

治产后中风，恍惚，语涩，口角涎出，朱砂圆方。

朱砂（一两，细研，水飞过） 乳香（半两） 白附子（半两，炮裂） 铅霜（一分，细研） 赤箭（一两） 独活（一两） 桑螵蛸（半两，微炒） 阿胶（三分，捣碎，炒令黄） 附子（三分，炮裂，去皮脐） 琥珀（半两） 桂心（半两） 麝香（一分，细研）

右件药，捣罗为末，入研了药令匀，炼蜜和圆，如梧桐子大。不计时候，以竹沥酒下十五圆。

治产后中风，心神恍惚，或时口噤，牛黄圆方。

牛黄（细研） 人参（去芦头） 茯神 芎䓖 独活 犀角屑 羌活 麻黄（去根节） 干蝎（微炒） 防风（去芦头） 龙齿 赤箭 甘菊花 当归（锉，微炒） 桂心 麝香（细研，以上各半两） 羚羊角屑（三分） 生干地黄（一两） 朱砂（一两，细研，水飞过）

右件药，捣罗为末，入研了药令匀，炼蜜和捣五七百杵，圆如小弹子大。不计时候，以薄荷竹沥酒研破一圆服之。

治产后中风，恍惚，语涩，四肢不利，天麻圆方。

天麻（一两） 白僵蚕（二分，微炒） 干蝎（半两，微炒） 白附子（半两，炮裂） 五灵脂（半两） 羌活（一两） 朱砂（一两，细研，水飞过） 防风（一两，去芦头） 雄雀粪（一分，微炒） 牛黄（一分，细研）

右件药，捣罗为末，入研了药令匀，以糯米饭和圆，如梧桐子大。不计时候，以薄荷汁和酒研十五圆服之。

治产后中风筋脉四肢挛急诸方

夫产后中风筋脉四肢挛急者，是气血不足，脏腑俱虚，日月未满，而起早劳役，动伤腑脏，虚损未复，为风邪所乘，风邪冷气，初客于皮肤经络，则令人顽痹不仁，羸乏少气，风气入于筋脉，挟寒则挛急也。

治产后中风，手脚不遂，筋脉挛急，不能言，细辛散方。

细辛　肉桂（去皴皮）　独活　秦艽（去苗）　麻黄（去根节）　菖蒲　红蓝花　薏苡仁　附子（炮裂，去皮脐）　当归（锉，微炒）　萆薢（锉，以上共[33]一两）　枳壳（半两，麸炒微黄，去瓤）

右件药，捣筛为散。每服四钱，以水酒各半中盏，入生姜半分，煎至六分，去滓，不计时候温服。

治产后中风，四肢筋脉挛急疼痛，背项强直，芎䓖散方。

芎䓖（三分）　防风（一两，去芦头）　桂心（半两）　赤芍药（半两）　羌活（三分）　当归（三分，锉，微炒）　羚羊角屑（二分）　牛蒡子（一两，微炒）　酸枣仁（三分，微炒）

右件药，捣粗罗为散。每服四钱，以水一中盏，煎至六分，去滓，不计时候温服。

治产后中风，睡卧不安，筋脉四肢挛急，或强直，独活散方。

独活（一两）　天麻（一两）　防风（一两，去芦头）　桂心（半两）　麻黄（三分，去根节）　附子（三分，炮裂，去皮脐）　当归（半两，锉，微炒）　芎䓖（半两）　赤芍药（三分）　荆芥（半两）　羚羊角屑（三分）　蔓荆子（半两）

右件药，捣粗罗为散。每服四钱，以水酒各半中盏，煎至六分，去滓，不计时候温服之。

治产后中风，四肢筋脉挛急，腰背强直，赤箭散方。

赤箭（一两）　防风（一两，去芦头）　羌活（一两）　酸枣仁（一两，微炒）　桂心（半两）　赤芍药（三分）　附子（一两，炮裂，去皮脐）　海桐皮（三分，锉）　秦艽（半两，去苗）　萆薢（三分，锉）　牛膝（一两，去苗）　薏苡仁（一两）

右件药，捣粗罗为散。每服四钱，以水一中盏，煎至六分，去滓，不计时候温服。

治产后中风，四肢筋脉挛急，皮肤麻痹，白花蛇散方。

白花蛇肉（一两，酒拌，炒令黄）　天南星（一两，炮裂）　土蜂儿（微炒）　干蝎（微炒）　桑螵蛸（微炒）　麻黄（去根节）　赤箭　薏

苡仁（微炒）　酸枣仁（微炒）　柏子仁　当归（锉，微炒）　桂心　羚羊角屑　牛膝（去苗，以上各半两）　麝香（一分，研入）

右件药，捣细罗为散，入研了药令匀。每服不计时候，豆淋酒调下一钱。

治产后中风，四肢筋脉挛急疼痛，羌活散方。

羌活（一两）　天麻（一两）　防风（一两，去芦头）　酸枣仁（一两，微炒）　蔓荆子（半两）　羚羊角屑（三分）　附子（三分，炮裂，去皮脐）　牛膝（一两，去苗）　桂心（半两）　薏苡仁（一两）　芎䓖（三分）　当归（一两，锉，微炒）　鹿角胶（一两，捣碎，炒令黄燥）　柏子仁（半两）　麝香（一分，研入）

右件药，捣细罗为散。不计时候，以豆淋酒调下二钱。

治产后中风，四肢筋脉挛急疼痛，心神烦闷，背项强直，羚羊角圆方。

羚羊角屑（一两）　生干地黄（三分）　羌活（一两）　防风（一两，去芦头）　附子（一两，炮裂，去皮脐）　桂心（三分）　黄芪（半两，锉）　麻黄（一两，去根节）　当归（三两，锉，微炒）　酸枣仁（半两，微炒）　牛膝（半两，去苗）　芎䓖（半两）　萆薢（三分，锉）

右件药，捣罗为末，炼蜜和捣三五百杵，圆如梧桐子大。不计时候，以温酒下三十圆。

治产后中风，四肢筋脉挛急，身体痹麻，宜用此方。

汉防己（半斤）　茵芋（五两）

右件药，细锉，用醋二升，浸一宿漉出，以猪脂三斤，入铛中，以慢火煎令药色黄，滤去滓，却煎令成膏，于瓷器内盛。每用时，炙手取膏，于患处摩之千遍，日二用，以差为度。

治产后伤寒诸方

夫人触冒寒气而为病者，谓之伤寒，产妇血气俱虚，日月未满，而起早劳动，为寒所伤，则淅淅恶寒，翕翕发热，头背骨节皆痛，至七八日乃差也。

治产后伤寒，头目四肢俱疼，心胸烦热，桂心散方。

桂心（一两） 麻黄（三两[34]，去根节） 荆芥（三分） 石膏（一[35]两） 赤芍药（三分） 柴胡（一分，去苗） 葛根（二分） 芎䓖（半两） 人参（半两，去芦头） 细辛（半两，去苗土） 甘草（一分，炙微赤，锉）

右件药，捣粗罗为散。每服四钱，以水一中盏，入生姜半分、枣三枚，煎至六分，去滓，温服。如人行五七里再服，以得汗出为效。

治产后伤寒，头目疼痛，四肢烦热，心胸满闷，不欲饮食，前胡散方。

前胡（三分，去芦头） 石膏（二两） 麻黄（一两，去根节） 葛根（锉） 人参（去芦头） 黄芩 芎䓖 枳实（麸炒微黄） 赤芍药 甘草（炙微赤，锉） 半夏（汤洗七遍，去滑） 桂心（以上各半两）

右件药，捣粗罗为散。每服四钱，以水一中盏，入生姜半分、豉五十粒、葱白三[36]寸，煎至六分，去滓，稍热频服，以微汗为效。

治产后伤寒咳嗽，咽喉不利，四肢烦疼，半夏散方。

半夏（汤洗七遍，去滑） 人参（去芦头） 赤芍药 细辛 白术 桔梗（去芦头） 桂心 陈橘皮（汤浸，去白瓤，焙） 前胡（去芦头） 甘草（炙微赤，锉，以上各半两） 杏仁（三分，汤浸去皮尖双仁，麸炒微黄） 麻黄（一两，去根节）

右件药，捣粗罗为散。每服四钱，以水一盏，入生姜半分，煎至六分，去滓，不计时候温服。

治产后伤寒，虚烦体热，头痛，四肢骨节俱疼，细辛散方。

细辛（半两） 桂心（一两） 赤芍药（三分） 前胡（一两，去芦头） 石膏（二两半） 葛根（三分，锉） 黄芩（半两） 甘草（半两，炙微赤，锉）

右件药，捣粗罗为散。每服四钱，以水一中盏，入生姜半分、葱白五寸、豉五十粒，煎至六分，去滓，不计时候温服，以微汗为效。

治产后伤寒，呕哕不止，虚烦渴躁，枇杷叶散方。

枇杷叶（半两，去毛，微炙） 麦门冬（三分，去心） 厚朴（半两，去皱皮，涂生姜汁，炙令香熟）　葛根（三分，锉）　陈橘皮（半两，汤浸去白瓤）　人参（三分，去芦头）　甘草（半两，炙微赤，锉）

右件药，捣粗罗为散。每服四钱，以水一中盏，入生姜半分，煎至六分，去滓，不计时候温服。

治产后伤寒三日以前，头痛恶风烦热，葛根散方。

葛根（一两，锉）　麻黄（一两，去根节）　桂心（三分）　甘草（二[37]分，炙微赤，锉）　赤芍药（二[38]分）　柴胡（一两，去苗）　细辛（三分）　厚朴（一两，去粗皮，涂生姜汁，炙令香熟）　石膏（二两）

右件药，捣粗罗为散。每服四钱，以水一中盏，入生姜半分，煎至六分，去滓，稍热服之，如人行五七里再服，以微汗为度。

治产后伤寒三日以前，头项腰脊俱痛，发汗不出，烦躁者，麻黄散方。

麻黄（一两，去根节）　桂心（三分）　杏仁（半两，汤浸去皮尖双仁，麸炒微黄）　人参（三分，去芦头）　白术（三分）　干姜（三两，炮裂，锉）　芎䓖（三分）　厚朴（三分，去粗皮，涂生姜汁，炙令香熟）　附子（三分，炮裂，去皮脐）　甘草（半两，炙微赤，锉）

右件药，捣粗罗为散。每服四钱，以水一中盏，入生姜半分、枣三枚，煎至五分，去滓，稍热服之，衣覆即微汗，如人行五七里未汗，即再服。

治产后伤寒，烦热不解，大小便涩，栀子仁散方。

栀子仁（半两）　犀角屑（三分）　赤芍药（三分）　黄芩（半两）　柴胡（一两，去苗）　川大黄（一两半，锉碎，微炒）　甘草（半两，炙微赤，锉）　木通（一两，锉）

右件药，捣粗罗为散。每服四钱，以水一中盏，入生姜半分，煎至六分，去滓，不计时候温服。

治产后伤寒头疼，身体如火，心胸烦躁，麦门冬散方。

麦门冬（一两，去心）　赤芍药（三分）　黄芩（三分）　栀子仁（一[39]分）　石膏（一[40]两）　犀角屑（三分）　甘草（半两，炙微赤，锉）

右件药，捣粗罗为散。每服四钱，以水一中盏，入生姜半分，煎至六分，去滓，不计时候温服。

治产后伤寒，心膈热躁，肩背强硬，四肢拘急烦疼，羌活散方。

羌活（三分） 石膏（一两） 麻黄（一两，去根节） 甘草（一分，炙微赤，锉） 桂心 芎䓖 赤茯苓 赤芍药 葛根 白术 黄芩 细辛（以上各半两）

右件药，捣粗罗为散。每服四钱，以水一中盏，入生姜半分、葱白五寸、豉五十粒，煎至六分，去滓，稍热频服，微汗出为度。

治产后伤寒，经数日后，胸中妨闷，喉咽噎塞，不能饮食，射干散方。

射干（半两） 川升麻（三分） 人参（三分，去芦头[41]） 甘草（半两，炙微赤，锉[42]） 陈橘皮（二分，汤浸去白瓤，焙[43]）

右件药，捣粗罗为散。每服五钱，以水一大盏，入生姜半分，煎至五分，去滓，不计时候温服。

治产后伤寒，四肢拘急，心腹满闷，头痛壮热，白术散方。

白术（三分） 芎䓖（三分） 赤芍药（三分） 附子（三分，炮裂，去皮脐[44]） 桂心（二分） 青橘皮（一分，汤浸去白瓤，焙[45]） 甘草（一分，炙微赤，锉[46]） 厚朴（一两，去粗皮，涂生姜汁，炙令香熟[47]） 石膏（一两半[48]）

右件药，捣粗罗为散。每服四钱，以水一中盏，入生姜半分，煎至六分，去滓，不计时候稍热服。

治产后伤寒咳嗽，心胸不利[49]，背膊烦疼，前胡散方。

前胡（三分[50]） 杏仁（半两，汤浸去皮尖双仁，麸炒微黄[51]） 桂心（半两[52]） 人参（三分，去芦头[53]） 麻黄（三分[54]） 赤茯苓（三分[55]） 白术（三分[56]） 细辛（半两[57]） 甘草（一分，炙微赤，锉） 赤芍药（半两）

右件药，捣粗罗为散。每服四钱，以水一中盏，入生姜半分、枣二枚，煎至六分，去滓，不计时候温服。

治产后伤寒，心膈痰壅，呕逆，四肢烦热，人参散方。

人参（一两，去芦头） 丁香（半两） 前胡（一两，去芦头） 半夏（半两，汤洗七遍，去滑） 桂心（半两） 甘草（半两，炙微赤，锉） 诃黎勒皮（二分） 厚朴（一两，去粗皮，涂生姜汁，炙令香熟）

右件药，捣粗罗为散。每服四钱，以水一中盏，入生姜半分、枣三枚，煎至六分，去滓，不计时候温服。

治产后寒热诸方

治产后劳伤，血气不和，互相乘克，阳胜则热，阴胜则寒，阴阳相加，故发寒热。凡产后余血在内，亦令寒热，其腹内时复刺痛者是也。

治产后体虚寒热，发歇，四肢少力，心神烦闷，不思饮食，猪肾汤方。

猪肾（一对，去脂膜，切作四片） 豉（半两） 生姜（半两，拍碎） 白粳米（一合[58]） 人参（半两，去芦头） 当归（一两） 黄芪（半两，锉） 葱白（三茎，切） 桂心（半两）

右件药，细锉，都以水二大盏，煎至一盏，去滓，食前分为三服。

治产后血气不散，体虚，乍寒乍热，骨节疼痛，四肢少力，芎䓖散方。

芎䓖 生干地黄 刘寄奴 鬼箭羽 羌活 当归（锉，微炒，以上各三分） 柴胡（一两，去苗） 鳖甲（一两，涂醋炙微黄，去微裙[59]）

右件药，捣粗罗为散。每服三钱，以水一中盏，入生姜半分，煎至六分，去滓，不计时候温服。

治产后壮热憎寒，四肢少力，不思饮食，知母散方。

知母 当归（锉，微炒） 鬼箭羽 刘寄奴 白术 （以上各一两） 桃仁（一两，汤浸去皮尖双仁，麸炒微黄）

右件药，捣粗罗为散。每服三钱，以水酒各半中盏，煎至六分，去滓，不计时候温服之。

治产后乍寒乍热，骨节疼痛，四肢无力，面色痿黄，黄芪散方。

黄芪（一两，锉） 附子（三分，微[60]裂，去皮脐） 鬼箭羽（半两） 当归（二分，锉，微炒） 芎䓖（半两） 桂心（半两） 牡丹（半两） 赤芍药（三分） 牛膝（二分，去苗） 桃仁（三分，汤浸去皮尖双仁，麸炒微黄） 赤茯苓（三分） 鳖甲（一两，涂醋炙微黄，去裙襕）

右件药，捣粗罗为散。每服四钱，以水一中盏，入生姜半分，煎至六分，去滓，不计时候温服。

治产后血气不散，乍寒乍热，骨节烦痛，唇口干热[61]，心胸闷乱，赤芍药散方。

赤芍药　人参（去芦头）　防风（去芦头）　当归（锉，微炒）　生干地黄　红蓝花　藕节　（以上各一两）　羚羊角屑（二分）　芎䓖（三分）

右件药，捣粗罗为散。每服四钱，以水一中盏，入生姜半分、黑豆五十粒，煎至六分，去滓，不计时候温服。

治产后寒热头痛，手足烦疼，恶露不快，心腹刺痛，红蓝花散方。

红蓝花（一两）　甘菊花　当归（锉，微[62]）　芎䓖　蓬莪茂　赤芍药　鬼箭羽　桂心（以上各半两）　牛膝（去苗）　刘寄奴　赤芍药　桃仁（汤浸去皮尖双仁，麸炒微黄）　羚羊角屑（以上各三分）

右件药，捣粗罗为散。每服四钱，以水一中盏，入生姜半分，煎至六分，去滓，不计时候温服。

治产后，寒热头痛，石膏散方。

石膏（二两）　黄芩（一两半）　桂心（一两半）　生干地黄（一两）　牡蛎（二两，烧过）　赤芍药（二两）

右件药，捣粗罗为散。每服四钱，以水一中盏，煎至六分，去滓，不计时候温服。

治产后，恶血滞留，增[63]寒壮热，心腹疼痛，蓬莪茂散方。

蓬莪茂（一两）　当归（一两，锉，微炒）　蒲黄（三分）　桂心（三分）　川大黄（一两，锉碎，微炒）　桃仁（一两，汤浸去皮尖双仁，麸炒微黄）

右件药，捣细罗为散，不计时候，以暖酒调下二钱。

治产后咳嗽诸方

夫肺感微寒，则成咳嗽，而肺正[64]气，因产后气虚，风冷伤于肺，故咳嗽也。

治产后咳嗽，心膈不利，涕唾稠粘，四肢烦热，不思饮食，天门冬散方。

天门冬（去心，焙） 前胡（去芦头） 赤茯苓 黄芪（锉） 杏仁（汤浸去皮尖双仁，麸炒微黄） 桑根白皮（锉，各三分） 生干地黄 当归（锉，微炒） 百合 款冬花 赤芍药 甘草（炙微赤，锉，以上各半两）

右件药，捣粗罗为散。每服四钱，以水一中盏，入生姜半分，煎至六分，去滓，不计时候温服。

治产后咳嗽，涕唾稠粘，胸膈壅闷，喘息不调，四肢无力，款冬花散方。

款冬花 贝母（煨微黄） 桔梗（去芦头） 紫菀（洗去苗土） 旋复花 五味子 海蛤 天门冬（去心，焙） 赤茯苓（以上各半两） 汉防己（一分） 甘草（一分，炙微赤，锉）

右件药，捣粗罗为散。每服三钱，以水一中盏，煎至六分，去滓，不计时候温服。

治产后咳嗽，吐血不止，心中烦闷，头目旋闷，犀角散方。

犀角屑（三分） 麦门冬（二[65]两半，去心，焙） 生干地黄（一两） 赤茯苓（一两） 鸡苏（一两） 马兜铃（三分） 紫菀（三分，洗去苗土） 甘草（半两，炙微赤，锉） 羚羊角屑（三分）

右件药，捣粗罗为散，每服四钱，以水一中盏，入生姜半分、竹茹一分，煎至六分，去滓，不计时候温服。

治产后咳嗽，四肢无力，吃食减少，紫菀散方。

紫菀（半两，洗去苗土） 人参（三分，去芦头） 半夏（半两，汤洗七遍，去滑） 白茯苓（一两） 陈橘皮（三分，汤浸去白瓤，焙） 麦门冬（一两，去心，焙） 当归（半两，锉，微炒） 黄芪（一两，锉） 白芍药（半两） 桂心（半两） 熟干地黄（一两） 甘草（一分，炙微赤，锉） 五味子（三分） 杏仁（半两，汤浸去皮尖双仁，麸炒微黄）

右件药，捣粗罗为散。每服四钱，以水一中盏，入生姜半分、枣三枚，煎至六分，去滓，不计时候温服。

治产后虚羸，四肢无力，吃食减少，常多咳嗽，熟干地黄散方。

熟干地黄 桂心 细辛 杏仁（汤浸去皮尖双仁，麸炒微黄，各半两） 五味子 人参（去芦头） 白术 白茯苓 百合 当归（锉，微炒，以上各三分） 甘草（一分，炙微赤，锉） 陈橘皮[66]（汤浸去白瓤，焙）

右件药，捣粗罗为散。每服四钱，以水一中盏，入生姜半分、枣三枚，煎至六分，去滓，不计时候温服。

治产后虚乏，短气咳嗽，不思饮食，人参散方。

人参（去芦头） 续断 白茯苓 黄芪（锉） 熟干地黄 白术（以上各三分） 白薇 五味子 当归（锉，微炒） 芎䓖（以上各半两） 麦门冬（一两，去心，焙） 甘草（一分，炙微赤，锉）

右件药，捣粗罗为散。每服四钱，以水一中盏，入生姜半分、枣三枚，煎至六分，去滓，不计时候温服。

治产后咳嗽，有时寒热，四肢乏力疼痛，不思饮食，桃仁散方。

桃仁（汤浸去皮尖双仁，麸炒微黄） 桑根白皮（锉） 当归（锉，微炒） 白茯苓 白术 人参（去芦头） 甘草（炙微赤，锉，以上各三分） 鳖甲（涂醋炙微黄，去裙襕） 紫菀（洗去苗土） 木香 桂心 白芍药 子芩 陈橘皮（汤浸去白瓤，焙） 熟干地黄（以上各半两） 柴胡（一两，去苗）

右件药，捣粗罗为散。每服四钱，以水一中盏，入生姜半分、枣三枚，煎至六分，去滓，不计时候温服。

治产后伤冷，肺寒咳嗽，鼻多清涕，不欲饮食，四肢少力，人参散方。

人参（去芦头） 白术 陈橘皮（汤浸去白瓤，焙） 厚朴（去粗皮，涂生姜汁，炙令香熟） 干姜（炮裂，锉） 白茯苓（以上各三分） 紫菀（洗去苗土） 桂心 细辛 甘草（炙微赤，锉，以上各半两）

右件药，捣粗罗为散。每服三钱，以水一中盏，入枣三枚，煎至六分，去滓，不计时候温服。

治产后呕逆诸方

夫胃为水谷之海，水谷之精以为血气，血气荣润腑脏，因产则腑脏伤动，有时而气独盛者，则气乘肠胃，肠胃燥涩，其气则逆，故呕逆不下食也。

治产后虚羸呕逆，饮食不下，人参散方。

人参（一两，去芦头）　麦门冬（三分，去心，焙）　黄芪（一两，锉）　半夏（半两，汤洗七遍，去滑）　桂心（半两）　白茯苓（一[67]分）　陈橘皮（半两，汤浸去白瓤，焙）　当归（半两，锉，微炒）　厚朴（二分，去粗皮，涂生姜汁，炙令香熟）

右件药，捣粗罗为散。每服四钱，以水一中盏，入生姜半分、枣三枚，煎至六分，去滓，不计时候温服。

治产后脾胃气寒，心胸满闷，吐逆，四肢少力，不纳饮食，丁香散方。

丁香　人参（去芦头）　槟榔　白术　桂心　当归（锉，微炒）　厚朴（去粗皮，涂生姜汁，炙令香熟）　前胡（去芦头，以上各三分）　甘草（三[68]两，炙微赤，锉）　高良姜（一两，锉）

右件药，捣粗罗为散。每服四钱，以水一中盏，入生姜半分，煎至六分，去滓，不计时候温服。

治产后腹中痛，呕逆，饮食不下，白术散方。

白术　麦门冬（去心，焙）　厚朴（去粗皮，涂生姜汁，炙令香熟）　人参（去芦头）　陈橘皮（汤浸去白瓤，焙）　当归（锉，微炒）　桂心（以上各一两）

右件药，捣粗罗为散。每服四钱，以水一中盏，入生姜半分，煎至六分，去滓，不计时候温服。

治产后，血气壅滞，心烦呕逆，不下饮食，枇杷叶散方。

枇杷叶（半两，拭去毛，炙微黄）　红蓝花（一两）　桂心（半两）　当归（三分，锉，微炒）　赤芍药（一分）　人参（三分，去芦头）　芦根（三分，锉）　白术（一两）　枳壳（半两，麸炒微黄，去瓤）

右件药，捣粗罗为散。每服四钱，以水一中盏，入生姜半分，煎至六分，去滓，不计时候温服。

治产后血气米[69]和，心烦呕逆，不下饮食，人参散方。

人参（三分，去芦头）　忽麻[70]红蓝花（一两）　生干地黄（二分）　葛根（三分，锉）　甘草（半两，炙微赤，锉）

右件药，捣粗罗为散。每服四钱，以水一中盏，入生姜半分，煎至六分，去滓，不计时候温服。

治产后脾胃虚寒，或时呕逆，不下饮食，草豆蔻散方。

草豆蔻（去壳） 陈橘皮（汤浸，去白瓤，焙） 当归（锉，微炒） 白术 前胡（去芦头，各三分） 附子（炮裂，去皮脐） 人参（去芦头） 木香 桂心 半夏（汤浸七遍去滑） 甘草（炙微赤，锉，以上各半两）

右件药，捣粗罗为散。每服四钱，以水一中盏，入生姜半分，煎至六分，去滓，不计时候温服。

治产后脾胃伤冷，呕逆，不下饮食，四肢微冷，腹胁痞满，诃黎勒散方。

诃黎勒皮（三分） 陈橘皮（一两，汤浸去白瓤，焙） 甘草（一分[71]，炙令微赤，锉） 桂心 当归（锉，微炒） 丁香 藿香 木香 白术 附子（炮裂，去皮脐） 干姜（炮裂，锉，以上各半两）

右件药，捣粗罗为散。每服三钱，以水一中盏，入枣二枚，煎至六分，去滓，不计时候稍热服。

治产后脾胃气寒，呕逆，不纳饮食，四肢乏力，不能运动，白豆蔻散方。

白豆蔻（去皮） 人参（去芦头） 白术 黄芪（锉） 当归（锉，微炒） 附子（炮裂，去皮脐） 白茯苓（以上各三分） 半夏（半两，汤浸七遍去滑） 陈橘皮（一两，汤浸去白瓤，焙） 甘草（一分，炙微赤，锉） 干姜（半两，炮裂，锉碎） 芎䓖（半两）

右件药，捣粗罗为散。每服三钱，以水一中盏，入生姜半分、枣二[72]枚，煎至六分，去滓，不计时候温服。

治产后心腹疼痛，呕吐清水，不下饮食，肉豆蔻散方。

肉豆蔻（去壳） 槟榔 人参（去芦头） 桂心（以上各半两）

右件药，捣细罗为散。不计时候，以粥饮调下一钱。

治产后胃气不和，呕逆不止，全不纳食，宜服开胃散方。

诃黎勒皮（一两半） 人参（一两，去芦头） 甘草（半两，炙微赤，锉）

右件药，捣细罗为散。别以半夏半分、生姜一分、薤白二七茎，以水一大盏，煎至六分，去滓，分为二服，不计时候调下散二钱。

治产后更无他疾，但多呕逆，不能饮食，宜服此方。

白术（一两半，细锉）　生姜[73]（一两，细锉）

右件药，和匀，分为三服，以酒水各半中盏，煎至六分，去滓，不计时候温服。

治产后血气上攻，呕逆烦闷，琥珀膏方。

琥珀（一两，细研）　生地黄汁（一中盏）　生姜汁（半合）

右件药，慢火熬成膏，不计时候，以温酒调下半大匙。

治产后霍乱诸方

夫产后霍乱，气血俱伤，脏腑虚损，或饮食不消，触冒风冷，使阴阳不顺，清浊相干，气乱于肠胃之间，真邪相搏，冷热不调，上吐下利，故曰霍乱也。

治产后霍乱吐泻，心神烦闷，腹内㽲痛，四肢不和，或时燥渴，白茯苓散方。

白茯苓（三分）　麦门冬（三分，去心，焙）　草豆蔻（去皮）　当归（锉，微炒）　藿香　人参（去芦头）　高良姜（锉）　芎䓖　甘草（炙微赤，锉，以上各半两）

右件药，捣粗罗为散。每服三[74]钱，以水一中盏，入生姜半分、枣三枚，煎至六分，去滓，不计时候温服。

治产后霍乱，吐利烦渴，心胸满闷，香薷散方。

香薷　前胡（去芦头）　麦门冬（去心，各三分）　人参（去芦头）　白术　甘草（炙微赤，锉）　半夏（汤浸七遍去滑）　陈橘皮（汤浸去白瓤，焙）　诃黎勒皮（各半两）

右件药，捣粗罗为散。每服四钱，以水一中盏，入生姜半分，煎至六分，去滓，不计时候温服。

治产后霍乱吐利，胃虚烦躁，人参散方。

人参（去芦头）　白术　当归（锉，微炒）　麦门冬（去心，焙）

厚朴（去粗皮，涂生姜汁，炙令香熟） 草豆蔻（去壳） 芎䓖 白茯苓 诃梨勒皮 沉香（以上各三分） 甘草（半两，炙微赤，锉）

右件药，捣粗罗为散。每服三钱，以水一中盏，入生姜半分、枣三枚，煎至六分，去滓，不计时候温服。

治产后胃气虚弱，因饮食不节，欲[75]成霍乱，丁香散方。

丁香 肉豆蔻（去壳） 当归（锉，微炒） 白术 缩砂（去皮[76]） 人参（去芦头） 厚朴（去粗皮，涂生姜汁，炙令香熟） 陈橘皮（汤浸去白瓤，焙，以上各三分） 甘草（半两，炙微赤，锉）

右件药，捣粗罗为散。每服三钱，以水一中盏，入生姜半分、枣三[77]枚，煎至六分，去滓，不计时候温服。

治产后霍乱吐利，烦渴不止，藿香散方。

藿香 香薷 白术 麦门冬（去心，焙） 厚朴（去粗皮，涂生姜汁，炙令香熟） 葛根（锉） 人参（去芦头，以上各三分） 桂心（半两） 芦根（一两，锉） 白豆蔻（半两，去皮） 甘草（一分，炙微赤，锉）

右件药，捣粗罗为散。每服三钱，以水一中盏，入生姜半分、竹叶三七片、枣三枚，煎至六分，去滓，不计时候温服。

治产后霍乱，吐泻不止，厚朴散方。

厚朴（去粗皮，涂生姜汁，炙令香熟） 陈橘皮（汤浸去白瓤，焙） 人参（去芦头，以上各一两） 肉豆蔻（去壳） 红豆蔻 桂心 白术 干姜（炮裂，锉） 甘草（炙微赤，锉，以上各半两）

右件药，捣粗罗为散。每服三钱，水一中盏，入生姜半分，煎至六分，去滓，不计时候温服。

治产后霍乱吐利，腹痛烦渴，手足逆冷，白术散方。

白术 麦门冬（去心，焙） 陈橘皮（汤浸去白瓤，焙） 干姜（炮裂，锉） 人参（去芦头，各一两） 甘草（半两，炙微赤，锉）

右件药，捣粗罗为散。每服四钱，以水一中盏，入生姜半分，煎至六分，去滓，不计时候温服。

治产后霍乱吐利，腹中㽲痛，当归散方。

当归（锉，微炒） 白豆蔻（去皮） 木香 白术 高良姜（锉）

白芍药　甘草（炙微赤，锉，以上各半两）　厚朴（一两，去粗皮，涂生姜汁，炙令香熟）　吴茱萸（一分，汤浸七遍，炒令黑）

右件药，捣细罗为散。不计时候，以粥饮调下二钱。

治产后霍乱，吐利不止，手足逆冷，附子散方。

附子（炮裂，去皮脐）　白术　当归（锉，微炒）　吴茱萸（汤浸七遍，焙干，微炒）　桂心　人参（去芦头）　丁香　陈橘皮（汤浸去白瓤，焙）　甘草（炙微赤，锉，以上各半两）

右件药，捣细罗为散。不计时候，以粥饮调下二钱。

治产后霍乱，吐泻不止，温中散方。

人参（去芦头）　白术　干姜（炮裂，锉）　当归（锉，微炒）　草豆蔻（去皮，各一两）　厚朴（二[78]两，去粗皮，涂生姜汁，炙令香熟）

右件药，捣粗罗为散。每服三钱，以水一中盏，煎至六分，去滓，不计时候温服。

治产后霍乱，吐泻烦闷，欲作转筋，木瓜散方。

木瓜（二两，干者）　白术（一两半）　当归（一两，锉，微炒）　藿香（二两）　人参（一两半，去芦头）　白茯苓（一两）　五味子（一两半）　黄芪（一两，锉）

右件药，捣粗罗为散。每服三钱，以水一中盏，入生姜半分，煎至六分，去滓，不计时候温服。

治产后霍乱吐利，腹内㽲痛，高良姜散方。

高良姜（锉）　当归（锉，微炒）　草豆蔻（去皮，以上各一两）

右件药，捣细罗为散。不计时候，以粥饮调下二钱。

治产后头痛诸方

夫人头者，是诸阳之会也，凡产后五脏皆虚，胃气由弱饮食不充，谷气尚乏，则令虚热，阳气不守，上凑于头，阳实阴虚，则令头痛也。

治产后体虚，劳动过多，致头痛烦热，汗出不止，四肢少力，不思饮食，白

术散方。

白术（三分） 石膏（一两半） 白芍药（半两） 白茯苓（三分） 麦门冬（一两半，去心，焙） 牡蛎粉（一两） 生干地黄（一两） 人参（三分，去芦头） 五味子（半两） 黄芪（三分，锉） 甘草（一分，炙微赤，锉）

右件药，捣粗罗为散。每服四钱，以水一中盏，入生姜半分、枣三枚，煎至六分，去滓，不计时候温服。

治产后体虚头痛，芍药散方。

白芍药（一两） 生干地黄（一两） 牡蛎粉（一两） 桂心（半两） 甘草（一分，炙微赤，锉） 石膏（一两）

右件药，捣罗为散。每服四钱，以水一中盏，入生姜半分、枣三枚，煎至六分，去滓，不计时候温服。

治产后虚热头痛，四肢烦疼，不思饮食，黄芪散方。

黄芪（一两，锉） 赤芍药（半两） 生干地黄（二[79]两） 麦门冬（一两，去心，焙） 桂心（半两） 牡蛎粉（一两） 黄芩（半两） 石膏（二两） 甘草（半两，炙微赤，锉）

右件药，捣粗罗为散。每服四钱，以水一中盏，入生姜半分，煎至六分，去滓，不计时候温服。

治产后体虚，头痛烦热，石膏散方。

石膏（二两） 当归（锉，微炒） 羚羊角屑 白芍药 白术 子芩 生干地黄 甘草（炙微赤，锉，各半两） 茯神（三分） 前胡（三分，去芦头） 麦门冬（一两，去心，焙）

右件药，捣粗罗为散。每服四钱，以水一中盏，入生姜半分、枣三枚，煎至六分，去滓，不计时候温服。

治产后风虚头痛，四肢烦疼，口干微渴，茯神散方。

茯神 甘菊花 羌活 当归（锉，微炒） 生干地黄 白芍药 前胡（去芦头） 桂心 甘草（炙微赤，锉，各半两） 葛根（三分，锉） 石膏（二两） 蔓荆子（一两） 麦门冬（一两半，去心，焙）

右件药，捣粗罗为散。每服四钱，以水一中盏，入生姜半分，煎至六分，去滓，不计时候温服。

治产后痰壅头痛，心胸不利，少思饮食，前胡散方。

前胡（去芦头） 半夏（汤浸[80]七遍，去滑） 旋复花 当归（锉，微炒） 甘菊花 甘草（炙微赤，锉） 赤茯苓（以上各半两） 石膏（二两） 枳壳（一两，炒微黄，去瓤）

右件药，捣粗罗为散。每服四钱，以水一中盏，入生姜半分，煎至六分，去滓，不计时候温服。

治产后风虚头痛，身体壮热，言语时错，心神烦闷，羚羊角散方。

羚羊角屑（三分） 防风（一两，去芦头） 茯神（三分） 黄芪（二分，锉） 生干地黄（一两） 人参（三分，去芦头） 麦门冬（一两半，去心，焙） 芎䓖（一两） 赤芍药（半两） 石膏（一两） 独活（半两） 秦艽（半两，去苗） 甘草（一分，炙微赤，锉）

右件药，捣粗罗为散。每服一钱，以水一中盏，入生姜半分，煎至六分，去滓，不计时候温服。

治产后因伤风冷，头痛壮热，胸膈满闷，不得睡卧，人参散方。

人参（三分，去芦头） 前胡（一两，去芦头） 白术（半两） 枳壳（半两，麸炒微黄，去瓤） 葛根（三分，锉） 酸枣仁（三分，微炒） 芎䓖（三分） 石膏（二两） 甘草（半两，炙微赤，锉） 桂心（半两）

右件药，捣粗罗为散。每服四钱，以水一中盏，入生姜半分，煎至六分，去滓，不计时候温服。

治产后头痛，白僵蚕圆方。

白僵蚕（一两，微炒） 白附子（一两，裂炮[81]） 地龙（一两，微炒） 黄丹（一两，微炒） 人中白（半两，炒灰）

右件药，捣罗为末，用葱津和圆，如梧桐子大。不计时候，荆芥汤下一[82]圆。

治产后虚喘诸方

夫产后虚喘者，由脏腑不足，气血虚伤，败血冲心，上搏于肺，肺主气，血冲于气，气与血并，故令虚喘也。

治产后虚喘，气少不足，四肢羸困，不欲饮食，五味子散方。

五味子　人参（去芦头）　当归（锉，微炒）　黄芪（锉）　芎䓖　白茯苓　（以上各一两）

右件药，捣粗罗为散。每服三钱，以水一中盏，入生姜半分，煎至六分，去滓，不计时候温服。

治产后，体虚，微喘汗出，之[83]力，腹内疞痛，熟干地黄散方。

熟干地黄（一两）　牡蛎粉（一两）　白术（二分）　黄芪（三分，锉）　当归（锉，微炒）　甘草（炙微赤，锉）　桂心　五味子　芎䓖　赤芍药（以上各半两）

右件药，捣粗罗为散。每服三钱，以水一中盏，入生姜半分，煎至六分，去滓，不计时候温服。

治产后虚损，喘促，气力之[84]少，食饮不进，黄芪散方。

黄芪（一两，锉）　人参（三分，去芦头）　甘草（炙微赤，锉）　桂心　白茯苓　熟干地黄　当归（锉，微炒）　白茯苓　麦门冬（去心，焙）　白术　（以上各一两）

右件药，捣粗罗为散。每服三钱，以水一中盏，入生姜半分、枣二[85]枚，煎至六分，去滓，不计时候温服。

治产后，血气上攻于肺，虚喘，桂心散方。

桂心　陈橘皮（汤浸去白瓤，焙）　人参（去芦头）　当归（锉，微炒，各一两）　紫苏子（半两，微炒）　王味子（半两）

右件药，捣细罗为散。不计时候，以粥饮调下一钱。

治产后血海气虚，上攻于肺，时或喘促，不欲饮食，四肢乏力，五味子散方。

五味子（三分）　诃黎勒皮（一两）　人参（一两，去芦头）　熟干地黄（一两）　桂心（半两）　菖蒲（半两）　白茯苓（一两）　黄芪（三分，锉）　钟乳粉（一两）

右件药，捣筛为散。每服四钱，以水一中盏，入生姜半分、枣三枚，煎至五分，去滓，不计时候温服。

治产后虚汗不止诸方

夫虚汗不止者，由阴气虚而阳气加之，里虚表实，阳气独发于外，故汗出也。血为阴，产则伤血，是为阴气虚也，气为阳，其气实者[86]，阳加于阴，故令汗出，而阴气虚弱不复者，则汗出不止也，凡产后血气皆虚，故多汗也，因之遇风则变为痓，纵不成痓，则虚乏短气，身体柴瘦，唇口干燥，久变经水断绝，由津液竭故也。

治产后体虚羸瘦，四肢少力，不思饮食，心神虚烦，汗出口干，黄芪饮子方。

黄芪（锉） 人参（去芦头） 生干地黄 五味子 麦门冬（去心） 当归 （以上各一两） 牡蛎（一两半，烧为粉）

右件药，细锉和匀，每服半两，以水一大盏，入薤[87]白五茎、豉五十粒，煎至五[88]分，去滓，不计时候，分温二服。

治产后体虚汗出，四肢乏力，腹内疼痛，不思饮食，白术散方。

白术 龙骨 当归（锉，微炒，以上各三分） 生干地黄 黄芪（锉） 牡蛎粉 （以上各一两）

右件药，捣粗罗为散。每服四钱，以水一中盏，入生姜半分、枣三枚，煎至六分，去滓，不计时候温服。

治产后恶露少，汗出多，虚无力，当归散方。

当归（锉，微炒） 白芍药 木通（锉） 熟干地黄 牡蛎粉 苍术（锉，微炒，以上各二两）

右件药，捣粗罗为散。每服四钱，以水一中盏，入生姜半分，煎至六分，去滓，不计时候温服。

治产后体虚汗出，心烦，食少乏力，四肢羸弱，牡蛎散方。

牡蛎粉（一两） 龙骨（一两） 黄芪（一两，锉） 白术 当归（锉，微炒） 桂心 芎䓖 熟干地黄 五味子（以上各半两） 人参（三分，去芦头） 白茯苓（三分） 甘草（一分，炙微赤，锉）

右件药，捣粗罗为散。每服三钱，以水一中盏，入生姜半分、枣三枚，煎至六分，去滓，不计时候温服。

治产后虚羸盗汗，啬色恶寒，吴茱萸散方。

吴茱萸（半两，汤浸七遍，麸[89]炒）　五味子（一两）

右件药，捣筛，以酒二大盏，浸半日，煎至一盏三分，去滓，不计时候，分温三服。

治产后虚汗不止，麻黄根散方。

麻黄根　当归（锉，微炒）　黄芪（锉）　人参（去芦头）　甘草（炙微赤，锉）　牡蛎粉（以上各半两）

右件药，捣粗罗为散。每服四钱，以水一中盏，煎至六分，去滓，不计时候温服。

又方。

牡蛎粉（三分）　麻黄根（二两）

右件药，捣粗[90]罗为散，用扑身上，汗即自止。

又方。

牡蛎粉　人参（去芦头）　当归（锉，微炒）　白芍药　麻黄根（以上各一两）

右件药，捣粗罗为散。每服三钱，以水一中盏，煎至六分，去滓，不计时候温服。

又方。

龙骨（一两）　麻黄根（一两）

右件药，捣细罗为散。不计时候，以粥饮调下二钱。

又方。

当归（一两，锉，微炒）　麻黄根（二两）　黄芪（一两，锉）

右件药，捣粗罗为散。每服四钱，以水一中盏，煎至六分，去滓，不计时候温服。

治产后咳嗽诸方

夫肺主于气，五脏六腑，但药[91]于气，产后则气血俱伤，脏腑皆损，而风冷搏于气，气则逆上，而又脾虚聚冷，胃中伏寒，因食热物，冷[92]热气相冲，使气厥而不顺，则咳癔也，脾者主中焦，为三焦之间[93]，五脏之仓，贮积水谷，若阴阳气虚，使荣卫气厥逆，则致生斯疾也。

治产后气虚，心烦咳癔，草豆蔻散方。

草豆蔻（三分，去皮）　桃仁（三分，汤浸去皮尖双仁）　桂心（半两）　甘草（一分，炙微赤，锉）

右件药，捣粗罗为散。每服三钱，以水一中盏，入生姜半分，煎至六分，去滓，稍热频服。

治产后咳癔，气乱心烦，宜服此方。

生姜汁（半合）　蜜（一合）　薄荷汁（一合）

右件药，同煎至两沸，投酒二合，更煎令沸，放温，分为二[94]服，如人行三五里再服。

治产后脾胃伤冷，心胸气滞，咳癔不止，厚朴散方。

厚朴（三分，去粗皮，涂生姜汁，炙令香熟）　丁香（半两）　白术（三分）　枳壳（半两，麸炒微黄，去瓤）　草豆蔻（一两，去皮）　芎䓖（半两）

右件药，捣细罗为散。不计时候，以醋汤调下一钱。

治产后心烦，咳癔不止，丁香散方。

丁香（半两）　伏龙肝（一两，细研）　白豆蔻（半两，去皮）

右件药，捣细罗为散。每服，煎桃仁吴茱萸汤，调下一钱，如人行三五里再服。

治产后咳癔，心胸噎闷，白豆蔻圆方。

白豆蔻（三分，去皮）　桂心（三分）　丁香（半两）　陈橘皮（三分，汤浸去白瓤，焙）　诃黎勒皮（三分）　木香（半两）　吴茱萸（一分，汤浸七遍，焙干微炒）

右件药，捣罗为末，炼蜜和圆，如梧桐子大。每服，以橘皮汤下二十圆，如人行三五里再服。

【校注】

① 芃：日本抄本作“艽”字，义长可从。

② 十五：日本抄本作“一五”二字。

③ 仁：其下日本抄本有“者”字。

④ 二：日本抄本作“半”字。

⑤ 芃：日本抄本作“艽”字。

⑥ 大：日本抄本作“火”字，义长可从。

⑦ 皮：日本抄本作“反”字。

⑧ 痹：日本抄本作“痉”字。

⑨ 芃：日本抄本作“艽”字。

⑩ 二：日本抄本作“一”。

⑪ 一：日本抄本作“二”。

⑫ 间：日本抄本作“开”字。

⑬ 运：眩晕。运，通“晕”。五阴气俱绝，则目系转，转则目运。——《灵枢经》。

⑭ 五：日本抄本作“三”。

⑮ 分：日本抄本作“合”字。

⑯ 二：日本抄本作“三”。

⑰ 皮：其下日本抄本有“脐”字。

⑱ 者项：日本抄本作“肩”字。

⑲ 白：日本抄本作“生”字。

⑳ 炮裂：此二字底本无，据日本抄本补。

㉑ 干：日本抄本作“软”字。

㉒ 酒：日本抄本作“薄”字。

㉓ 二：日本抄本作“一”。

㉔ 虽：日本抄本作“出”字。

㉕ 三：日本抄本作“二”。

㉖ 二：日本抄本作“一”。

㉗ 三：日本抄本作“二”。

㉘ 一：日本抄本作“二”。

㉙ 一：日本抄本作“二”。

㉚ 二：日本抄本作“三”。

㉛ 一：日本抄本作“三”。

㉜ 齿：日本抄本作“头”字。

㉝ 共：据文义疑为“各”。

㉞ 两：日本抄本作“分”字。

㉟ 一：日本抄本作“二”。

㊱ 三：日本抄本作“五”。

㊲ 二：日本抄本作“三”。

㊳ 二：日本抄本作“三”。

㊴ 一：日本抄本作“二”。

㊵ 一：日本抄本作“二”。

㊶ 三分去芦头：此五字底本无，据日本抄本补。

㊷ 半两炙微赤锉：此六字底本无，据日本抄本补。

㊸ 二分汤浸去白瓤焙：此八字底本无，据日本抄本补。

㊹ 三分炮裂去皮脐：此七字底本无，据日本抄本补。

㊺ 一分汤浸去白瓤焙：此八字底本无，据日本抄本补。

㊻ 一分炙微赤锉：此六字底本无，据日本抄本补。

㊼ 一两去粗皮涂生姜汁炙令香熟：此十三字底

本无，据日本抄本补。

㊽ 一两半：此三字底本无，据日本抄本补。

㊾ 利：日本抄本作“和”字。

㊿ 三分：其下日本抄本有“去芦头”三字。

51 半两汤浸去皮尖双仁麸炒微黄：此十三字底本无，据日本抄本补。

52 半两：此二字底本无，据日本抄本补。

53 三分去芦头：此五字底本无，据日本抄本补。

54 三分：其下日本抄本有“去根节”三字。

55 三分：此二字底本无，据日本抄本补。

56 三分：此二字底本无，据日本抄本补。

57 半两：此二字底本无，据日本抄本补。

58 合：日本抄本作“两”字。

59 微裙：日本抄本作“裙襴”。

60 微：日本抄本作“炮”字。

61 热：日本抄本作“焦”字。

62 微：其下日本抄本有“炒”字。

63 增：通“憎”。厌恶。

64 正：据文义疑为“主”。

65 二：日本抄本作“一”。

66陈橘皮：各书均无剂量，待考。

67 一：日本抄本作“三”。

68 三：日本抄本作“半”字。

69 米：日本抄本作“未”字。

70 忽麻：其下日本抄本有“一两”二字，此处脱文。

71 一分：日本抄本作“半两”。

72 二：日本抄本作“三”。

73 生姜：其下日本抄本有“丝”字。

74 三：日本抄本作“二”。

75 欲：日本抄本作“致”字。

76 皮：日本抄本作“壳”字。

77 三：日本抄本作“二”。

78 二：日本抄本作“一”。

79 二：日本抄本作“一”。

80 浸：日本抄本作“洗”字。

81 裂炮：日本抄本作“焙裂”二字。

82 一：日本抄本作“十”字。

83 之：据文义疑为“乏”字。

84 之：日本抄本作“乏”字，义长可从。

85 二：日本抄本作“三”。

86 者：日本抄本作“若”字。

87 薤：据文义疑为“葱”。

88 五：日本抄本作“五”。

89 麸：日本抄本作“微”字。

90 粗：日本抄本作“细”，义长可从。

91 但药：日本抄本作“俱禀”，义长可从。

92 冷：日本抄本作“令”字。

93间：日本抄本为“关”字。

94 二：日本抄本作“三”。

卷第七十九

治产后积聚癥块诸方

夫积者，阴气也，五脏所生；聚者，阳气也，六腑所成。皆由饮食不节，冷热不调，致五脏之气积，六腑之气聚，积者痛不离其部，聚者其病[①]无有常处，所以然者，积为阴气，阴性沉伏，故痛不离其部，聚者为阳气，阳性浮动，故痛无有常处，产后血气伤于腑脏，腑脏虚弱，为风冷所乘，搏于脏腑，与气血相结，故成积聚癥块也。

治产后余血不散，结成癥块，疼痛，桃仁散方。

桃仁（一两，汤浸去皮尖双仁，麸炒微黄） 当归（一两，锉，微炒） 赤芍药（三分） 鳖甲（一两，涂醋炙令黄，去裙襕） 琥珀（三分） 延胡索（三分） 芎䓖（半两） 鬼箭羽（一两） 川大黄（一两，锉碎，微炒） 桂心（半两）

右件药，捣罗为散。每服一钱，以水一中盏，入生姜半分，煎至六分，去滓，不计时候温服。

治产后积血不散，结聚为块，或时寒热，不思饮食，京三棱散方。

京三棱（一两，微煨，锉） 当归（半两，锉，微炒） 桂心（半两） 芎䓖（半两） 牡丹（半两） 牛膝（三分，去苗） 赤芍药（半两） 桃仁（三分，汤浸去皮尖双仁，麸炒微黄） 生干地黄（一两） 刘寄奴（半两） 鳖甲（一两，涂醋炙令黄，去裙襕） 川大黄（二分，锉碎，微炒）

右件药，捣筛为散。每服三钱，以水一中盏，入生姜半分，煎至六分，去滓，温服，日三四服。

治产后，小腹内恶血结聚成块，坚硬疼痛，胀满，鳖甲散方。

鳖甲（一两，涂醋炙令黄，去裙襕） 桃仁（一两，汤浸去皮尖双仁，麸炒微黄） 川大黄（三分，锉碎，醋拌，炒研） 吴茱萸（一分，汤浸七遍，焙干，微炒） 桂心（一两） 鬼箭羽（一两） 牛膝（一两，去苗） 当归（一两，锉，微炒） 菴蔄子（一两）

右件药，捣筛为散。每服三钱，水酒各半中盏，入生姜半分，煎至六分，去滓，食前稍热服。

治产后恶血不散，结成癥块，脐腹疼痛，硇砂散方。

硇砂（一两，细研） 芫花（半两，醋拌，炒干） 虻虫（半两，去翅足，微炒） 水蛭（半两，微炒） 琥珀（三分） 干漆（半两，捣碎，炒令烟出） 没药（三分） 桂心（半两） 麝香（一分，细研）

右件药，捣细罗为散，入研了药令匀。每服食前，以温酒调下一钱。

治产后恶血不尽，经脉日久不通，渐成癥块，脐腹胀硬，时时疼痛，水蛭散方。

水蛭（八十枚，炒令黄） 虻虫（八十枚，去翅足，微炒） 牛膝（一两，去苗） 牡丹（半两） 桃仁（[2]汤浸去皮尖双仁，麸炒微黄） 桂心（半两） 菴間[3]子（一两） 当归（一两，锉，微炒） 鳖甲（一两，涂醋炙令黄，去裙襕） 干漆（一两，捣碎，炒令烟出） 鬼箭羽（三分） 琥珀（三分） 吴茱萸（半两，汤浸七遍，焙干，微炒） 芫花（半两，醋拌，炒令干） 麝香（一分，细研）

右件药，捣细罗为散，入研了药令匀。每服食前，以温酒调下一钱。

治产后恶血不散，积聚成块，在脐腹下，坚硬疼痛，木香圆方。

木香（半两） 京三棱（一两，微煨，锉） 槟榔（一两） 桂心（半两） 附子（一两，炮裂，去皮脐） 没药（半两） 阿魏（半两，面裹，面熟为度） 桃仁（一两，汤浸去皮尖双仁，麸炒微黄） 鳖甲（一两，涂醋炙令黄，去裙襕） 虻虫（一分，去翅足，微炒） 水蛭（一分，微炒令黄） 当归（半两，锉，微炒） 芎䓖（半两） 牡丹（半两） 赤芍药（半两） 硇砂（半两，细研） 川大黄（一两半，锉碎，微炒） 干漆（一两，捣碎，炒令烟出）

右件药，捣罗为末，炼蜜和捣五七百杵，圆如梧桐子大。每服，以温酒下二十圆，日三四服。

治产后血气不散，积聚成块，上攻心腹，或时寒热，四肢羸瘦烦疼，不思饮食，桂心圆方。

桂心（半两） 没药（半两） 槟榔（半两） 干漆（三分，捣碎，炒令烟出[④]） 当归（半两，锉，微炒） 赤芍药（半两） 川大黄（一两，锉碎，微炒） 桃仁（一两，汤浸去皮尖双仁，麸炒微黄） 鳖甲（一两，涂醋炙令黄，去裙襕） 厚朴（一两，去粗皮，涂生姜汁，炙令香熟） 延胡索（一两） 京三棱（一两，微煨，锉） 牡丹（半钱[⑤]） 青橘皮（三分，汤浸去白瓤，焙）

右件药，捣罗为末，炼蜜和捣五七百杵，圆如梧桐子大。每服，以温酒下三十圆，日三四服。

治产后积聚，按之跃手，食饮不为肌肤，萎黄不耐劳苦，呕逆上气，月水闭塞，鳖甲圆方。

鳖甲（一两半，涂醋炙令黄，去裙襕） 川大黄（一两，锉碎，微炒） 干漆（半两，捣碎，炒令烟出） 熟干地黄（一两） 赤芍药（半两） 芎䓖（半两） 桂心（半两） 延胡索（半两） 牡丹（半两） 蛴螬（十四枚，微炒） 䗪虫（十四枚，微炒） 水蛭（一分，炒令黄） 当归（一分，锉，微炒） 干姜（半两，炮裂，锉） 虻虫（十四枚，去翅足，微炒）

右件药，捣罗为末，炼蜜和捣三五百杵，圆如梧桐子大。每于食前，以温酒下十圆。

治产后恶血，结成瘕块，羸瘦无力，桃仁煎圆方。

桃仁（四十九粒[⑥]，汤浸去皮尖双仁，研如膏） 生地黄汁（二[⑦]升） 生牛膝汁（一升） 白蜜（五两）

以上四味同于石锅中慢火熬如稀饧。

鳖甲（一两半，涂醋炙令黄，去裙襕） 京三棱（一两，微煨，锉） 当归（一两，锉，微炒） 延胡索（一两） 干漆（一两，捣碎，炒令烟出） 芫花（半两，醋拌，炒干） 水蛭（四十九枚，炒令黄） 虻虫（四十九枚，去翅足，微炒） 槟榔（一两） 川大黄（一两，锉碎，微炒） 桂心（一两） 琥珀（一两）

右件药，捣细罗为末，入前煎中溲和，捣三二百杵，圆如梧桐子大。

每服食前，以温酒下二十圆。

治产后恶血不散，结成癥块，经脉不利，干漆圆方。

干漆（一两，捣碎，炒令烟出） 牡丹（三分） 赤芍药（一[8]两） 琥珀（一两） 桃仁（一两，汤浸去皮尖双仁，麸炒微黄） 牛膝（一两，去苗） 桂心（三分） 吴茱萸（三分，汤浸七遍，炒） 川大黄（一两，锉，微炒） 水蛭（三十枚，炒令黄） 虻虫（三十五枚，去翅足，微炒） 菴蔄子（一两） 乱发灰（一钱） 䗪虫（三十五枚，微炒） 大麻仁（半两） 鳖甲（一两，涂醋炙令黄，去裙襕） 蛴螬（十三枚，微炒）

右件药，捣罗为末，炼蜜和圆，如梧桐子大。每服二十圆，空心以温酒下。

治产后，腹中有癥块，疼痛不可忍，芫花圆方。

芫花（一两，醋拌，炒干） 川乌头（一两，炮裂，去皮脐） 干姜（一两，炮裂，锉） 木香（一两） 蓬莪茂[9]（一两） 刘寄奴（半两） 桂心（一两） 当归（一两，锉，微炒） 没药（一两）

右件药，捣罗为末，先以米醋五升，于银锅中煎如稀饧，后下药末，捣三二百杵，圆如绿豆大。每服空心，以温酒下十圆。

治产后恶血不散，积聚成块，琥珀圆方。

琥珀（一两） 赤芍药（一两） 桂心（一两） 当归（一两，锉，微炒） 川大黄（一两半，锉碎，微炒） 干漆（二两，捣碎，炒令烟出） 虻虫（三分，去翅足，微炒） 水蛭（一分，炒令黄） 鳖甲（一两，涂醋炙令黄，去裙襕） 硇砂（一两，细研） 桃仁（二两，汤浸去皮尖双仁，麸炒微黄）

右件药，捣罗为末，炼蜜和捣三二百杵，圆如梧桐子大。每日空心及晚食前，以温酒下二十圆。

治产后，积聚癥块，疼痛，硇砂圆方。

硇砂（五两，莹净积块者，以固济了瓷瓶一所，用独扫灰内瓶中，可一半安硇砂在心上，又以灰盖之后盖瓶口，以武火断令通赤，待冷取出，细研如粉[10]） 川大黄（半两，锉碎，微炒） 干姜（一分，炮裂，锉） 当归（半两[11]，炒） 芫花（半两，醋拌，炒干） 桂心（半两） 麝香（一分，微炒[12]）

右件药，除硇砂外，捣罗为末，入研了药令匀，以酒煮蒸饼和圆，如绿豆大。每日空心，以温酒下五圆，不饮酒荆芥汤下亦得。

治产后癥块，三棱圆方。

京三棱（一两，微炒[13]） 木香（半两） 硇砂（一[14]分，细研） 芫花（半两，醋拌，炒干） 巴豆（一分，去心皮，纸裹压去油）

右件药，捣细罗为末，研入前件硇砂巴豆令匀，以米醋二升，熬令减半，下诸药，慢火熬令稠，可圆，即圆如绿豆大。每服空心，以醋汤下二圆。

治产后积聚血块，攻心腹，发即令人闷绝，兼破鬼胎等病，大黄煎方。

川大黄（一两，锉碎，微炒） 芫花（一两，醋拌，炒令干） 蓬莪茂（一两） 咸硝（一两） 桃仁（一两，汤浸去皮尖双仁，麸炒微黄） 朱粉（半两）

右件药，捣罗为末，以浓醋二升，于铁器中，慢火熬令稀稠得所，即下朱[15]粉搅匀，每日空心，以温酒调下一茶匙。

治产后脐下结硬，大如升，月经不通，成积聚癥块，羸瘦，干漆圆方。

干漆（半斤，捣碎，炒令烟出，研为末） 生地黄（十斤，捣绞取汁）

右件药相和，煎令可圆，即圆如梧桐子大。每日空心，以温酒下二十圆，渐加至三十圆。

治产后积聚癥块，腹胁疼痛，芫花圆方。

芫花（一两半，醋拌，炒令干，捣罗为末） 巴豆（一分，去皮心研，纸裹压去油） 硇砂（三分，细研）

右件药，都研令匀，以醋煮面糊和圆，如绿豆大。每服，以醋汤下二圆。兼治败血冲心，煎童子小便下五圆。

治产后，积聚癥块疼痛，破癥圆方。

硇砂（一两半） 硫黄（一两） 水银（一钱）

右件药，以不著[16]油铫子，先下硫黄，次下硇砂，以火箸搅令匀，次入水银，又搅炒令稍黑，不绝烟便倾出，候冷细研，以醋浸蒸饼和圆，如绿豆大。每服食前，以当归酒下三圆。

治产后血瘕诸方

夫新产之后，有血与气相搏而痛者，谓之瘕[17]，瘕之言假也，谓其痛浮假无定处也。此由夙有风冷血气不治，至产，血下则少，故致此病也，不急治，多成积结，妨害月水，轻则否涩，重则不通也。

治产后，脏腑夙有风冷，恶血下，以结积成血瘕，致月水不利，琥珀散方。

琥珀（半两，细研） 硫黄（半两，细研） 硇砂（一两） 没药（半两） 麒麟竭（半两） 斑蝥（一分，炒熟，去翅足） 水蛭（半两，炒令黄） 干漆（半两，捣碎，炒令烟出） 海马子（九枚） 桂心（一两） 当归（一两，锉，微炒） 虻虫（一分，去翅足，微炒） 芫花（一两，醋拌过，炒令干） 麝香（一分，研入）

右件药，捣细罗为散，入研了药令匀。每服一钱，以酒半盏，童子小便半盏，桃仁七枚，去皮尖研，同煎一两沸，每日空心服，当下恶滞物，以差为度。

治产后恶血不尽，结聚为血瘕，腹中坚满，不下饮食，肉桂散方。

肉桂（一两，去皴皮） 当归（半两，锉，微炒） 蒲黄（半两） 牛膝（三分，去苗） 鬼箭羽（三分） 虻虫（半两，去翅足，微炒） 琥珀（三分） 桃仁（三分，汤浸去皮尖双仁，麸炒微黄） 赤芍药（三分） 水蛭（半两，炒令黄） 川大黄（一两，锉，微炒）

右件药，捣细罗为散。每于食前，以温酒调下一钱。

治产后，腹内血瘕疼痛，当归散方。

当归（一两，锉，微炒） 赤芍药（一两） 水蛭（一两，炒熟） 虻虫（一两，去翅足，微炒） 小儿胎发（一两，烧灰） 瓷药（一两，细研，水飞过） 芫花（一两，醋拌过，炒令干） 延胡索（一两）

右件药，捣细罗为散。每日空心，以温酒调下一钱，甚者不过五服。

治产后，血瘕积结为块，腹中疼痛，虚胀，红蓝花散方。

红蓝花（半两） 硇砂（一分，细研） 桂心（半两） 菴蕳子（半

两）　生干地黄（半两）

右件药，捣细罗为散。每日空心，以热酒调下二钱，相次服至三服，下恶物，差后，如产妇将息，勿令劳动。

治产后血瘕坚聚，按之跃手，食饮不为肌肤，面色萎黄，不耐劳动，呕逆上气，月水不通，妇人百病悉皆治之，干漆圆方。

干漆（一[18]两，捣碎，炒令烟出）　川大黄（二两，锉碎，微炒）　柏子仁（一两）　牛膝（一两，去苗）　人参（一两，去芦头）　牡丹（一两）　生干地黄（一两）　䗪虫（四十枚，微炒）　赤芍药（一两）　桂心（一两）　蛴螬（四十枚，微炒）　当归（一两半，锉，微炒）　干姜（一两，炮裂，锉）　虻虫（四十枚，去翅足，微炒）　麝香（一分，研入）

右件药，捣罗为末，炼蜜和捣三二百杵，圆如梧桐子大。每日空心，以热酒下十圆。

治产后余血不尽，腹内结成血瘕，月水不利，四肢羸瘦，不欲饮食，菴蕳子圆方。

菴蕳子（一两）　川乌头（三分，炮裂，去皮脐）　桂心（三分）　防葵（半两）　桃仁（一两，汤浸去皮尖双仁，麸炒微黄）　吴茱萸（半两，汤浸七遍，焙干，微炒）　牛膝（半两，去苗）　当归（一两，锉，微炒）　生干地黄（一两）　芎䓖（一两）　鳖甲（一两，涂醋炙令黄，去裙襕）　干姜（半两，炮裂，锉）　赤芍药（半两）　芫花（三分，醋拌过，炒令干）　川大黄（一两，锉碎，醋拌，炒研）

右件药，捣罗为末，炼蜜和捣三五百杵，圆如梧桐子大。每于食前，以温酒下二十圆。

治产后恶血不尽，结成血瘕，乍寒乍热，心腹胀痛，不欲饮食，四肢羸瘦，或时口干，鳖甲圆方。

鳖甲（一两，涂醋，炙令黄，去裙襕）　当归（半两，锉，微炒）　木香（半两）　赤芍药（半两）　鬼箭羽（半两）　川大黄（一两，锉，微炒）　虻虫（三分，去翅足，微炒）　水蛭（一分，炒令黄）

右件药，捣罗为末，炼蜜和捣五七百杵，圆如梧桐子大。每于食前，以桃仁汤下二[19]十圆。

治产后积聚成血瘕，致月水不通，小腹疼痛，琥珀圆方。

琥珀（一两，细研） 没药（一两） 当归（一两，锉，微炒） 赤芍药（一两） 京三棱（一两） 鳖甲（一两，涂醋，炙微黄） 虻虫（一两，去翅足，微炒） 水蛭（一两，炒令黄）

右件药，捣罗为末，炼蜜和捣三二百杵，圆如绿豆大。每日空心，以温酒下十圆。

治产后恶血不散，结成血瘕，在脐左右，攻刺疼痛，月候不通，麒麟竭圆方。

麒麟竭（一两） 川大黄（一两，锉，微炒） 硇砂（一两，细研） 干漆（一两，捣碎，炒令烟出） 桂心（一两） 没药（一两） 斑蝥（一分，去翅足，炒令黄） 穿山甲（一两，炙黄） 芫花（一两，醋拌，炒令干） 益母草（半两）

右件药，捣罗为末，以醋煮面糊，和捣三五百杵，圆如豌豆大。空心，以当归酒下十圆，红蓝花酒下亦得，服后良久取下恶物立效。

治产后，腹中有血瘕疼痛，硇砂圆方。

硇砂（半两） 干漆（半两，捣碎，炒令烟出） 巴豆（十枚，去皮心，麸炒断烟） 芫花（半两，醋拌，炒令黑） 当归（半两，锉，微炒） 菴蕳子（半两） 虻虫（十四枚，去翅足，微炒） 䗪虫（十四枚，微炒）

右件药，捣罗为末，用醋煮面糊，和捣三二百杵，圆如梧桐子大。每服，以小便一小盏，酒半盏相和煎至五分，不计时候下药三圆。

治产后虚冷，余血不尽，结成血瘕，腹胁疼痛，芫花煎圆方。

芫花（一两，末，以好醋三升熬如膏） 木香（半两） 附子（半两，炮裂，去皮脐） 琥珀（半两） 桃仁（一两，汤浸去皮尖双仁，麸炒微黄） 当归（一两半，锉，微炒） 硇砂（一两，细研） 干漆（一两，捣碎，炒令烟出） 京三棱（一两，微煨，锉[20]）

右件药，捣罗为末，入前芫花煎内相和，更入蜜少许，熬令稠，候可圆如梧桐子大。空心以醋汤下五圆，兼治恶血冲心神效。

治产后血瘕，结块攻刺，心腹疼痛，砒黄圆方。

砒黄（半两） 芫花（一两，醋拌，炒令黄） 硇砂（半两，细研）

香墨（一两）　釜㮶[21]（半两）　当归（半两，锉，微炒）　干漆（半两，捣碎，炒令烟出）

右件药，捣罗为末，以醋煮黑豆一两，取汁煮面糊和圆，如梧桐子大。每日空心，以醋汤下七圆，有恶血下差，即住服。

治产后血瘕结聚，攻刺腹胁，痛不可忍，没药圆方。

没药（半两）　砒霜（半两）　硫黄（半两，细研）　麒麟竭（半两）　朱砂（半两，细研）　硇砂（半两）

右件药，都细研为末，以糯米饭，和捣三二百杵，圆如绿豆大。空心，生姜汤下三[22]圆。

治产后血瘕，腹胁疼痛，经脉不利，宜服香墨圆方。

香墨（半两）　芫花（半两，醋拌，炒令干）　京三棱（一两，微煨，锉）　巴豆（一分，去皮心研，纸裹压去油）　桃仁（半两，汤浸去皮尖双仁，麸炒微黄）　硇砂（半两，细研）　狗胆（二枚，干者）

右件药，捣罗为末，以醋一大碗，熬上件药末，候可圆，即圆如绿豆大。每服食前，温酒下三圆。

治产后气血不调，腹中生瘕结不散，生地黄煎圆方。

生地黄（一十斤，洗净，捣绞取汁）　干漆（半斤，捣碎，炒令烟出，为末）　生牛膝（五斤，捣绞取汁）

右件药，以二味汁，内[23]银石锅中，文武火上，煎熬如稀饧，下干漆末，搅令匀，可圆，即圆如梧桐子大。每服食前，温酒下十圆。

治产后烦闷诸方

夫产后烦闷者，由产后腑脏劳伤，血气虚损，而虚[24]邪乘之，搏于血，使气不宣[25]而否涩，则生于热，或肢节烦疼，口干，因虚生热，则多烦闷，此乃表里俱虚，气血未复，而气逆乘之，故烦闷也。

治产后，心中烦闷不解，紫葛饮子方。

紫葛（半两） 麦门冬（半两，去心） 生地黄（半两） 小麦（半合） 甘草（一分，炙微赤，锉） 生姜（一分）

右件药，细锉和匀，分为三[26]服，以水一大盏，煎至五分，去滓，不计时候温服。

治产后，卒血气上攻，心胸烦闷，口干壮热，不思饮食，生地黄饮子方。

生地黄汁（一中盏） 童子小便（一中盏） 当归（一两，锉） 生姜汁（一合） 酒（一中盏）

右件药，相[27]和，煎五七沸，去滓，不计时候，温服一小盏。

治产后，因虚生热，致心神烦闷，麦门冬散方。

麦门冬（一两，去心） 羚羊角屑（半两） 人参（一两半，去芦头） 甘草（半两，炙微赤，锉） 蒲黄（一两）

右件药，捣筛为散。每服三钱，以水一中盏，入竹叶二七片、小麦半合，煎至六[28]分，去滓，不计时候温服。

治产后，口干烦闷心躁，黄芪散方。

黄芪（一两，锉） 麦门冬（一两，去心） 赤茯苓（一两） 当归（半两） 甘草（半两，炙微赤，锉） 生干地黄（一两）

右件药，捣筛为散。每服四钱，以水一中盏，入生姜半分，煎至六分，去滓，不计时候温服。

治产后，血气上攻胸膈，烦闷不安，蒲黄散方。

蒲黄（一两） 当归（一两） 赤芍药（一两） 麦门冬（一两，去心） 生干地黄（一两） 鬼箭羽（半两）

右件药，捣筛为散。每服三钱，以水一中盏，入竹叶二七片、粳米五十粒，煎至六分，去滓，不计时候温服。

治产后内虚，烦闷短气，竹茹饮子方。

竹茹（一两） 人参（一两，去芦头） 白茯苓（一两） 黄芪（一两，锉） 甘草（一分，炙微赤，锉）

右件药，细锉和匀，每服半两，以水一大盏，入枣三枚，煎至五分，去滓[29]，时候温服。

治产后血气攻心，烦闷，气欲绝，不识人，红蓝花饮子方。

红蓝花（半两） 紫葛（半两，锉） 赤芍药（半两，锉） 生地黄汁（三合，后下） 童子小便（三[30]合，后下） 蒲黄（半两）

右件药，都以水一大盏，酒半盏，煎至八分，去滓，下地黄汁并小便，更煎三两沸，不计时候分温三服。

治产后恶血不下，心膈烦闷，琥珀散方。

琥珀（一两） 蒲黄（一两） 刘寄奴（一两） 赤芍药（一两） 莲子心（半两） 鬼箭羽（半两）

右件药，捣细罗为散。每服不计时候，以豆淋酒调下二钱。

治产后躁热，心神烦闷，忽麻散方。

忽麻子（一两） 红蓝花（半两） 当归（半两，锉，微炒） 赤芍药（半两） 琥珀（半两） 嫩荷叶（半两）

右件药，捣细罗为散。每服不计时候，以生地黄汁调下二钱。

治产后心神烦闷，伭迷不醒，唇口冷，脉欲绝，面青，血气上冲，宜急服此方。

酽醋（三合） 鸡子（一枚，打破泻在碗中）

右件药，先煎醋一两沸，倾入鸡子碗中，熟搅顿服，立效。

治产后烦闷，手脚躁热，厌厌气欲绝，血运[31]，心头硬，乍寒乍热，宜服此方。

续骨枝[32]（一握，锉）

右以水一大盏半，煎取一盏，分为三服，如人行三五里，再服。

治产后恶血不尽，心膈烦闷，腹中刺痛，宜服此方。

延胡索（一两） 益母草（半两）

右捣细罗为散，不计时候，以温酒调下一钱。

又方。

生地黄（四两，细切）

右以酒二大盏，煎三五沸，去滓，分为五服，不计时候服之。

又方。

当归（一两，锉，微炒） 鬼箭羽（二两）

右件药，捣细罗为散。每服不计时候，以红蓝花酒，调下二钱。

治产后虚劳，心热烦闷，不识人方。

右取生鸡子一枚，打破，去壳吞之。

又方。

童子小便（一小盏）　生姜汁（一合）　生地黄汁（二合）

右相和，煎一沸，放温，分为二服，频频服之。

又方。

生地黄汁（一中盏）　童子小便（一中盏）　蒲黄（半两）

右相和，搅令匀，不计时候，分温四服。

又方。

右以生藕，捣绞取汁，暖饮一小盏，频频服之。

又方。

右饮淡竹沥一小盏，立效。

治产后烦渴诸方

夫产后烦渴者，由产时水血俱下，腑脏干燥，津液不足，因虚则生热，故令烦渴也。

治产后烦渴壮热，不思饮食，宜服生干地黄散方。

生干地黄（一两）　赤茯苓（一两）　麦门冬（三分，去心）　葛根（半两，锉）　石膏（一两，细研）　甘草（一分，炙微赤，锉）

右件药，捣筛为散。每服三钱，以水一中盏，入生姜半分、枣三枚，煎至六分，去滓，不计时候温服。

治产后烦渴，体热食少，栝楼根散方。

栝楼根（一两）　甘草（一分，炙微赤，锉）　人参（一两，去芦头）　麦门冬（一两，去心）　生干地黄（一两）　芦根（二两，锉）　赤茯苓（一两）　益母草（一两）

右件药，捣筛为散。每服三钱，以水一中盏，入生姜半分、枣三[33]枚，煎至六分，去滓，不计时候温服。

治产后体虚烦渴，吃食减少，乏力，宜服黄芪散方。

黄芪（一两，锉） 麦门冬（半两，去心） 生干地黄（一两） 甘草（一分，炙微赤，锉） 人参（三分，去芦头） 陈橘皮（三分，汤浸去白瓤，焙） 白茯苓（一两） 桑寄生（半两）

右件药，捣筛为散。每服三钱，以水一中盏，入生姜半分、枣三枚、竹叶二七片，煎至六分，去滓，不计时候温服。

治产后烦渴不止，红蓝花散方。

红蓝花（一两） 忽麻子（一两） 栝楼根（一两） 生干地黄（一两） 甘草（半两，炙微赤，锉） 菰根（一两）

右件药，捣筛为散。每服三钱，以水一中盏，入生姜半分、枣二枚，煎至六分，去滓，不计时候温服。

治产后烦渴，体热头痛，食少，人参散方。

人参（一两，去芦头） 麦门冬（一两，去心） 石膏（一两） 当归（一两，锉，微炒） 甘草（半两，炙微赤，锉） 栝楼根（二分） 生干地黄（三分） 柴胡（三分，去苗） 赤茯苓（三分）

右件药，捣筛为散。每服三钱，以水一中盏，入生姜半分、枣三枚，煎至六分，去滓，不计时候温服。

治产后烦渴不止，莲子房散方。

莲子房（一[34]两，秋前者） 甘草（一分，炙微赤，锉） 人参（一两，去芦头） 麦门冬（三分，去心） 芦根（一两，锉）

右件药，捣筛为散。每服三钱，以水一中盏，入生姜半分、枣三枚，煎至六分，去滓，不计时候温服。

治产后血虚烦渴，口干心躁，益母草散方。

益母草（一两） 人参（半两，去芦头） 黄芪[35]（半两，锉） 葛根（半两，锉） 生干地黄（半两） 甘草（一分，炙微赤，锉）

右件药，捣筛为散。每服三钱，以水一中盏，入生姜半分，煎至六分，去滓，不计时候温服。

治产后，心胸烦渴不解，羚羊角饮子方。

羚羊角屑（一分） 竹叶（三七片） 小麦（半合） 麦门冬（半两，去心） 枣（五枚） 生姜（一分） 赤茯苓（半两）

右件药，细锉和匀，分为五[36]服，每服，以水一中盏，煎至六分，去滓，不计时候温服。

又方。

生藕汁（三合）　生地黄汁（半升）　童子小便（五合）　白蜜（二合）

右相和，煎三五沸，不计时候，分温三服。

治产后在褥内，烦渴狂语方。

苏枋木（一两，锉）

右以水二大盏，煎至一盏，去滓，放温，渐渐服尽，其渴立止。

治产后风虚浮肿诸方

夫产后伤血劳气，腠理则虚，为风邪所乘，邪搏于气，不得宣越，故令虚肿轻浮，是邪搏于气，气肿也。若皮蒲如熟李子状，则变为水肿。气肿者，发汗即愈，水肿者，利小便而差也。

治产后风虚气滞，头面四肢浮肿，喘息促，不思饮食，大腹皮散方。

大腹皮（一两，锉）　天蓼木（半两，锉）　白薇（半两）　猪苓（一两，去黑皮）　杏仁（半两，汤浸去皮尖双仁，麸炒微黄）　槟榔（半两）　枳壳（三分，麸炒微炙，去瓤）　桑根白皮（一两，锉）　紫苏叶（半两）　麻黄（半两，去根节）　细辛（半两）　甘草（半两，炙微赤，锉）

右件药，捣筛为散。每服三钱，以水一中盏，入生姜半分，煎至六分，去滓，不计时候温服。

治产后风虚气壅，通身浮肿，不能饮食，商陆散方。

商陆（方一寸，白色者）　赤小豆（一分，生用）　大麻仁（一合）　附子（半两，炮裂，去皮脐）　甘草（一分，炙微赤，锉）　防风（一分，去芦头）　桑根白皮（一分，锉）

右件药，捣筛为散，分为五服，每服，以水一中盏，煎至六分，去滓温服，日三服。

治产后风虚，气壅上攻，头面浮肿，汉防己散方。

汉防己（一两） 枳壳（一两，麸炒微黄，去瓤） 猪苓（一两，去黑皮） 商陆（三[37]分） 桑根白皮（一两，锉） 甘草（三分，炙微赤，锉）

右件药，捣筛为散。每服四钱，以水一中盏，入生姜半分，煎至六分，去滓，不计时候温服。

治产后风虚气壅，通身浮肿，腹胁妨闷，上气促，不欲食，葶苈散方。

甜葶苈（一两，隔纸炒令紫色） 枳壳（半两，麸炒微黄，去瓤） 桑根白皮（一两半，锉） 当归（三分，锉，微炒） 大腹皮（一两，锉） 木香（半两） 紫苏叶（一两） 陈橘皮（一两，汤浸去白瓤，焙） 郁李仁（一两，汤浸，去皮）

右件药，捣筛为散。每服四钱，以水一中盏，入生姜半分，煎至六分，去滓，不计时候温服。

治产后风虚，头面四肢浮肿，坐卧不稳，郁李仁散方。

郁李仁（一两，汤浸，去瓤） 防风（三分，去芦头） 羌活（三分） 赤茯苓（一两） 商陆（一两） 泽泻（三分） 汉防己（半两） 木香（半两） 槟榔（半两）

右件药，捣筛为散。先用赤小豆一升，以水五升，煮小豆烂，取汁二升，每服，用药三钱，小豆汁一中盏，煎至六分，去滓温服，日三服。

治产后风虚，遍身浮肿，上气喘咳，腹胁妨闷，不思饮食，四肢少力，紫菀散方。

紫菀（一两，去苗土） 汉防己（半两） 桂心（半两） 细辛（半两） 槟榔（三分） 赤茯苓（半两） 桑根白皮（半两，锉） 枳壳（半两，麸炒微黄，去瓤） 大腹皮（半两，锉） 甜葶苈（半两，微炒） 木香（半两） 甘草（半两，炙微赤，锉）

右件药，捣筛为散。每服三钱，以水一中盏，入生姜半分，煎至六分，去滓，不计时候温服。

治产后风虚，头面浮肿，两胁刺痛，四肢烦疼，不欲饮食，槟榔圆方。

槟榔（一两） 枳壳（三分，麸炒微黄，去瓤） 诃黎勒皮（一两）

当归（半两，锉，微炒）　陈橘皮（一两，汤浸去白瓤，焙）　川大黄（一两，锉，微炒）　郁李仁（三分，汤浸去皮，微炒）　木香（半两）　桑根白皮（一两，锉）　赤芍药（半两）　牵牛子（二两，微炒）

右件药，捣筛为末，炼蜜和捣三二百杵，圆如梧桐子大。每于食前，以生姜橘皮汤下二十圆。

治产后风虚，头面浮肿，心胸不利，少思饮食，泽膝圆方。

泽膝（一两）　汉防己（三分）　郁李仁（一两，汤浸去皮，微炒）　细辛（半两）　防风（半两，去芦头）　前胡（一两，去芦头）　赤茯苓（一两）　桑根白皮（一两，锉）　诃黎勒皮（一两）　枳壳（三分，麸炒微炙，去瓤）　木香（三分）　槟榔（一两）

右件药，捣罗为末，炼蜜和捣三二百杵，圆如梧桐子大。每于食前，以生姜汤下三十圆。

治产后腰痛诸方

夫肾主腰脚，而妇人以肾为系胞，产则劳伤，肾气损，胞络虚，未平复，而风冷客之，冷气荣[38]腰者，则令腰痛也，若寒冷邪气，连滞腰脊，则痛久不已，后有娠，则喜坠胎也，所以然者，胞系肾，肾连腰脊也。

治产后败血不散，攻刺，腰间疼痛，日夜不止，牛膝散方。

牛膝（一两，去苗）　芎䓖（半两）　当归（半两，锉，微炒）　赤芍药（三分）　川大黄（一两，锉碎，微炒）　桂心（三分）　羚羊角屑（半两）　桃仁（半两，汤浸去皮尖双仁，麸炒微黄）　刘寄奴（半两）

右件药，捣筛为散。每服四钱，以水一中盏，煎至五分，次入酒二合，更煎三二沸，去滓，每于食前温服。

治产后血气壅滞，攻刺，腰间疼痛，赤芍药散方。

赤芍药（三分）　延胡索（半两）　桂心（半两）　芎䓖（半两）　当归（半两，锉，微炒）　牡丹（半两）　枳壳（半两，麸炒微黄，去

瓤）　牛膝（二两，去苗）　川大黄（二[39]两，锉，微炒）　桃仁（半两，汤浸去皮尖双仁，麸炒微黄）

右件药，捣筛为散。每服四钱，以水二大盏，入生姜半分，煎至五分，次入酒二合，更煎三二沸，去滓，每于食前温服。

治产后伤虚，腰间疼痛，四肢少力，不能饮食，杜仲散方。

杜仲（一两，去粗皮，炙微黄，锉）　熟干地黄（一两）　桂心（半两）　附子（一两，炮裂，去皮脐）　五味子（三分）　续断（半两）　石斛（一两，去根苗）　当归（三分，锉，微炒）　芎䓖（三分）　萆薢（一两，锉）　牛膝（半两，去苗）　木香（一两）

右件药，捣筛为散。每服四钱，以水一中盏，入生姜半分、枣三枚，煎至六分，去滓，每于食前温服。

治产后血气攻注，腰痛，痛引腹中，如锥刀所刺，败酱散方。

败酱（一两）　桂心（一两）　芎䓖（一两）　当归（一两，锉，微炒）　延胡索（一两）

右件药，捣筛为散。每服四钱，以水一中盏，煎至五分，次入酒二合，更煎二三沸，去滓，每于食前温服。

治产后腰痛，不能转侧，壮热汗出，身体急强，当归散方。

当归（一两，锉，微炒）　骨碎补（一两）　牛膝（一两，去苗）　赤芍药（一两）　桃仁（一两，汤浸去皮尖双仁，麸炒微黄）　琥珀（一两）　芎䓖（一两）

右件药，捣细罗为散。每于食前，以豆淋酒调下二钱。

治产后余血未尽，攻腰间疼痛，没药散方。

没药（一两）　牛膝（一两，去苗）　桂心（一两）　琥珀（一两）　赤芍药（一两）　菴蕳子（一两）　当归（半两，锉，微炒）　桃仁（一两，汤浸去皮尖双仁，麸炒微黄）　狗脊（一两，去毛）

右件药，捣细罗为散。每服食前，以温酒调下二钱。

治产后血气攻刺，腰痛不可忍，仙灵脾散方。

仙灵脾（三分）　牛膝（三分，去苗）　鬼箭羽（半两）　当归（三分，锉，微炒）　地龙（半两，炒令黄）　没药（一两）　桂心（半两）　威灵仙（半两）　骨碎补（半两）

右件药，捣细罗为散。每于食前，以温酒调下二钱。

治产后虚损，气血不和，腰间疼痛，手足无力，石斛圆方。

石斛（一两，去根，锉） 牛膝（一两半，去苗） 丹参（一两） 续断（三分） 当归（三分，锉，微炒） 附子（一两，炮裂，去皮脐） 桂心（三分） 延胡索（一两） 熟干地黄（一两） 枳壳（一两，麸炒微黄，去瓤） 芎䓖（一两） 桑寄生（一[40]两）

右件药，捣罗为末，炼蜜和捣五七百杵，圆如梧桐子大。每服食前，以温酒，或生姜汤下三十圆。

治产后脏虚，腰间疼痛，肢节不利，杜仲浸酒方。

杜仲（二两，去粗皮，炙微黄，锉） 桂心（一两） 丹参（一两） 当归（一两） 菴蕳子（一两） 芎䓖（一两） 牛膝（一两，去苗） 桑寄生（一两） 附子（一两，炮裂，去皮脐） 熟干地黄（一两） 川椒（半两，去闭口及目，微炒）

右件药，细锉，以生绢袋盛，用好酒一斗，瓷瓶中浸经七日，密封后开取，每日空心，及午食前，温饮一盏。

治产后崩中诸方

夫产伤于经血，其后虚损未复，因劳役损动，而血暴崩下，遂淋沥不断，故谓之崩中，凡崩中，若小腹急满，为内有瘀血，不可断之，断终不能差，而加小腹胀满，为难治，若无瘀血，则可断也。

治产后崩中，头目旋运，神思昏迷，四肢烦乱，不知人事，熟干地黄散方。

熟干地黄（一两） 伏龙肝（一两） 黄芪（一两，锉） 赤石脂（一两） 阿胶（半两，捣碎，炒令黄燥） 甘草（半两，炙微赤，锉） 白术（半两） 当归（三分，锉，微炒） 人参（半两，去芦头） 芎䓖（半两） 艾叶（半两，微炒）

右件药，捣筛为散。每服三钱，以水一中盏，入生姜半分，煎至六分，去滓，不计时候温服。

治产后崩中，下血不止，结作血片，如鸡肝色，碎烂者，阿胶散方。

阿胶（一两，捣碎，炒令黄燥） 当归（一两，锉，微炒） 续断（一两） 地榆（一两，锉） 熟干地黄（一两） 牛膝（一两，去苗） 红花子（一两）

右件药，捣筛为散。每服三钱，以伏龙肝一两，浸取水一中盏，煎至六分，去滓，每于食前温服。

治产后崩中，下血不绝，小腹痛，麒麟竭散方。

麒麟竭（一两） 禹余粮（一两，烧醋淬三[41]遍） 地榆（一两，锉） 阿胶（一两，捣碎，炒令黄燥） 赤芍药（一两） 熟干地黄（一两[42]）

右件药，捣细罗为散。每于食前，以温酒调下一[43]钱。

治产后崩中，下血过多不止，龟甲散方。

龟甲（二两，醋浸，炙令微黄） 黑桑耳（二两） 鹿茸（一两，去毛，涂酥，炙令黄） 白石脂（一两） 禹余粮（一两，烧醋焠[44]三遍） 当归（一两半，锉，微炒） 柏子仁（一两） 吴茱萸（半两，汤浸七遍，炒令微黄） 芎䓖（一两）

右件药，捣细罗为散。每于食前，以温酒调下一钱。

治产后崩中，下血不止，淋沥不绝，黄瘦虚损，白芍药散方。

白芍药（一两） 牡蛎（一两，烧为粉） 熟干地黄（一两） 干姜（一两，炮裂，锉） 鹿角胶（一两，捣碎，炒令黄燥） 桂心（一两） 乌贼鱼骨（一两） 黄芪（一两，锉） 龙骨（一两）

右件药，捣细罗为散。每于食前，以温酒调下一钱。

又方。

赤石脂（一两） 当归（半两，锉，微炒） 牡蛎（半两，烧为粉） 鹿茸（半两，去毛，涂酥，炙微黄） 熟干地黄（一两）

右件药，捣细罗为散。每于食前，以粥饮下二钱。

治产后崩中，久下血不止，或赤或黑，脐下疼痛，侧柏圆方。

侧柏（一两，炙微黄） 白芍药（一两） 黄芪（一两，锉） 熟干地黄（一两） 续断（一分） 代赭（一两半） 牛角䚡灰（锉） 当归（一两半，锉，微炒） 龟甲（二两，涂醋，炙令微黄） 桑耳（一两） 禹余粮（一两，烧醋焠三遍[45]） 艾叶（一两，微炒）

右件药，捣罗为末，炼蜜和捣三五百杵，圆如小豆大。每于空心，以黄芪汤下三十圆。

治产后崩中，下血不止，虚羸无力，阿胶圆方。

阿胶（一两半，捣碎，炒令黄燥） 鳖甲（一两，涂醋，炙微黄，去裙襕） 续断（一两） 龙骨（二两） 芎䓖（一两） 赤石脂（一两半） 甘草（一两，炙微赤，锉） 当归（一两，锉，微炒） 鹿茸（二两，去毛，涂醋，炙微黄） 乌贼鱼骨（半两） 丹参（一两） 龟甲（二两，涂醋，炙微黄）

右件药，捣罗为散，炼蜜和捣三五百杵，圆如梧桐子大。每于食前，以温酒下三十圆。

治产后崩中，下血不止，香墨散方。

香墨（半两） 露蜂房（半两，微炒） 龙骨（半两）

右件药，捣细罗为散。每于食前，用水煎干地黄汤，调下二钱。

又方。

艾叶（一握，微炒） 伏龙肝（一鸡子大）

右件药，相和，以酒一大盏，煎至六分，去滓，食前分温二服。

又方。

牡蛎（一两，烧为粉） 兔骨（一两，涂醋，炙微黄）

右件药，捣细罗为散。每于食前，以温酒调下二钱。

治产后崩中，下血不止，心神烦乱，地黄酒方。

生地黄汁（半小盏） 益母草汁（半小盏）

右件药，入酒一小盏相和，煎三五沸，分为三服，频频服之。

治产后崩中不止方。

荷叶（一两，七月七日者） 鹿角胶（二两，捣碎，炒令黄燥）

右件药，捣细罗为散。每于食前，以温酒调下二钱。

又方。

白墡[46]（半两） 乳香（一分） 阿胶（半两，捣碎，炒令黄燥）

右件药，捣细罗为散。每于食前，以粥饮调下一钱。

治产后崩中，有恶物或渴者，赤龙皮散方。

赤鲤鱼皮（一两） 乱发（一两） 棕榈皮（一两，锉）

右件药，同于铫子内，用麻秸火匀炒，令烟尽候冷，入麝香半分，都研令细，每于食前，以醋一合，水二合，煎一两沸，调一钱服之。

治产后崩中，下血不止，菖蒲酒方。

菖蒲（一两半，锉）

右件药，以酒二大盏，煎取一盏二[47]分，去滓，分为三服，每于食前温服之。

又方。

刺蓟（半斤，净洗，曝干）

右以酒五升，浸经三宿，每日，随意多少暖服之。

治产后月水不通诸方

夫产伤[48]动于血气，其后虚损未复，而为风冷所伤，血之为性，得冷则凝结，故风冷伤经，血结于胞络之间，故令月水不通也。凡血结月候不通，则变成血瘕，水血相并，后遇脾胃衰弱，肌肉虚者，则为水肿也。

治产后月水不通，腹胁[49]妨闷，四体烦疼，吃食减少，渐觉虚困，琥珀散方。

琥珀（一两）　虎杖（三分）　牛膝（一两，去苗）　木香（半两）　鳖甲（一两，涂醋，炙令微黄，去裙襕）　赤芍药（一两）　柴胡（一两，去苗）　赤茯苓（三分）　桂心（半两）　桃仁（三分，汤浸去皮尖双仁，麸炒微黄）　川大黄（一两，锉碎，微炒）　当归（三分，锉，微炒）　枳壳（三分，麸炒微黄，去瓤）

右件药，捣筛为散。每服三钱，以水一中盏，入生姜半分，煎至六分，去滓，每于食前温服。忌生冷油腻苋菜。

治产后月水不通，脐腹时痛，四肢烦疼，不欲饮食，渐加瘦弱，鬼箭羽散方。

鬼箭羽（一两）　川大黄（一两，锉碎，微炒）　木香（半两）　当归（三分，锉，微炒）　桃仁（三分，汤浸去皮尖双仁，麸炒微黄）　桂

心（三分） 赤芍药（三分） 牛膝（一两，去苗） 鳖甲（一两，涂醋炙令黄，去裙襕） 延胡索（三分） 益母草（半两）

右件药，捣筛为散。每服三钱，以水一中盏，入生姜半分，煎至六分，去滓，每于食前温服。

治产后气滞，月水不通，腹胁疼痛，牛膝散方。

牛膝（一两，去苗） 桂心（半两） 当归（半两，锉，微炒） 菴蕳子（一两） 牡丹（半两） 蓬莪茂（半两） 蘧麦（半两） 琥珀（半两） 防葵（半两） 刘寄奴（半两） 桃仁（半两，汤浸去皮尖双仁，麸炒微黄） 甘草（半两，炙微赤，锉）

右件药，捣筛为散。每服三钱，以水一中盏，入生姜半分，煎至六分，去滓，每于食前稍热服。

治产后滞血在脏，致月水不通，赤龙皮散方。

赤鲤鱼皮（四两，烧灰） 虻虫（一分，微炒令黄，去翅足） 水蛭（一分，微炒令黄） 蒲黄（半两） 琥珀（半两） 乱发灰（半两） 麝香（一钱，细研）

右件药，细研如粉。每于食前，以热酒调下一钱。

治产后月水不通，腹胁刺痛，面色萎黄，时发烦热，不思饮食，红蓝花散方。

红蓝花（半两） 琥珀（一两） 川大黄（一两，锉碎，微炒） 蘧麦（半两） 当归（一两，锉，微炒） 桂心（一两） 延胡索（三分） 赤芍药（半两） 姜黄（半两） 牛膝（半两，去苗） 桃仁（三分，汤浸去皮尖双仁，麸炒微黄） 蓬莪茂（半两）

右件药，捣细为散。每服食前，以温酒调下一钱。

治产后恶血积[51]留，经久未消，致月水不通，面色萎黄，脐腹疼痛，肌瘦无力，益母草子散方。

益母草子（一两） 桂心（半两） 当归（三分，锉，微炒） 熟干地黄（半两） 大麦孽[51]（半两） 赤芍药（半两） 鬼箭羽（半两） 红蓝花（半两） 川大黄（三分，锉，微炒） 赤鲤鱼皮灰（半两） 乱发灰（半两） 蜜陁僧（半两，烧醋淬过） 虻虫（一两，去翅足，微炒） 水蛭（一两，炒令黄） 麝香（一玢，研入）

右件药，捣细罗为散。以赤马屎[52]半中盏，酒半中盏，拌和前药令匀，直候干，研入麝香，每服食前，以温酒调下二钱。

治产后多时月水不通，虎杖散方。

虎杖（三分） 牛膝（三分，去苗） 苏枋（半两，锉） 红蓝花（半两） 莲子心（半两） 当归（三分，锉，微炒） 桂心（半两） 牡丹（半两） 干漆（半两，捣研，炒令烟出） 鬼箭羽（半两） 狗胆（二枚，干者） 硇砂（半两，研入） 琥珀（半两） 麝香（一分，研入）

右件药，捣细罗为散。入研了药令匀，每服食前，以温酒调下二钱。

治产后日久月水不通，虻虫散方。

虻虫（半两，去翅足，微炒） 川大黄（二分，锉，微炒） 乱发灰（半两） 蒲黄（半两） 麒麟竭（半两） 延胡索（一分） 伏龙肝（半两，细研） 当归（半两，锉，微炒） 赤芍药（半两） 狗胆（二枚，干者） 䗪虫（半两，微炒） 水蛭（半两，锉[53]令黄） 麝香（一分，研入） 朱砂（半两，细研，水飞[54]）

右件药，捣细罗为散，入研了药令匀。每服食前，以温酒下二钱。

治产后月水不通，腹胁滞闷，四肢烦疼，牡丹圆方。

牡丹（一两） 川大黄（二[55]两，锉，微黄炒[56]） 赤芍药（一两） 木香（半两） 桃仁（半两，汤浸去皮尖双仁，麸炒微黄） 虻虫（二分，微炒令黄，去翅足） 水蛭（二分，微炒令黄） 蛴螬（一分，微炒） 蘧麦（三分） 芎䓖（三分） 当归（三分，锉，微炒） 海藻（三分，洗去咸味） 桂心（半两）

右件药，捣罗为末，炼蜜和捣三二百杵，圆如梧桐子大。食[57]前温酒下二十圆。

治产后恶血凝滞，月水不通，大黄圆方。

川大黄（一两，锉，微炒） 桃仁（一两，汤浸去皮尖双仁，麸炒微黄） 干漆（一两，捣碎，炒令烟出） 赤茯苓（三分） 甜葶苈（三分，隔纸炒令紫色） 牛膝（半两，去苗） 牡丹（三分） 水蛭（半两，炒令黄） 芎䓖（半两） 桂心（半两） 柴胡（三分，去苗） 牡蒙（三分） 人参（半两，去芦头） 当归（半两，锉） 虻虫（半两，微炒令黄，去翅足）　川椒（半两，去目及闭口者，微炒去汗）　吴茱萸（一分，汤浸七遍，焙干，微炒）　干姜（一分，炮裂，锉）　䗪虫（半两，炒令微黄）　生干地黄（一两）

右件药，捣罗为末，炼蜜和捣三二百杵，圆如梧桐子大。每于食前，以温酒下二[58]十圆。

治产后月水不通，蛴螬圆方。

蛴螬（半两，微炒）　虻虫（半两，去翅足，微炒）　水蛭（半两，炒令黄）　桑螵蛸（半两，微炒）　狗胆（二枚，干者）　代赭（半两）　川大黄（一两，锉，微炒）　桃仁（一两，汤浸去皮尖双仁，麸炒微黄）

右件药，捣细罗为末，炼蜜和捣三二百杵，圆如梧桐子大。每服空心，温酒下十圆。

治产后月水经久不通，硇砂圆方。

硇砂（半两，细研）　桂心（半两）　燕脂（一钱，研入）　斑蝥（半两，去翅足，以糯米拌炒，以米黄为度）

右件药，捣细罗为末，入研了药令匀，以狗胆和圆，如绿豆大。每服空心，以红花酒下三圆，加至五圆，觉脐腹痛，即频服桃仁汤即通。

治产后，脏腑风虚，恶血凝滞，致月水不通，菴蕳子酒方。

菴蕳子（一斤）　桃仁（二斤，汤浸去皮尖双仁）　大麻仁（一斤）

右件药，用好酒三斗，同入黄瓷中，密封泥，以糠火养半日久，每日空心温饮一中[59]盏，午食前再服。

治产后月水不通，虎杖煎方。

虎杖（一斤，锉）　土瓜根汁（半升）　膝汁（半升）

右以水五升，渍虎杖一宿，明旦，煎至一升，内二味汁搅令匀，入铜器中，熬如锡，食前，以温酒调下一合。

治产后月水不调诸方

夫产后月水不调者，由产伤动血气虚损未复，而风邪冷热之气，客于经络，乍热乍冷，冷则血结，热则血消，故令血或多或少，或在月前或在月后，故名不调也。

治产后经络不调，四肢烦疼，饮食全少，日渐羸瘦，琥珀散方。

琥珀（一两） 桂心（半两） 牛膝（一两，去苗） 赤芍药（半两） 桃仁（半两，汤浸去皮尖双仁，麸炒微黄） 当归（一两，锉，微炒） 生干地黄（一两）

右件药，捣筛为散。每服三钱，以水一中盏，入生姜半分，煎至六分，去滓，不计时候温服。

治产后经络不调，脐腹疼痛，宜服牡丹散方。

牡丹（三分） 木香（半两） 肉桂（半两，去皴皮） 当归（三分，锉，微炒） 赤芍药（三分） 延胡索（三分） 蓬莪茂（半两） 虎杖（三分） 甘草（半两，炙微赤，锉） 生干地黄（一两） 鳖甲（一两，涂醋炙令黄，去裙襕） 芎䓖（半两） 琥珀（三分）

右件药，捣筛为散。每服三钱，以水一中盏，入生姜半分，煎至五分，去滓，每于食前稍热服。

治产后经络不调，脐下疼痛，桑耳散方。

桑耳（三分） 菴蕳子（一两） 牛膝（一两，去苗） 赤芍药（三分） 赤茯苓（一两） 延胡索（一两） 桂心（三分） 芎䓖（一两） 泽兰（三分） 生干地黄（一两）

右件药，捣细罗为散。每服食前，以温酒调下二钱。

治产后虽久，体力尚虚，月候不调，或多或少，脐腹疼痛，面色萎黄，紫桂散方。

肉桂（一两半，去皴皮） 延胡索（三分） 熟干地黄（三分） 当归（半两，锉，微炒） 没药（半两） 菴蕳子（三分） 牛膝（半两，去苗） 干漆（半两，捣碎，炒令烟出） 琥珀（半两） 麒麟竭（半两）

右件药，捣细罗为散。每服食前，以温酒调下二钱。

治产后虚羸不足，胸中气短，腹内紧急，腰背疼痛，月水不调，食少烦渴，四肢无力，姜黄圆方。

姜黄（一两） 当归（一两，锉，微炒） 熟干地黄（一两） 牡丹（一两） 厚朴（一两，去粗皮，涂生姜仁汁，炙令香熟） 肉桂（一两，去粗皮）　芎䓖（一两）　续断（二两）　木香（三分）　桃仁（一两，汤浸去皮尖双仁，麸炒微黄）　白术（一两）　羚羊角屑（二分）　赤芍药（三分）

右件药，捣罗为末，炼蜜和捣三二百杵，圆如梧桐子大。每于食前，以温酒下三十圆。

治产后月候不调，或生寒热，羸瘦，饮食无味，渐成劳证，菴蕳子圆方。

菴蕳子（半两）　白薇（半两）　桂心（三分）　防葵（半两）　桃仁（半两，汤浸去皮尖双仁，麸炒微黄）　牛膝（一两，去苗）　当归（半两，锉，微炒）　熟干地黄（三分）　芎䓖（半两）　鬼箭羽（三分）　鳖甲（一两，涂醋炙令黄，去裙襴）　干姜（半两，炮裂，锉）

右件药，捣罗为末，炼蜜和捣三二百杵，圆如梧桐子大。每于食前，温酒下二十圆。

治产后月水不调，小腹痞硬，乍寒乍热，食不生肌，心腹刺痛，口干多唾，手足沉重，牛膝圆方。

牛膝（一两，去苗）　赤芍药（三分）　甘草（三分，炙微赤，锉）　鬼箭羽（三分）　人参（三分，去芦头）　当归（一两，锉，微炒）　白术（一两）　牡丹（一两）　虎杖（一两）　桂心（一两）　乌梅肉（半两，微炒）　白薇（半两）　川大黄（一两，锉碎，微炒）　虻虫（一分，去翅足，微炒令黄）　水蛭（一分，炒令黄）　菖蒲（半两）　熟干地黄（一两）

右件药，捣罗为末，炼蜜和捣三二百杵，圆如梧桐子大。每于食前，以温酒下二十圆。

治产后小便淋涩诸方

夫产后虚损，而热气客于脬内，虚则小便数，热则小便少，故成淋涩也。

治产后小便淋涩，脐下妨闷，葵根散方。

冬葵根（一两）　车前子（三分）　滑石（一两）　冬瓜仁（三分）

木通（一两，锉） 川大黄（三分，锉碎，微炒） 桂心（一分）

右件药，捣筛为散。每服三钱，以水一中盏，煎至六分，去滓温服，日三四服。

治产后小便淋涩，心神烦闷，滑石散方。

滑石（一两） 木通（一两，锉） 车前子（一两） 葵子（三分） 黄芩（三分） 麦门冬（三分，去心）

右件药，捣筛为散。每服二[60]钱，以水一中盏，煎至六分，去滓温服，日三四服。

治产后小便卒淋涩，溺血，石韦散方。

石韦（一两，去毛） 榆白皮（一两，锉） 赤芍药（半两） 黄芩（三分） 木通（一两，锉） 葵子（半两）

右件药，捣筛为散。每服三钱，以水一中盏，入生地黄一分，煎至六分，去滓，温服，日三四服。

治产后小便淋，疼痛，或时便血，或如豆汁，或如稠胶，贝齿散方。

贝齿（四枚） 葵子（一两） 石膏（一两） 滑石（一两） 阿胶（半两，捣碎，炒令黄燥）

右件药，捣细罗为散。每服三钱，以水一中盏，入猪脂一分，煎至六分，去滓温服，日三四服。

治产后小肠结热，淋涩，心神烦躁，口舌干焦，不思食饮，黄芩散方。

黄芩（半两） 蘧麦（半两） 甘草（半两，炙微赤，锉） 麦门冬（半两，去心） 滑石（一两） 木通（一两，锉） 车前子（一两） 葵子（一两）

右件药，捣筛为散。每服三钱，以水一中盏，煎至六分，去滓温服，日三四服。

治产后，小肠风气隔闭，淋涩不通，葵子散方。

葵子（一两） 滑石（三分） 黄芩（三[61]分） 蘧麦（三分） 灯心（一分） 白石英粉（一两） 防葵（半两） 甘草（一分，炙微赤，锉）

右件药，捣筛为散。每服三钱，以水一中盏，煎至六分，去滓温服，日三四服。

治产后卒淋涩，小腹疼痛，当归散方。

当归（半两，锉，微炒） 生干地黄（三分） 石韦（半两，去毛） 栀子仁（半两） 赤芍药（半两） 赤茯苓（三分） 王不留行（半两） 蘧麦（三分） 麦门冬（三分） 木香（三分）

右件药，捣筛为散。每服三钱，以水一中盏，煎至六分，去滓温服，日三四服。

治产后小便淋涩，及血淋，白茅根散方。

白茅根（三分，锉） 蘧麦（一两） 鲤鱼齿（二十枚，细研） 木通（二两，锉） 车前子（一两） 冬葵子（一两）

右件药，捣筛为散。每服四[62]钱，以水一中盏，煎至六分，去滓温服，日三四服。

治产后小便淋涩疼痛，大麻仁散方。

大麻仁（一两） 榆白皮（一两，锉） 葵子（一两） 蘧麦（半两） 甘草（一分，炙微赤，锉）

右件药，捣筛为散。每服三钱，以水一中盏，煎至六分，去滓温服，日三四服。

治产后小便淋涩，腹胁服[63]满，时复疼痛方。

鼠妇（半两，微炒）

右件药，捣细罗为散。每服，以温酒调下半钱，日三四服。

治产后大小便秘涩诸方

夫大小肠宿有热者，因产则血水俱下，津液暴竭，本挟于热，大小肠未得调和，致令大小便秘涩也。

治产后大小便秘，心腹胀满，气促，宜服槟榔散方。

槟榔（一两） 车前子（三分） 冬瓜仁（三[64]分） 川大黄（一两，锉碎，微炒） 木通（一两，锉） 桂心（半两） 甘草（半两，炙微赤，锉） 当归（半两，锉，微炒） 滑石（一两） 川朴硝（一两）

右件药，捣筛为散。每服三钱，以水一中盏，煎至六分，去滓，不计时候温服。

治产后大小便秘涩，小腹疼痛，榆白皮散方。

榆白皮（三分，锉） 木通（一两，锉） 黄芩（半两） 当归（三分，锉，微炒） 葵子（半两） 赤芍药（半两） 滑石（一两） 蒲黄（半两） 川大黄（一两，锉碎，微炒）

右件药，捣筛为散。每服三钱，以水一中盏，入生姜半分，煎至六分，去滓，不计时候温服。

又方。

当归（一两，锉，微炒） 黄芩（一两） 紫葛（一两，锉） 白茅根（一[65]分，锉） 川朴硝（二两） 甘草（半两，炙微赤，锉）

右件药，捣筛为散。每服三钱，以水一中盏，入生姜半分，煎至六分，去滓，不计时候温服。

治产后大小便秘涩，心腹胀满，时时捅撮疼痛，桃仁散方。

桃仁（一两，汤浸去皮尖双仁，麸炒微黄） 葵子（一两） 川大黄（一两，锉碎，微炒） 甜瓜子（一两） 青橘皮（一两，汤浸去白瓤，焙） 槟榔（一两） 当归（一两，锉，微炒） 甘草（半两，炙微赤，锉）

右件药，捣筛为散。每服三钱，以水一中盏，煎至六分，去滓，不计时候温服。

治产后大小便秘涩，木通散方。

木通（一两[66]锉） 大麻仁（一两） 葵子（一两） 滑石（一两） 槟榔（一两） 枳实（半两，麸炒微黄） 甘草（半两，炙微赤，锉）

右件药，捣筛为散。每服三钱，以水一中盏，煎至六分，去滓，不计时候温服。

治产后大小便秘涩，桃花散方。

桃花（一两） 葵子（一两） 滑石（一两） 槟榔（一两）

右件药，捣细罗为散。每服食前，以葱白汤调下二钱。

治产后大小便秘涩，膜[67]胀疼痛，牵牛子圆方。

牵牛子（一两[68]） 大麻仁（一两[69]） 当归（一两，锉，微炒） 川

大黄（一两，锉碎，微炒）　木通（一两，锉）　桃仁（一两，汤浸去皮尖双仁，麸炒微黄）

右件药，捣罗为末，炼蜜和捣三二百杵，圆如梧桐子大。不计时候，以粥饮下三十圆，以利为度。

治产后大小便秘涩，坐卧不安，芫花圆方。

芫花（半两，醋拌令干）　滑石（一两）　川大黄（一两，锉，微炒）

右件药，捣罗为末，炼蜜和圆，如梧桐子大。每服，以葱汤下二十圆，如人行五七里再服。

又方。

羊蹄根（一两，锉）

右以水一大盏，煎至六分，去滓，分为二服，食前服之。

又方。

桃花（三两）

右件药，捣细罗为散。不计时候，以新汲水调下二钱。

治产后赤白痢诸方

夫产后赤白痢者，是冷热气乘于血也，血渗肠间，与肠间津液相杂而下，甚者肠虚不复，故赤白连滞久不差也。

治产后赤白痢，脐下疞痛，当归散方。

当归（一两，锉，微炒）　白芍药（一两）　地榆（一两，锉）　龙骨（一两）　黄连（一两，去须，微炒）　艾叶（三[70]分，微炒）　甘草（三分[71]，炙微赤，锉）　厚朴（三分，去粗皮，涂生姜汁，炙令香熟）　黄芩（三分）　干姜（三分，炮裂，锉）

右件药，捣筛为散。每服三钱，以水一中盏，煎至六分，去滓，不计时候温服。

治产后赤白痢，日夜数十行，腹中疞痛，黄芪散方。

黄芪（三两，锉）　地榆（二两，锉）　紫参（三两）　黄柏（二

两，涂蜜，微炙，锉）　厚朴（三两，去粗皮，涂生姜汁，炙令香熟）　黄连（一两，去须，微炒）

右件药，捣筛为散。每服三钱，以水一中盏，入薤白三茎，煎至六分，去滓，每于食前温服。

治产后赤白痢，脐腹撮痛，木香散方。

木香（半两）　甘草（半两，炙微赤，锉）　阿胶（三分，捣碎，炒令黄燥）　地榆（一两，锉）　当归（三分，锉，微炒）　赤芍药（三分）　黄连（一两，去须，微炒）　诃黎勒皮（一两）　熟干地黄（一两）

右件药，捣筛为散。每服三钱，以水一中盏，煎至五分，去滓，每于食前温服。

治产后赤白痢，心腹疞痛，不能饮食，薤白饮子方。

薤白（切，二合）　甘草（半两，炙微赤，锉）　黄连（一两，去须，微炒）　当归（一两，锉，微炒）　木香（半两）

右件药，细锉和匀，分为六服，每服，以水一中盏，煎至六分，去滓，不计时候温服。

治产后赤白痢不止，当归散方。

当归（一两，锉，微炒）　犀角屑（一两）　黄芩（一两）　黄连（一两，去须，微炒）　白术（一两）　地榆（一两，锉）

右件药，捣筛为散。每服三钱，以水一中盏，煎至六分，去滓，不计时候温服。

治产后赤白痢，腹痛不止，地榆饮子方。

地榆（一两）　当归（一两，锉，微炒）　酸石榴皮（一两，锉，微炒）　粳米（一合[72]）　薤白（切，一[73]合）

右件药，都锉和匀，分为六服，以水一大盏，煎至五分，去滓，不计时候温服。

治产后赤白痢，久不差方。

仓米（一合）　当归（一两，锉，微炒）

右件药，以水一大盏，煎至六分，去滓，分为二服，频服之效。

治产后赤白痢久不断，头面身体皆肿，黑豆饮子方。

黑豆（一合）　小麦（一合）　蒲黄（一合）　吴茱萸（半两，汤浸

七遍，焙干，微炒）

右件药，以水二大盏，煎至一盏二分，去滓，不计时候，分温四服。

治产后赤白痢，日夜数十行，宜服此方。

买子木（一两）　生藕（肥[74]长一尺者，一挺，捣绞取汁）　益麻緌[75]头

右件药，以水一大盏，煎上件二味至一大盏，去滓，入藕汁相和，更煎三五沸，分为三服，温温频服之。

治产后赤白痢，腹中疼痛，不欲饮食，木香散方。

木香（半两）　厚朴（一两，去粗皮，涂生姜汁，炙令香熟）　诃黎勒（一两，煨用皮）　甘草（半两，炙微赤，锉）　黄连（一两，去须，微炒）　白术（三分）　当归（一两，锉，微炒）　龙骨（一两）　赤石脂（一两）　干姜（半两，炮裂，锉）　阿胶（三分，捣碎，炒令黄燥）

右件药，捣细罗为散。不计时候，以粥饮调下二钱。

治产后赤白痢，日夜数十行，腹中疼痛，黄连圆方。

黄连（一两，去须，微炒）　乌梅肉（三分，微炒）　败龟（三分，涂酥，炙令炙[76]）　鹿角屑（半两，炒微黄）　干姜（半两，炮裂，锉）　当归（一两，锉，微炒）　阿胶（半两，捣碎，炒去[77]黄）　椰子皮（一两）

右件药，捣罗为末，炼蜜和捣三二百杵，圆如梧桐子大。不计时候，以粥饮下三十圆。

治产后赤白痢，腹痛，不思饮食，白术圆方。

白术（一两）　赤芍药（一两）　当归（一两，锉，微炒）　黄连（一两，去须，微炒）　厚朴（一两，去粗皮，涂生姜汁，炙令香熟）　黄芩（一两）　肉豆蔻（一两，去壳）　干姜（一两，炮裂，锉）

右件药，捣罗为末，以枣瓤和捣三二百杵，圆如梧桐子大。不计时候，以艾叶煮粥饮下三十圆。

治产后下痢，白多赤少，腹痛不止方。

黄连（二两，去须，微炒）　吴茱萸（一两，汤浸七遍，焙干，微炒）

右件药，捣罗为末，炼蜜和圆，如梧桐子大。不计时候，以粥饮下三

十圆。

又方。

甘草（三[78]两，炙微赤，锉）　川乌头（半两，炮裂，去皮脐，锉）

右以浆水一大盏，煎取半盏，食前分温二服。

治产后痢脓血诸方

夫产后劳伤，脏腑不足，或饮食乖度，肠胃虚弱，水谷不消，冷热之气乘之于血，血渗肠间，津液相杂而下，故成脓血痢也。

治产后三日内，患脓血痢，腹中痛不止，黄连散方。

黄连（一两，去须，微炒）　黄柏（一两，涂蜜微炙，锉）　阿胶（一两，捣碎，炒令黄燥）　当归（一两，锉，微炒）　龙骨（一两）　木香（三分）

右件药，捣筛为散。每服三钱，以水一大盏，入陈粟米半合，煎至五分，去滓温服，日三四服。

治产后脓血痢，腹中疼痛不可忍，赤石脂散方。

赤石脂（一两）　龙骨（一两）　黄连（一两，去须，微炒）　当归（二[79]分，锉，微炒）　干姜（半两，炮裂，锉）　艾叶（半两，微炒）　阿胶（半两，捣碎，炒令黄燥）　黄柏（半两，微炙，锉）　黄芪（半两，锉）

右件药，捣细罗为散。每服，以粥饮调下二[79]钱，日三四服。

治产后脓血痢，腹中疞痛，四肢逆冷，干姜散方。

干姜（半两，炮裂，锉）　当归（半两，锉，微炒）　川椒（三[80]两，去目及闭口者，微炒去汗）　白术（一两）　艾叶（一两，微炒）　熟干地黄（一两）　缩砂（半两，去皮）　甘草（半两，炙微赤，锉）　赤石脂（一两）

右件药，捣细罗为散。每服，以粥饮调下二[81]钱，日三四服。

治产后脓血痢，日夜数十行，疼痛不止，附子散方。

附子（半两，炮裂，去皮脐） 干姜（半两，炮裂，锉） 川椒（半两，去目及闭口者，微炒去汗） 甘草（三分，炙微赤，锉） 白术（三分） 黄芪（三分，锉） 赤石脂（二两）

右件药，捣细罗为散。每服，以粥饮调下二钱，日三四服。

治产后，脓血痢久不差，腹[82]胃疼痛，不思饮食，渐加羸瘦，宜服艾叶散方。

艾叶（一两，微炒） 黄柏（三分，涂蜜微炙，锉） 赤芍药（三分） 黄连（三分，去须，微炒） 地榆（三分，锉） 甘草（半两，炙微赤，锉） 干姜（半两，炮裂，锉） 阿胶（三分，捣碎，炒令黄燥）

右件药，捣细罗为散。每服，以粥饮调下二钱，日三四服。

治产后脓血痢不止，腹内疼痛，不欲饮食，渐加羸弱，阿胶散方。

阿胶（三分，捣碎，炒令黄燥） 人参（三分，去芦头） 黄芪（三分，锉） 干姜（三分，炮裂，锉） 当归（三分，锉，微炒） 熟干地黄（三分） 芎䓖（半两） 白茯苓（半两） 陈橘皮（半两，汤浸去白瓤，焙） 艾叶（半两，微炒） 赤石脂（二两）

右件药，捣细罗为散。每服，以粥饮调下二钱，日三四服。

治产后脓血痢，及水谷不化，脐下冷痛，乌梅散方。

乌梅肉（一两，微炒） 龙骨（二[83]两） 干姜（一两，炮裂，锉） 赤石脂（三两） 甘草（半两，炙微赤，锉） 当归（一两，锉，微炒） 黄连（一两，去须，微炒） 人参（一两，去芦头） 白术（一两） 阿胶（一两，捣碎，炒令黄燥） 艾叶（一两，微炒）

右件药，捣细罗为散。每服，以粥饮调下二钱，日三四服。

又方。

赤石脂（二两，细研） 代赭（一两，细研） 桂心末（半两）

右件药，捣研令匀。每服，以粥饮调下二钱，日三四服。

治产后痢下脓血，腹痛，阿胶圆方。

阿胶（一两，捣碎，炒令黄燥） 黄连（一两，去须，微炒） 干姜（半两，炮裂，锉） 木香（三分） 厚朴（二两，去粗皮，涂生姜汁，炙令香熟）

右件药，捣罗为末，炼蜜和捣三二百杵，圆如梧桐子大。每于食前，以粥饮下三十圆。

又方。

臭樗根（二两，炙微黄） 地榆（一两半，锉） 甘草（半两，炙微赤，锉）

右件药，捣罗为末，炼蜜和圆，如梧桐子大。每于食前，以粥饮下三十圆。

治产后下痢诸方

夫产后虚损，未便而起早，则伤于风冷，风冷乘虚，入于大肠，虚则泄，故令痢也。产后痢若变为血痢，则难治，世谓之产子痢也。

治产后下痢不止，干姜散方。

干姜（一两，炮裂，锉） 人参（半两，去芦头） 枳壳（半两，麸炒微黄，去瓤） 赤石脂（一两） 白术（三分） 神曲（一两，炒微黄）

右件药，捣细罗为散。每服，以粥饮调下二钱，日三四服。

治产后虚冷下痢，并血液输泻，腹痛，胶豉汤方。

阿胶（一分，捣碎，炒令黄燥） 豉（一合） 薤白（十茎，切） 生姜（一两，切）

右件药，以水二大盏，煎至一盏二分，去滓，食前分温三服。

治产后下痢，腹中疞痛，当归散方。

当归（一两，锉，微炒） 干姜（一两，炮裂，锉） 赤芍药（半两） 芎劳（半两） 甘草（半两，炙微赤，锉） 熟干地黄（一两半） 艾叶（一两半，微炒）

右件药，捣筛为散。每服三钱，以水一中盏，煎至六分，去滓，温服，日三四服。

治产后下痢不止，腹胃疼痛，没药散方。

没药（一两） 木香（二两） 阿胶（一两，捣碎，炒令黄燥）

右件药，捣细罗为散。每服，以粥饮调下二钱，日三四服。

治产后痢，下部冷疼，厚朴散方。

厚朴（一两半，去粗皮，涂生姜汁，炙令香熟） 干姜（三分，炮裂，锉） 黄连（一两半，去须，微炒） 当归（一两，锉，微炒）

右件药，捣筛为散。每服三钱，以水一中盏，煎至六分，去滓温服，日三四服。

治产后休息痢，橡斗子散方。

橡斗子灰（二钱） 白矾灰（二钱） 密陀僧（半钱） 自然铜（半钱[84]） 龙骨（半钱） 乱发灰（一钱） 麝香（半钱，细研）

右件药，捣细罗为散。每于食前，以粥饮调下半钱。

治产后冷痢，脐下疞痛，神曲散方。

神曲（三两，微炒令黄） 熟干地黄（二两） 白术（一两半）

右件药，捣细罗为散。每服，以粥饮调下二钱，日三四服。

治产后气痢方。

木香（一两） 诃黎勒（二两，煨用皮）

右件药，捣细罗为散。每服，以粥饮调下二钱，日三四服。

治产后热毒痢，犀角散方。

犀角屑（一两） 苦参（一两，锉） 黄连（一两，去须，微炒） 黄柏（一两，涂蜜，微炙，锉）

右件药，捣细罗为散。每服，以粥饮调下二钱，日三四服。

治产后冷痢不食，腹痛乏力，附子圆方。

附子（一两，炮裂，去皮脐） 当归（三分，锉，微炒） 艾叶（三分，微炒） 诃黎勒皮（半两） 厚朴（三分，去粗皮，涂生姜汁，炙令香熟） 木香（半两） 吴茱萸（半两，汤浸七遍，焙干，微炒） 龙骨（一两）

右件药，捣罗为末，用醋煮饭和令熟，圆如梧桐子大。不计时候，以粥饮下三十圆。

治产后冷痢久不差，干姜圆方。

干姜（一两，炮裂，锉） 黄连（二两，去须，微炒） 当归（一两，锉，微炒） 乌梅肉（二两，微炒） 熟干地黄（一两） 木香（一

两）

右件药，捣罗为末，炼蜜和捣三二百杵，圆如梧桐子大。每服，以粥饮下三十圆，日三四服。

治产后心腹气痛，泄痢不止，木香圆方。

木香（半两） 诃黎勒（一两，煨用皮） 龙骨（一两） 附子（一两，炮裂，去皮脐） 黄连（一两，去须，微炒） 干姜（一两，炮裂，锉） 当归（一两，锉，微炒） 吴茱萸（半两，汤浸七遍，焙干，微炒）

右件药，捣罗为末，炼蜜和圆，如梧桐子大。每服，以粥饮下三十圆，日三四服。

治产后冷热不调，下痢，黄连圆方。

黄连（三两，去须，微炒） 乌梅（三两，去核，微炒） 干姜（二两，炮裂，锉）

右件药，捣罗为末，炼蜜和圆，如梧桐子大。每服，以粥饮下二十圆，日三服。

治产后久痢，腹内疼痛，不欲饮食，龙骨散方。

龙骨（一两） 厚朴（一两，去粗皮，涂生姜汁，炙令香熟） 肉豆蔻（三分，去壳） 白术（三分） 艾叶（三分，微炒） 干姜（半两，炮裂，锉） 人参（半两，去芦头） 诃黎勒皮（一两，煨用皮） 当归（一两，锉，微炒） 地榆（半两） 白头翁（半两） 木香（半两）

右件药，捣筛为散。每服三钱，以水一中盏，入生姜半分，煎至六分，去滓温服，日三四服。

治产后早起，伤风冷，泄痢不止，鳖甲散方。

鳖甲（一两，涂醋炙令黄，去裙襕） 白头翁（一两） 当归（一两，锉，微炒） 黄连（一两，去须，微炒） 干姜（一两，炮裂，锉） 黄柏（二两，微炙，锉）

右件药，捣筛为末。每服二钱，以水一中盏，煎至六分，去滓，不计时候温服。

治产后下痢不止，白头翁圆方。

白头翁（一两） 干姜（一两，炮裂，锉） 黄连（一两，去须，微

炒）　地榆（一两）　阿胶（一两，捣碎，炒令黄燥）

右件药，捣罗为末，以黄蜡消成汁，和圆如梧桐子大。每于食前，以粥饮下二十圆。

治产后痢无不差方。

诃黎勒（一两，用皮，酥炒微黄）

右件药，捣罗为末。每服，以温酒调下二钱，日三四服。

又方。

刘寄奴（一两）

右捣罗为末，每服，以陈米粥饮调下二钱，日三四服。

治产后泻痢不止方。

艾子（一两，微炒）

右捣细罗为散，每服，以温酒调下一钱，日三四服。

又方。

芸苔子（三两，微炒）

右捣细罗为散，每服，以粥饮调下一钱，日三四服。

又方。

没石子（一两，烧为灰）

右研如粉，每服，以温酒调下一钱，日三四服。

治产后诸痢，无不效方。

右以苍耳叶捣取汁，温温服半中盏，日三四服。

治产后小便数诸方

夫产后小便数者，此由脬内宿有冷气，因产后发动，冷气入腹，虚弱不能制其小便，故数也。

治产后小便数，桑螵蛸散方。

桑螵蛸（一两，微炒）　鹿茸（二两，去毛，涂酥，炙微黄）　黄芪（二两，锉）　牡蛎（一两半，烧为粉）　甘草（半两，炙微赤，锉）

人参（一两，去芦头）

右件药，捣筛为散。每服三钱，以水一中盏，入生姜半分、枣三枚，煎至六分，去滓，食前温服。

治产后小便数，兼烦渴，麦门冬散方。

麦门冬（三分，去心） 龙骨（三分） 当归（三分，锉，微炒） 黄芪（三分，锉） 甘草（一分，炙微赤，锉）

右件药，捣筛为散。每服三钱，以水一中盏，入生姜半分、枣三枚，煎至五分，去滓，食前温服。

治产后小便数多，龙骨散方。

龙骨（一两） 牡蛎（一两，烧为粉） 桂心（半两） 菝葜（一两，锉） 乌药（一两） 桑螵蛸（半两，微炒） 熟干地黄（一两半）

右件药，捣筛为散。每服三钱，以水一中盏，入生姜半分、枣三枚，煎至六分，去滓，食前温服。

治产后脏虚，小便数多，鹿茸散方。

鹿茸（一两，去毛，涂酥，炙令黄） 黄芪（一两半，锉） 牡蛎（一两半，烧为粉） 人参（一两，去芦头） 熟干地黄（二两） 当归（一两，锉，微炒） 五味子（一两） 甘草（半两，炙微赤，锉） 鸡肶胵（一两半，微炙）

右件药，捣细罗为散。每服食前，以粥饮调下二钱。

又方。

黄芪（一两，锉） 鹿茸（一两，去毛，涂酥，炙令微黄） 桑螵蛸（一两，微炒） 牡蛎（一两，烧为粉） 鸡肶胵（一两，微炙）

右件药，捣细罗为散。每服食前，以粥饮调下二钱。

又方。

鸡肶胵（十具，微炙） 熟干地黄（半两） 当归（半两，锉，微炒） 牡蛎（一两，烧为粉） 厚朴（三分，去粗皮，涂生姜汁，炙令香熟） 黄芪（一两，锉）

右件药，捣细罗为散。每服食前，以温酒调下二钱。

治产后小便数，及遗尿，桑螵蛸散方。

桑螵蛸（三十枚，微炒） 鹿茸（一两，去毛，涂酥，炙微黄） 黄

芪（二两，锉） 牡蛎（二两，烧为粉） 人参（二两，去芦头） 赤石脂（二两） 厚朴（二两，去粗皮，涂生姜汁，炙令香熟）

右件药，捣细罗为散。每服食前，以粥饮调下二钱。

治产后小便不禁方。

鸡毛烧灰，细研，以温酒调下二钱，日三四服。

又方。

桑螵蛸（半两，微炒） 龙骨（一两）

右件药，捣细罗为散。每服食前，以粥饮调下二[85]钱。

治产后小便血诸方

夫产后损于血气，血气虚而挟于热，血气得热则流散，渗于脬，故血随小便出也。

治产后小便出血，茜根散方。

茜根（一两） 石韦（二两，去毛） 木通（二两，锉） 子芩（一两） 滑石（二两） 生干地黄（一两）

右件药，捣筛为散。每服三钱，以水一中盏，煎至六分，去滓，每于食前温服。

治产后脏有积热，致小便出血，石韦散方。

石韦（二两，去毛） 榆白皮（二两，锉） 黄芩（二[86]两） 木通（二两，锉） 赤芍药（二两） 冬葵子（二两） 甘草（二两）

右件药，捣筛为散。每服三钱，以水一中盏，煎至六分，去滓，每于食前温服。

又方。

白茅根（二两，锉） 蘧麦（二两） 鲤鱼齿（一百枚，细研入） 车前子（二两） 冬葵子（一两） 木通（三两，锉）

右件药，捣筛为散。每服三钱，以水一中盏，煎至六分，去滓，每于食前温服。

又方。

蘧麦（一两）　黄芩（一两）　冬葵子（一两）　木通（一两，锉）　茜根（一两）　当归（一两）

右件药，捣筛为散。每服四钱，以水一中盏，煎至六分，去滓，每于食前温服。

又方。

车前子（二两）　蘧麦（一两）　黄芩（一两）　郁金（一两）　蒲黄（一两）

右件药，捣细罗为散。每服，食前，以茅根汤调下二钱。

又方。

贝齿（五枚，烧灰）　葵子（一两）　车前子（一两）　滑石（二两）　生干地黄（一两）　茜根（一两）

右件药，捣细罗为散。每于食前，以温酒调下二[87]钱。

又方。

乱发灰（半两）　滑石（半两）

右件药，同研令匀。每服，以生地黄汁调下一钱。

又方。

生地黄（半斤）　生刺蓟（半斤）

右件药，捣绞取汁，每服食前，温服一小盏。

又方。

生干地黄（一两）　阿胶（一两，捣碎，炒令黄燥）

右件药，捣细罗为散。每服食前，以茜根汤调下二钱。

【校注】

① 病：日本抄本作"痛"字。

② 桃仁：其下日本抄本有"一分"二字。

③ 閭：日本抄本作"藺"。

④ 烟出：日本抄本作"黄燥"二字。

⑤ 钱：日本抄本作"两"字。

⑥ 粒：日本抄本作"枚"字。

⑦ 二：日本抄本作"一"。

⑧ 一：日本抄本作"半"字。

⑨ 蓬莪茂：中药草名，多年生宿根草本，根状茎及根可入药。通称"莪术"。

⑩ 五两，莹净积块者，以固济了瓷瓶一所，用独扫灰内瓶中，可一半安硇砂在心上，又以灰盖之后盖瓶口，以武火断令通赤，待冷取出，细研如粉：此五十五字底本无，据日本抄本补。
⑪ 半两：其下日本抄本有"锉微"二字。
⑫ 微炒：其下日本抄本有"细研"二字。
⑬ 炒：日本抄本作"煨锉"二字。
⑭ 一：日本抄本作"三"。
⑮ 朱：日本抄本作"米"字。
⑯ 著（zhuó 着）：附着，穿着。同"着"。
⑰ 症：日本抄本作"瘕"字。
⑱ 一：日本抄本作"二"。
⑲ 二：日本抄本作"三"。
⑳ 微煨锉：其下日本抄本有"微炒"二字。
㉑ 楳：日本抄本作"煤"字。
㉒ 三：日本抄本作"二"。
㉓ 内（nà 那）：古同"纳"，收入；接受。
㉔ 虚：日本抄本作"风"字。
㉕ 宣：日本抄本作"宜"字。
㉖ 三：日本抄本作"二"。
㉗ 相：日本抄本作"捣"字。
㉘ 六：日本抄本作"二"。
㉙ 去滓：其下日本抄本有"不计"二字。
㉚ 三：日本抄本作"二"。
㉛ 运：眩晕。通"晕"；浑浊。
㉜ 枝：日本抄本作"皮"字。
㉝ 三：日本抄本作"二"。
㉞ 一：日本抄本作"二"。
㉟ 耆：日本抄本作"芩"字。
㊱ 五：日本抄本作"二"。
㊲ 三：日本抄本作"二"。
㊳ 荣：日本抄本作"乘"字。
㊴ 二：日本抄本作"一"。
㊵ 一：日本抄本作"二"。
㊶ 三：日本抄本作"二"。
㊷ 一两：此二字底本无，据日本抄本补。
㊸ 一：日本抄本作"二"。
㊹ 焠：同"淬"。
㊺ 焠三遍：日本抄本作"酥研七枚"四字。
㊻ 墡（shàn 善）：白色黏土，即白垩。
㊼ 二：日本抄本作"一"。
㊽ 伤：日本抄本作"后"字。
㊾ 腹胁：日本抄本作"胁腹"二字。
㊿ 积：日本抄本作"稽"字。
51 蘗：日本抄本作"蘖"字。
52 屎：日本抄本作"尿"字。
53 锉：日本抄本作"炒"字。
54 飞：其下日本抄本有"过"字。
55 二：日本抄本作"一"。
56 微黄炒：日本抄本作"碎微炒"三字。
57 食：其后日本抄本有"以"字。
58 二：日本抄本作"一"。
59 中：日本抄本作"小"字。
60 二：日本抄本作"三"。
61 三：日本抄本作"二"。
62 四：日本抄本作"三"。

⑥③ 服：日本抄本作“胀”字，义长可从。
⑥④ 三：日本抄本作“二”。
⑥⑤ 一：日本抄本作“三”。
⑥⑥ 两：日本抄本作“分”字。
⑥⑦ 膜：日本抄本作“腹”字。
⑥⑧ 两：其下日本抄本有“锉碎微炒”四字。
⑥⑨ 两：日本抄本作“分”字。
⑦⓪ 三：日本抄本作“二”。
⑦① 三分：日本抄本作“半两”字。
⑦② 合：日本抄本作“两”字。
⑦③ 一：日本抄本作“二”。
⑦④ 肥：日本抄本作“胞”字。
⑦⑤ 縷：日本抄本作“紩”字。
⑦⑥ 炙：日本抄本作“黄”字，义胜。
⑦⑦ 去：日本抄本作“令”字，义胜。
⑦⑧ 三：日本抄本作“半”字。
⑦⑨ 二：日本抄本作“三”。
⑧⓪ 三：日本抄本作“半”字。
⑧① 二：日本抄本作“三”。
⑧② 腹：日本抄本作“肠”字。
⑧③ 二：日本抄本作“一”。
⑧④ 钱：日本抄本作“两”字。
⑧⑤ 二：日本抄本作“三”。
⑧⑥ 二：日本抄本作“一”。
⑧⑦ 二：日本抄本作“三”。

卷第八十

产妇将护法

凡产生虽然触秽，排比切务清虚，要在先看产图，次检日游所在（癸巳日入人家房内至己酉日出），然后安排产妇，备辨汤药，不得令人力杂乱，大小苍忙惊动产妇，只可令亲属一两人，及只承人等看侍。若产妇腹痛虽甚，且须令凭人徐行，直待儿逼欲生，方始令慎勿坐早，坐早则子在腹中难为转动，遂有难产不测之忧。若母子才获分解，且不得问是男女，须速与产母童子小便一盏令饮，不得与酒，缘滴[①]引血迸[②]入四肢，兼产母脏腑方虚，热酒入在腹中，必致昏闷，可与醋墨服之，不得过多，虽醋破血，而又伤肺，因成咳嗽，皆由此也。若产妇分解之后，频烧砖石投醋中，使常闻猛醋烟气，以防运也。凡生产毕，且令饮童子小便了，不得便卧，且候须臾，方可仰卧，立膝高稽，床头厚铺捆褥[③]，遮栏四壁，使无孔隙，免其贼风，然时时令人从心上擀至脐下，如此一日可止，宜且食白粥一味，时饮童子小便一盏。七日后，方可少进醇酒，并少许盐味，半月之后，渐食煮肉。出月之后，方可食面，仍不得思虑忧恚，恐有伤乱，待败血尽，腑脏自然安和。在一百日内，切须慎护将摄，不得自言平复，取次为之，脱有触伤，便难整理。大凡产妇，百日之后，始得儿全，窃见今时妇人，不自知觉，唯言满月便云平复，或饮食不节，或触冒风寒，喜怒高声，劳动用力，气血未复，情欲不恒，百脉既伤，诸疾遂作，故成五劳七伤之病也。

治产后血运诸方

夫产后血运者，是产后下血，或多或少，皆令五脏运动，气血未定，败血奔迸[④]，攻冲心肝，若产去血过多，则血虚气極，若下血少而气逆，则血随气上逼心也，二者皆令人运闷，心烦满急，若血运不止，则斃矣，若败血攻于肝，肝脏气虚，所以眼花心闷而欲绝也。

治产后血运，才觉恶心，头旋多涕唾，身如在船车上，便遂[⑤]宜服此赤马通散，一名返魂散方。

赤马通（四两，五月五日收瓷瓶中，烧令通赤） 麒麟竭（一两） 没药（一两） 延胡索（二两） 当归（一两，锉，微炒）

右件药，捣细罗为散。每服，以童子小便半中盏，水酒各半中盏，入散三钱，煎三五沸，不计时候，和滓分温二服。

产后预防百病，吃醋墨了，便宜服此，神效未沤麻散方。

未沤麻（一握，去土一尺，以上取收及时阴干） 赤芍药（三分） 芎䓖（三分） 当归（三分，锉，微炒） 甘草（三分，炙微赤，锉） 茯神（三分） 陈橘皮（一两，汤浸去白瓤，焙） 乱发（一两半，烧灰）

右件药，捣粗罗为散。每服四钱，以水一中盏，入生姜半分，煎至五分，次入酒二合，更煎三五沸，去滓温服。

治产后血运，烦闷腹胁痛，牛膝散方。

牛膝（一两，去苗） 当归（三分，锉，微炒） 延胡索（半两） 芎䓖（三分） 鬼箭羽（半两） 益母草（半两）

右件药，捣粗罗为散。每服三钱，以酒一中盏，入生地黄三[⑥]分，煎至六分，去滓，不计时候温服。

治产后血运，腹满欲狠狽[⑦]，牡丹散方。

牡丹（一两） 川大黄（一两，锉碎，微炒） 川芒硝（一两） 冬瓜子（一合） 桃仁（半两，汤浸去皮尖双仁，麸炒微黄）

右件药，捣粗罗为散。每服五钱，以水一中盏，入生姜半分，煎至五分，去滓，不计时候温服。

治产后血运，下恶血不止，疼痛，乌金散方。

当归（一两，锉，微炒） 红蓝花（一两） 延胡索（三分） 麝香（一分，细研） 赤芍药（一两） 桂心（半两） 羚羊角屑（三两）

以上都捣，细研为散。

香墨（一两） 乱发（二[8]两） 水蛭（一两） 猪脂衣（二两） 鲤鱼鳞（四两） 皂荚（二两） 黑豆蘖（一两） 大麦蘖（一两） 虻虫（一两）

以上都入一瓶子内，以泥固济，令烟尽，去火候冷，取出细研。

右件药相和，细研为散。不计时候，以生童子小便调下一钱，热酒调下亦得。

治产后血运，逐血止痛，乌金散方。

腊月乌（一只） 乱发（二两） 猪胎（小者，一枚） 灶突墨（一两） 赤鲤鱼皮（一两）

以上五味，内瓷瓶子中，密固济，候干，以炭火烧令通赤，待冷取出，细研，入后药。

延胡索 没药 当归（锉，微炒） 小麦蘖（微炒） 桂心 琥珀 蒲黄 香墨（以上各三分） 麝香（半两，细研）

右件药，捣细罗为散，入前烧了药，同研令匀。每服，不计时候，以豆淋酒调下二钱。

治产后血运，逐恶血，乌金散方。

赤鲤鱼鳞（腊月取之，一斤半） 油头发（一斤半） 败蒲（半斤）

以上三味，内瓷瓶子中，密固济，候干，用炭火烧令通赤，待冷取出细研，入后药。

水蛭（一两半，炒令黄） 虻虫（一两半，去翅足，微炒） 桂心（一两） 当归（一两，锉，微炒） 琥珀（一两） 麝香（半两，细研）

右件药，捣细罗为散，入前烧了药，同研令匀细研[9]，服不计时候，以温酒调下二钱。

治产后血运心闷，恶血水下，红蓝花散方。

红蓝花（一两） 当归（一两，锉，微炒） 蒲黄（一两） 赤鲤鱼

鳞（一两，烧灰） 桂心（一两） 没药（一两）

右件药，捣细罗为散。不计时候，以温酒调下一钱。

治产后血运，心闷，下恶血，赤龙鳞散方。

赤鲤鱼鳞（四两，烧灰） 虻虫（半两，去翅足，微炒） 水蛭（半两，微炒，令黄[10]） 蒲黄（半两） 乱发（四两，烧灰）

右件药，都研如粉，每服半钱，以温酒调下，若口急，入干狗胆少许，研入，酒与药相和服之，日三五服，以差为度。

治产后血运，忽鹿麻散方。

忽麻子[11] 芸苔子（半两） 诃黎勒皮（半两） 木香（半两） 益母草（一两）

右件药，捣细罗为散。每服二钱，以童子小便一中盏，煎至五分，和滓，不计时候温服之。

治产后血运，及辟风，除血防热，紫汤方。

黑豆（二合，炒令烟绝）

右以清酒二升泼之，盛取汁，不计时候，温一小盏服。

逐血调中，地黄酒，服紫汤后，便宜服之，累用有效方。

生地黄汁（一升） 生姜汁（一合） 清酒（二升）

右件药，先煎地黄汁三[12]五沸，次入生姜汁并酒，更煎三两沸，每服，温服一小盏，日三服。

治产后血运，上攻，心腹胀满，赤马通饮子方。

赤马通（三枚） 酒（一中[13]盏） 童子小便（一中盏）

右件药，都和，绞取汁，煎一两沸，分温为三服。

治产后，心神迷闷不醒，口冷脉绝，面青者，此是气血冲心，及血运等，并宜服此方。

鸡子（二枚） 酽醋（二分[14]）

右件药，先煎醋令大沸，打鸡子投之，熟搅顿服，如不能顿服，细细服食即效。

治产后血运烦闷方。

红蓝花汁（一合） 枣蠹屑（一合）

右件药，以水二大盏，煮取一盏二分，去滓，不计时候，分温四服。

又方。

干马齿苋（三两）

右捣细罗为散，每服三钱，以酒一中盏，入盐半钱，煎至六分，去滓，不计时候，稍温服。

治产后血气上冲心，成血运方。

穿山甲（一两，以童子小便浸一宿取出，慢火炙令黄）

右捣细罗为散，每服，以热狗胆酒调下一钱，立效。

治血运至急，宜服白瓷药散方。

白瓷药（烧令通赤）

右承热捣研令细，不计时候，以温酒调下一钱。

防运，才产后宜服此方。

麒麟竭（二[15]两）

右捣细罗为散，每服三[16]钱，以酒一小盏，煎三两沸，和滓温服。

治血运，及脐腹攻刺疼痛方。

没药（一两）

右研令極细，不计时候，以温酒调下一钱。

又方。

右用赤马通，酒绞汁，温服一小盏，立效。

治血运迷闷者[17]方。

羚羊角（烧灰，一两）　香墨（半两，末）

右件药相和，细研，不计时候，煎薄荷汤调下二钱。

又方。

益母草汁（一小盏）　生姜汁（半分[18]）

右件药相和，煎一两沸温服。

又方。

苏枋木（半两，锉）

右以酒一中盏，煎至六分，去滓温服。

治产后血运闷绝诸方

夫血运烦闷气欲绝者，由产时出血过多，血虚气极，因此而运绝也。

又有下血少而气逆极，则血随气上冲心，亦令运闷而心满急，然亦当候其产妇血下多少，则知其产后应运与不运也，然运闷不止则毙人，凡产时当向坐卧之处，须顺四时，若触犯禁忌，多令运闷，故血下或多或少，是以产处，若有触犯，多招灾祸尔。

治产后血运心闷，烦乱不识人，红蓝花散方。

红蓝花（一两） 当归（半两，锉，微炒） 紫葛（三分，锉） 赤芍药（三分） 蒲黄（半两） 桂心（半两）

右件药，捣粗罗为散。每服四钱，以水一中盏，煎至五分，去滓，次入童子小便、生地黄汁各一合，更煎一两沸，不计时候温服。

治产后血运，心腹疠痛，闷绝，恶血涩滞，牛膝散方。

牛膝（一两，去苗） 刘寄奴（三分） 当归（一[19]两，锉，微炒） 芎䓖（一两） 赤芍药（半两） 桂心（半两） 红蓝花（半两） 琥珀（半两，研入）

右件药，捣粗罗为散。每服三钱，以水一中盏，入生姜半分，煎至五分，次入酒一合，更煎三两沸，去滓，不计时候温服。

治产后血运，烦闷不识人，或狂言荒语，气喘欲绝，蒲黄散方。

蒲黄（二两） 荷叶（三斤[20]，干者） 牡丹（三分） 延胡索（三分） 甘草（三分，炙微赤，锉）

右件药，捣筛为散。每服四钱，以水一中盏，煎至五分，次入蜜一匙、生地黄汁一小盏，再煎五七沸，去滓，不计时候，分温二服。

治产后血运，闷绝不识人，颊赤，手足烦疼，腹胀喘息，刘寄奴散方。

刘寄奴（二[21]两） 当归（二两，锉，微炒） 赤芍药（一两） 吴茱萸（一分，汤浸七遍，焙干，微炒） 姜黄（半两）

右件药，捣筛为散。每服三钱，以酒一中盏，煎至六分，去滓，不计时候温服。

治产后血运，闷绝不识人，延胡索散方。

延胡索（一两） 刘寄奴（一两） 当归（一两，锉，微炒） 红蓝花子（三分）

右件药，捣细罗为散。每服，不计时候，以童子小便半盏，酒半盏相和，暖过调下一[22]钱。

治产后血运，闷绝欲死，鬼箭羽散方。

鬼箭羽（一两半）　当归（一两，锉，微炒）　益母草（一两）

右件药，捣细罗为散。每服不计时候，以童子小便半盏，酒半盏相和，暖过调下二钱。

又方。

童子小便（五合）　地黄汁（二[23]合）　当归（半两，锉，微炒，为末）　赤马通（十[24]枚）

右件药，用小便地黄汁，浸马通，绞取汁，去滓，调当归末，不计时候，分温三服。

治产后血运，烦闷不识人，或狂言乱语，气欲绝，荷叶散方。

荷叶（三片）　蒲黄（二两）　甘草（二两，炙微赤，锉）

右件药，捣筛为散。每服三钱，以水一中盏，煎至五分，入生地黄汁一合，蜜半匙，更煎三五沸，去滓，不计时候温服。

治产后血运，心燥闷乱，恍惚如见鬼神，生地黄饮子方。

生地黄汁（二合）　生益母草汁（二合）　生藕汁（二合）　鸡子白（一[25]枚）　童子小便（一合）

右件药相和，微煎三两沸，下鸡子白，搅令散，分温二服。

治产后血运，烦闷不识人，狂乱，赤马通饮子方。

赤马通（十[26]枚）　童子小便（一中盏）　生地黄汁（一小盏）　红雪（一两）

右件药，以小便地黄汁，浸马通，绞取汁，下红雪搅令消，煎一两沸，分温二服。

治产后血运，烦闷气欲绝，益母草饮子方。

益母草汁（二合）　地黄汁（二合）　淡竹沥（一合）　童子小便（一合）　红蓝花（半两）　紫葛（半两，锉）

右件药，先以水一大盏，煎后二味至五分，去滓，入诸药汁，更煎三两沸，不计时候，分温四服。

治产后血运，迷闷不醒，面色青黑，腹内胀满，气息欲绝，赤马通散方。

赤马通（五枚，焙干）　生地黄（二两，切，炒干）

右件药，捣细罗为散。每服不计时候，以童子小便暖过，调下三钱，闷绝者灌之，立效。

治产后血运闷绝，如见鬼神，须臾欲绝，百草霜散方。

百草霜（一两）　生姜（二两，去皮，炒令干）　姜黄（半两）

右件药，捣细罗为散。每服，以生地黄酒调下二钱。

治产后血运闷绝，欲狼狈者，刘寄奴散方。

刘寄奴（一两）　红蓝花（半两）　益母草子（半两）

右件药，捣细罗为散。每服不计时候，以童子小便半盏，酒半盏相和，暖过，调下三钱。

治产后血运，烦闷，气喘急，不识人，宜服此方。

琥珀（三分，细研）　白蜜（二合）

右用煎汤[27]一大盏，不计时候，分温三服。

又方。

红蓝花（三合）　荷叶（三合）

右件药，捣细罗为散。不计时候，以生姜汁调下一钱。

又方。

蒲黄（半两）　赤芍药（三分）　姜黄（半两）

右件药，捣粗罗为散。每服三钱，以童子小便一大盏，煎至七分，去滓，不计时候，分温二服。

又方。

赤小豆（三合，炒熟）

右捣细罗为散，不计时候，煎东流水调下一钱。

又方。

红蓝花（一两，捣为末）

右以好酒一中盏，童子小便一中盏，煎取一盏，去滓，不计时候，分温二服。

治产后恶血冲心诸方

夫产后气虚挟于寒，寒搏于血，血则凝滞不消，气逆上者，则血随气上，抢击于心也。凡产，余血不尽，因虚冷则留结，与气相搏心痛，若温久寒者，血结弥甚，则变成血瘕，亦令月水否涩不通也。

治产后恶血冲心，闷绝不语，刘寄奴散方。

刘寄奴（一两） 麝香（一分，细研） 当归（锉，微炒） 芎䓖 桂心 牛膝（去苗） 益母草 羌活 生干地黄 延胡索（以上各三分）

右件药，捣细罗为散，研入麝香令匀。不计时候，以温生姜童子小便，调下二钱。

治产后败血冲心，通神散方。

蒲黄（一两） 肉桂（一两，去皴皮） 当归（半两，锉，微炒） 延胡索（半两） 硇砂（一分） 琥珀（半两）

右件药，捣细罗为散。不计时候，以温酒调下二钱。

治产后恶血攻冲，心腹疼痛，乌金散方。

好墨 梁上尘 釜下墨 猪胎衣 赤鲤鱼鳞 （以上各一两）

右件药，都烧为灰，入麝香一钱，同研令细。每服，不计时候，以热酒调下二钱。

治产后恶血不尽，冲心痛，气促烦乱，乌金散方。

赤鲤鱼鳞（三[28]两，烧灰） 棕榈（三两，烧灰） 乱发（三两，烧灰） 灶尾墨（一两） 釜底墨（一两）

以上五味，入瓷瓶子内，密固济，候干，以炭火烧令通赤，候冷取出，研令细。

虻虫（三分，去翅足，微炒） 水蛭（三分，微炒） 麒麟竭（一两） 麝香（一分，细研[29]） 当归（半两，锉，微炒） 桂心（半两）

右件药，捣细罗为散，都研令匀。不计时候，以温生姜酒调下一钱，生姜童子小便调下亦得。

治产后败血冲心疼痛，面青足冷，乌金散方。

赤鲤鱼皮（二两） 室女头发（二两） 伏龙肝（一两） 腊月猪脂（二两） 水蛭（一两） 香墨（一两）

以上六味，入固济了瓷瓶子内，密封泥，候干，用炭火断令通赤，候冷取出细研，入后药。

桂心（一两） 当归（一两，锉，微炒） 麝香（一分，细研）

右件药，捣细罗为散，入前烧了药，同研令匀细。每服，以豆淋酒调下一钱。

治产后恶血不散，冲心痛闷，鳢[31]鱼散方。

鳢[31]鱼（二两） 乱发（一两） 皂荚（一挺，长七八寸者） 硇砂（一两） 穿山甲（一两半） 香墨（半两）

右件药，同入于固济了瓷瓶内，泥封，泥候干，用炭火烧令通赤，待冷取出，入麝香一分，同研令极细。每服，不计时候，红蓝花酒调下一钱。

治产后败血冲心，运绝，玳瑁散方。

玳瑁屑 延胡索 当归（锉，微炒） 赤鲤鱼鳞（烧灰） 麝香（细研，各三分） 琥珀 水蛭 牡丹 蒲黄 益母草子 香墨（以上各半两）

右件药，捣细罗为散，入研了药令匀。每服，不计时候，以温酒调下一钱。

治产后恶血冲心，气痛欲绝，麝香散方。

麝香（一分，细研） 朱砂（一两，细研，水飞过） 乌鸦毛（二两，烧灰） 香墨（半挺） 苏枋木（一两半） 猪胎衣（一枚，烧灰） 鲤鱼鳞（四两，烧灰） 乱发（二两，烧灰）

右件药，捣细罗为散，研入朱砂麝香令匀。不计时候，以温酒调下二钱。

治产后恶血冲心，赤龙鳞散方。

赤鲤鱼鳞（二两，烧灰） 虻虫（半两，炒微黄，去翅足） 狗胆（半两，干者） 蒲黄（半两） 乱发（二两，烧灰） 麝香（二钱，细研）

右件药，同研令细。不计时候，煎生姜童子小便，调下一钱。

治产后恶血冲心痛，气欲绝，麒麟竭散方。

麒麟竭（二两） 没药（一两） 木香（一两） 代赭（半两） 麝香（半两，细研）

右件药，捣细罗为散。每服，煎当归酒调下二钱，如人行五七里再服，当下恶血神效。

治产后恶血冲心，闷绝，及血气疼痛不可忍，没药圆方。

没药　麒麟竭　当归（锉，微炒）　芫花（烧灰）　姜黄　金罗藤　凌霄花（以上各半两）　麝香（一钱，细研）　狗胆（二枚，干者）

右件药，捣细罗为散，入研了药令匀，以醋煮面糊和圆，如梧桐子大。不计时候，以温酒下十圆。

治产后恶血冲心，眼前黑暗，或生寒热，或时狂语，或腹内疼痛不可忍，芫花圆方。

芫花　香墨　釜下墨　当归（锉，微炒）　姜黄　威灵仙　（以上各一两）　砒黄（半两）

右件药，捣罗为末，生姜汁一盏，醋一盏，同熬药末为膏，入神曲末半两，和圆如绿豆大。不计时候，煎当归酒下七[32]圆。

治产后恶血冲心，迷闷方。

生地黄汁（半中盏）　凌霄根汁（半中盏）　槟榔（二枚，锉）　羚羊角屑（半两）

右件药，相和，煎五七沸，去滓，入酒三合，分为三服，温温服之。

又方。

羚羊角（一两，烧灰）　麝香（一钱）

右件药相和，细研为散。不计时候，以热酒调下一钱。

又方。

黑豆（二[33]合，炒熟）　酽醋（一大盏）

右煎醋令极沸，然后投入豆，煎三两沸，便漉出，每服半合，或入煎汤一合相和，温服，血运者服之亦效。

又方。

鸡子（一枚）　米泔（一合）　醋（二合）

右件药，先煎醋及泔三两沸，入鸡子搅令匀，不计时候，服半合。

治产后恶血冲心，闷乱口干，生地黄饮子方。

生地黄汁（三合）　藕汁（三[34]合）　童子小便（三合）

右件药相和，煎三两沸，分温三服。

治产后恶血冲心，烦闷多渴，益母草散方。

益母草　干藕节　红花子（各一两）

右件药，捣细罗为散。每服三钱，以水一中盏，入生姜半分，煎至六分，去滓，不计时候温。

治产后七日内，恶血不散，时时冲心，闷绝不识人，荷叶散方。

荷叶（三分） 延胡索（三分）

右件药，捣筛为散。水一大盏，煎至六分，去滓，入地黄汁二合，更煎三两沸，不计时候，分温二服。

治产后恶血冲心痛，气闷欲绝，宜服此方。

桂心（三两）

右捣罗为散，狗胆汁和圆，如樱桃大，不计时候，用热酒研下二[35]圆。

治产后恶血腹内疠刺疼痛诸方

夫产后恶血腹内疠刺疼痛者，由脏虚，或宿挟风冷，致恶血凝滞，不得宣通故也。此皆产时恶露下少，胞络之间有余血，与气相击，故令腹内疠痛也。

治产后恶血疠刺，腹内疼痛不止，菴蕳子散方。

菴蕳子（三分） 赤芍药（半两） 桃仁（三分，汤浸去皮尖双仁，麸炒微黄） 桂心（半两） 刘寄奴（半两） 当归（一两，锉，微炒） 蒲黄（二分） 芎䓖（半两）

右件药，捣粗罗为散。每服三钱，以水一中盏，入生地黄一分，煎至六分，去滓，不计时候稍热服。

治产后恶血攻心，腹疠痛，败酱散方。

败酱（三分） 牡丹（半两） 桂心（三分） 刘寄奴（三分） 木香（半两） 芎䓖（半两）

右件药，捣粗罗为散。每服四钱，以水一中盏，煎至六分，次入酒一小盏，更煎三五沸，去滓，不计时候，稍热分为二服。

治产后恶血攻，腹内疠痛不可忍，大黄散方。

川大黄（一两，锉，微炒） 干漆（一两，捣碎，炒令烟出） 桂心（一两） 生干地黄（一两） 干姜（半两，炮裂，锉） 当归（三分，

锉，微炒）

右件药，捣粗罗为散。每服三钱，以酒一中盏，煎至六分，去滓，不计时候稍热服。

治产后恶血，腹内疞痛，口干心烦，益母草子散方。

益母草子（半两） 刘寄奴（半两） 芸苔子（三[36]分，微炒） 肉桂（三分，去皴皮） 没药（半两[37]） 当归（半两，锉，微炒）

右件药，捣细罗为散。每服二钱，以水酒各半中盏，煎至五分，不计时候，和滓热服。

治产后恶血不散，疞刺腹胁疼痛，心膈烦躁，虚气上冲，眼见黑化[38]，琥珀散方。

琥珀 没药 当归（锉，微炒） 红蓝花 牛牵[39]子 蒲黄 姜黄 赤芍药 芫花（醋拌，炒令干） 桂心（各半两） 益母草（三分） 延胡索（三分）

右件药，捣细罗为散。每服，不计时候，以热酒调下一钱。

治产后恶血攻心腹，疞痛不可忍，牛李子散方。

牛李子（一两） 桂心（一两） 红蓝花（半两） 蒲黄（半两） 当归（半两，锉，微炒） 棕榈皮（二两，烧灰）

右件药，捣细罗为散。每服，不计时候，以热酒调下二钱。

治产后恶血，腹内疞痛，行血止痛，麒麟竭散方。

麒麟竭 肉桂（去皴皮） 当归（锉，微炒） 蒲黄 红蓝花 木香 没药 延胡索 干漆（捣碎，炒令烟出） 赤芍药（以上各半两）

右件药，捣细罗为散。不计时候，以热酒调下二钱。

治产后恶血，攻刺心腹疼痛，石炭散方。

石炭（二两，打碎） 赤鲤鱼鳞（五两） 干藕节（四两） 乱发（一两） 败蒲（二两） 棕榈皮（二两） 红蓝花（一两） 芫花（一两）

右件药，都入一瓷瓶子内，使盐泥固济，候干，以砖坯子盖头，用炭火半秤断之，如人行一二里已来，其初青烟出，后至白烟出，渐去火，经一宿，冷取出，捣细罗为散，更入麝香一分，同研令细。每服，以温酒调下一钱，如人行三五里再服，其恶血自下。

治产后恶血在腹中，疠痛不可忍，穿山甲散方。

穿山甲（一两） 儿孩子头发（一两，十岁以下者佳） 干漆（一两） 红蓝花子（一两） 赤鲤鱼鳞（二两） 灶突墨（二两）

右件药，都入于瓷瓶子内，以瓦子盖瓶口，用盐泥固济，于盖上开一窍，以大火烧令烟白色，住火候冷取出，细研为散。不计时候，以热酒调下一钱。

治产后恶血，腹中疠痛，乌鸦散方。

腊月乌鸦（一只，去嘴[40]爪） 赤鲤鱼鳞（一两） 桑木耳（一两） 童子头发（一两） 香墨（半两） 硇砂（一两）

右件药，都入一瓷瓶子内，以大[41]济，曝干，先用文火烧烟出，后以武火断，移时，待冷取出，捣细罗为散，研入麝香一分，每服不计时候，以热酒调下二钱。

治产后恶血攻，心腹疠痛，乌金散方。

赤鲤鱼鳞（二两） 兔头（二两） 乱发（一两） 棕榈皮（一两） 干漆（一两） 虻虫（半两，去翅足） 水蛭（半两） 狗胆（三枚） 香墨（一两）

右件药，都入一瓷瓶子内，密固济，候干，用炭火烧令通赤，待冷取出，捣细罗为散，研入麝香一分，每服不计时候，以生姜温酒调下一钱。

治产后一切恶血，气疠刺，腹内疼痛，及发歇[42]烦热，黑圣散方。

生干地黄 乌巢子 槲叶（各半两[43]） 棕榈皮（一斤） 好墨（一挺） 童子头发（四两）

右件药，都入罐子中，以泥封裹，令干了，以炭火烧令通赤，慢去火，候冷取出，捣细罗为散。不计时候，以热酒调下二钱。

治产后恶血不散，攻击心腹疼痛，当归散方。

当归（三分，锉，微炒） 赤芍药（一两） 刘寄奴（半两） 芎䓖（三分） 红蓝花（三分） 桂心（半两） 延胡索（半两） 没药（半两）

右件药，捣细罗为散。不计时候，以热酒调下二钱。

治产后恶血凝结不散，攻刺腹胁疠痛，硇砂圆方。

硇砂（细研） 当归（锉，微炒） 干姜（炮裂，锉） 没药 芫花

（醋拌，微炒）　蓬莪茂（以上各一钱）

右件药，捣罗为末，研入硇砂令匀，内在狗胆中，以线子系悬在灶后，令干，取出更研，以醋煮面糊和圆，如绿豆大。不计时候，以热当归酒调下五圆。

治产后恶血攻刺腹内，掫撮疼痛，宜服利经脉，止疼痛，没药圆方。

没药（一两）　肉桂（三分，去皴皮）　当归（锉，微炒）　芫花（醋拌，炒令干）　地龙（炒令黄）　五灵脂　干漆　蒲黄（各半两）

右件药，捣罗为末，以醋煮面糊和圆，如梧桐子大。不计时候，以温酒下十圆。

治产后恶血攻刺，心腹疠痛，脐下坚硬，麒麟竭圆方。

麒麟竭（一两）　干漆（一两，捣碎，炒令烟出）　刘寄奴（三分）　延胡索（三分）　没药（二分）　当归（三分，锉，微炒）　赤芍药（半两）　乌药（半两）　桂心（半两）　川大黄（一两，锉碎，微炒）　桃仁（一分，汤浸去皮尖双仁，麸炒微黄）

右件药，捣罗为末，炼蜜和捣三二百杵，圆如小豆大。不计时候，温酒下二十圆。

治产后积聚，恶血攻刺心腹，及两胁疠痛，菴蕳子圆方。

菴蕳子　延胡索　肉桂（去皴皮）　当归（锉，微炒，各一两）　干漆（捣碎，炒令烟出）　五灵脂　没药　牡丹　神曲（微炒，各半两）

右件药，捣罗为末，以醋煮面糊和圆，如梧桐子大。不计时候，煎生姜醋汤下二十圆，温酒下亦得。

治产后恶血气，腹中疠刺疼痛，硇砂圆方。

硇砂（半两，细研）　没药（一分）　木香（一两）　桂心（半两）　当归（半两，锉，微炒）　干漆（一两，锉碎，炒令烟出）

右件药，捣罗为末，研入硇砂令匀，以醋煮面糊和圆，如梧桐子大。不计时候，以温生姜酒下十圆。

治产后，腹脏有恶血结滞，疠刺疼痛，红蓝花煎方。

红蓝花（半两）　麒麟竭（半两）　硇砂（一两，细研）　当归（一两，锉，微炒）　赤鲤鱼鳞（一两，烧灰）　青蛙（一枚，去肠肚，炙令焦）　桂心（一两）

右件药，捣罗为末，先以醋五升，于石锅内煎令沸，入诸药末同熬如膏，取出，于瓷盒内盛，不计时候，以温酒调下一茶匙。

治产后心腹有积冷，恶血凝滞，致攻心腹，疞[44]痛不可忍，芫花圆方。

芫花（二两，别[45]捣末） 当归（一两，锉，微炒） 硇砂（一两，细研） 蓬莪茂（三分） 桂心（半两） 川大黄（一两，研[46]，微炒）

右件药，捣罗为末，以醋一升，熬芫[47]花成膏，入诸药末和圆，如梧桐子大。不计时候，以醋汤下七圆。

治产后，恶血积聚攻刺，心腹疼痛方。

硇砂（一两） 乳香（一两）

右件药，都研令细，用酒一升，入白蜜二两，搅拌令匀，于银器内，以慢火熬成膏，不计时候，以温酒调下半匙。

治产后恶血，疞痛极甚者方。

芫花（一两，醋拌，炒令黑） 灶突墨（一两）

右件药，同研令细，以醋煮面末和圆，如绿豆大。不计时候，以温酒下五圆。

又方。

牛膝（一两半，去苗）

右以酒一大盏半，煎至一盏，去滓，不计时候，分温三[48]服。

又方。

烧铁秤锤[49]（一枚，令通赤）

右投于一大盏酒中，待沸声绝，顿服之。

又方。

羌活（一两，锉）

右以酒一大盏，煎取七分，去滓，分温二服。

又方。

吴茱萸（一[50]分，汤浸七遍，焙干微炒）

右以酒一大盏，煎至六分，分温二服。

治产后血邪攻心狂语诸方

夫血邪攻心狂语者，由产后脏腑俱虚，败血奔冲，邪淫于心，心不受触，气血相蒸，气搏于肝，神魂不定，内外虚乱，心气怯弱，因其体虚，血邪干于心脏，故令狂乱，或见鬼神也。

治产后荒言乱语，皆由内虚，是血邪气攻心，柏子仁散方。

柏子仁　远志（去心）　人参（去芦头）　桑寄生　防风（去芦头）　琥珀（细研）　当归（锉，微炒）　熟干地黄　甘草（炙微赤，锉，各半两）

右件药，捣筛为散。每服，以水一大盏，入白羊心一枚切，先煎至七分，去滓心，下药五钱，更煎至四分，去滓，不计时候温服。

治产后血邪，心神恍惚，言语失度，睡卧不安，茯神散方。

茯神（一两）　人参（去芦头）　龙齿　琥珀　赤芍药　黄芪（锉）　牛膝（去苗，以上各三分）　生干地黄（一两半）　桂心（半两）

右件药，捣筛为散。每服三钱，以水一中盏，煎至六分，去滓，不计时候温服。

治产后荒语，如见鬼神，皆是体虚，心气不足，血邪所攻，宜服羊肾汤方。

羊肾（一对，切去脂膜）　远志（三分，去心）　白芍药（三分）　熟干地黄（一两）　黄芪（锉）　白茯苓　人参（去芦头）　防风（去芦头）　独活　甘草（炙微赤，锉）　羚羊角屑（以上各半两）

右件药，捣筛为散。每服，用水一大盏，先煎羊肾至七分，去肾入药五钱，煎至四分，去滓，不计时候温服。

治产后血邪攻心，言语无度，烦闷不安，麝香散方。

麝香（一分）　牛黄（一分）　雄黄（一分）　朱砂（三分）　龙脑（三分）　麒麟竭（半两）

右件药，都细研为散。不计时候，以豆淋酒调下一钱。

治产后血邪攻心，迷闷，言语错乱，琥珀散方。

琥珀（一两，细研）　人参（三分，去芦头）　远志（三分，去心）　茯神（三分）　生干地黄（三分）　阿胶（三分，捣碎，炒令黄燥）　钱粉（一两）　朱砂（半两，细研）　甘草（一分，炙微赤，锉）　麝香（一分，细研）

右件药，捣细罗为散，入研了药令匀。不计时候，以金银汤调下一钱。

治产后血邪冲心，言语不得，心神迷闷，金乌散方。

乌鸦（一两，烧灰）　麝香（半两）　虎粪（一两，烧灰）

右件药，同研令细，不计时候，以童子小便调下一钱。

治产后体虚，血邪攻心，狂语，或见鬼神，铁粉圆方。

铁粉（一两）　天竹黄（半两）　真珠末（半两）　地[51]黄（半两）　牛黄（一分）　朱砂（一分）　麝香（一分）　琥珀（半两）　金箔（三十片）　银箔（二[52]十片）

右件药，都研如面，以粟米饭和圆，如梧桐子大。不计时候，以竹叶汤下五圆。

治产后血邪攻心，迷闷，气不足，脏腑虚弱，令人如颠邪，恒惊怕，或啼或笑，或惊或恐，言无准凭，状如鬼魅，宜服丹砂圆方。

光明朱砂（二两）　白矾（二两）　金箔（五十片）

右件药，捣光明砂并矾，内瓷瓶子中，封闭了，于甑上每日两度蒸，半月日取出，和前金箔细研，以粟米饭和圆，如绿豆大。每服不计时候，以麦门冬汤下七圆。

治产后血邪气攻心，如见鬼神，状候似风，乱语不定，腹中刺痛胀满，宜服麝香散方。

麝香（一钱，细研）　乌驴蹄护干（一两，烧灰）　乱发（二两，烧灰）　干漆（一两，捣碎，炒令烟出）

右件药，捣细罗为散，研入麝香令匀，不计时候，以温酒调下一钱。

治产后血邪攻心，恍惚如狂，麒麟竭散方。

麒麟竭（一分）　蒲黄（三分）

右件药相和，研令匀细。不计时候，以温酒调下二钱。

治血邪攻心，癫狂不识人，宜服此方。

赤马蹄（炒令焦黄）　白僵蚕（微炒，各一两）

右件药，捣细罗为散。不计时候，煎苦参汤调下一钱。

又方。

延胡索（半两）　狗胆（一分，干者）　琥珀（半两）

右件药，捣细罗为散。不计时候，以温酒调下一钱，小便调下亦得。

治产后恶露不下诸方

夫恶露不下者，由产后脏腑劳伤，气血虚损，或胞络挟于宿冷，或产后当风取凉，风冷乘虚而搏于血，血则壅滞不宣，积蓄在内，故令恶露不下也。

治产后恶露不下，脐腹气滞，时攻胁肋疼痛，桃仁散方。

桃仁（一两，汤浸去皮尖双仁，麸炒微黄）　生干地黄（一两）　蓬莪茂（一两）　槟榔（一两）　牛膝（三分，去苗）　桂心（三分）　牡丹（三分）　当归（一两，锉，微炒）

右件药，捣粗罗为散。每服三钱，以水一中盏，入生姜半分，煎至六分，去滓，不计时候稍热服。

治产后恶露不下，在于腹中不散，身体烦闷，及腹内疞刺，疼痛不可忍，益母草散方。

益母草（一两）　赤芍药　桂心　当归（锉，微炒）　川大黄（锉碎，微炒）　桃仁（汤浸去皮尖双仁，麸炒微黄，各三分）　牛膝（去苗）　蒲黄　苏枋木（锉，以上各半两）

右件药，捣筛为散。每服三钱，以水一中盏，入生姜半分，煎至六分，去滓，不计时候稍热服。

治产后恶露不下，气攻心腹，烦闷，胁肋刺痛，当归散方。

当归（三分，锉，微炒）　牡丹（半两）　牛膝（半两，去苗）　姜黄（半两）　川大黄（一两，锉，微炒）　虻虫（一分，炒微黄，去翅足）　生干地黄（三分）　琥珀（半两）　虎杖（半两）　桃仁（三分，汤浸去皮尖双仁，麸炒微黄）　川芒硝（一两）　肉桂（三分，去皴皮）　水蛭（一分，炒令黄）　蒲黄（三分）

右件药，捣粗罗为散。每服三钱，以水酒各半中盏，入生姜半分，煎至五分，去滓，不计时候稍热服。

治产后恶露不下，腹内疠刺疼痛，日夜不止，刘寄奴散方。

刘寄奴（三分） 当归（三分，锉，微炒） 延胡索（半两） 蒲黄（半两） 肉桂（三分，去皴皮） 红蓝花（半两） 木香（一分） 生干地黄（半两） 桑寄生（半两） 赤芍药（半两） 川大黄（一两，锉，微炒） 苏枋木（三分，锉）

右件药，捣粗罗为散。每服四钱，以水一中盏，入生姜半分，煎至六分，去滓，不计时候稍热服。

治产后恶露不下，心腹疼痛，蒲黄散方。

蒲黄（一两） 牛膝（一两，去苗） 菴蕳子（半两） 桂心（三分，去皴皮） 鬼箭羽（半两） 川大黄（半两，锉，微炒）

右件药，捣筛为散。每服三钱，以水一中盏，入生姜半分，煎至六分，去滓，不计时候稍热服。

治产后恶露不下，腹中疼痛，心神烦闷，荷叶散方。

干荷叶（二两） 鬼箭羽（一两） 桃仁（半两，汤浸去皮尖双仁，麸炒微黄） 蒲黄（一两） 刘寄奴（一两）

右件药，捣筛为散。每服三钱，以童子小便一中盏，生姜半分、生地黄一分，拍碎，同煎至六分，去滓，不计时候稍热服。

治产后恶露不下，当归散方。

当归（三分，锉，微炒） 赤芍药（三分） 桂心（三分） 桃仁（一百二[53]十枚，汤浸去皮尖双仁，麸炒微黄） 川大黄（一两）

右件药，捣粗罗为散。每服四钱，以水一中盏，煎至六分，去滓，不计时候稍热服。

治产后恶血不下，疼痛，琥珀散方。

琥珀（半两） 芫花（一两，醋拌，炒令黄[54]） 虻虫（半两，微炒，去翅足） 水蛭（半两，微炒） 麒麟竭（半两） 没药（一两） 干姜（半两，炮裂，锉）

右件药，捣细罗为散。每服，以酒一小盏，醋半盏相和，煎一两沸，不计时候，调下二钱。

治产后恶露不下，致心腹疼痛，烦烦[55]，牛膝散方。

牛膝（一两，去苗） 琥珀（三分） 桃仁（一两，汤浸去皮尖双仁，麸炒微黄）　羚羊角屑（三分）　当归（三分，锉，微炒）　桂心（半两）　川大黄（一两，锉，微炒）　姜黄（三分）　蒲黄（半两）

右件药，捣细罗为散。每服，以酒一小盏，入地黄汁一合，煎三两沸，不计时候，调下一钱。

治产后恶露不下，或时攻心腹疼痛不可忍，芫花散方。

芫花（一两，醋拌，炒令干）　当归（一两半，锉，微炒）　姜黄（一两）　肉桂（三分，去皴皮）　蓬莪茂（一两）　凌宵[56]花（半两，醋拌，微炒）

右件药，捣细罗为散。不计时候，以热酒调下一钱，

治产后恶露不下，腹内坚痛不可忍，赤龙鳞散方。

赤鲤鱼鳞（三两，烧为灰）　乱发（三两，烧灰）　水蛭（半两，微炒）　虻虫（半两，微炒，去翅足）　桂心（三分）　川大黄（一两，锉，微炒）

右件药，捣细罗为散。每服不计时候，以温酒调下一钱。

治产后恶露不下，腹中疼痛不止，虻虫散方。

虻虫（一百枚）　水蛭（一百枚）　延胡索（一两）　赤鲤鱼鳞（二两）　棕榈皮（一两）　干荷叶（五[57]片）　干藕节（一两）

右件药，捣碎，一时入瓷瓶子内，固济了，后干，烧令通赤[58]，冷了细研为散。每服，不计时候，温酒调下一钱。

治产后恶露不下，心腹胀，疼痛，硇砂煎圆方。

硇砂（一两，细研）　狗胆（二枚）　芫花（一两，微炒）

以上三味，用头醋二升，熬如稠膏。

虻虫（半两，微炒，去翅足）　水蛭（半两，炒令黄）　麒麟竭（半两）　当归（半两，锉，微炒）　琥珀（半两）

右件药，捣细罗为散。入煎[59]膏中拌和为圆，如梧桐子大。每服不计时候，以红花酒下三圆。

治产后恶露不下，鬼箭羽散方。

鬼箭羽（一两）　当归（一两，锉，微炒）　益母草（半两）

右件药，捣细罗为散。每服，以温酒调下二钱。

又方。

右取益母草捣绞取汁，每服一小盏，入酒一合，暖过搅匀服之。

又方。

右取赤马通七枚，以童子小便半盏，酒半盏，相和，绞取汁，暖过服之。

又方。

右取水蛭烧作灰，每服，以牛膝酒调下一钱。

治产后恶露不绝诸方

夫恶露不绝者，由产后伤于经血，虚损不足，或分解之时，恶血不尽，在于腹中，而脏腑挟于宿冷，致气血不调，故令恶露淋涩不绝也。

治产后恶露不绝，心闷短气，四肢乏弱，不能饮食，头目昏重，牡蛎散方。

牡蛎（烧为粉） 芎䓖 熟干地黄 白茯苓 龙骨 以上各一两 续断 当归（锉，微炒） 艾叶（微炒） 人参（去芦头） 五味子 地榆（以上各半两） 甘草（一分，炙微赤，锉）

右件药，捣粗罗为散。每服四钱，以水一中盏，入生姜半分、枣一[60]枚，煎至六分，去滓，每于食前温服。

治产后恶露不绝，心腹疼痛，不思饮食，阿胶散方。

阿胶（一两，炙令黄燥） 芎䓖（一两） 艾叶（半两，微炒） 当归（一两，锉，微炒） 桂心（一两） 地榆（一两，锉） 甘草（半两，炙微赤，锉） 厚朴（二两，去粗皮，涂生姜汁，炙令香熟）

右件药，捣筛为散。每服三[61]钱，以水一中盏，入枣二枚，煎至六分，去滓，不计时候温服。

治产后恶露不绝，腹内疠刺疼痛，背膊烦闷，不欲饮食，龟甲散方。

龟甲（一两，涂醋，炙令黄） 当归（三分，锉，微炒） 干姜（一分，炮裂，锉） 阿胶（半两，捣碎，炒令黄燥） 诃梨勒皮（一两，煨用皮） 龙骨（一分） 赤石脂（半两） 艾叶（一两，微炒） 甘草（一分，炙微赤，锉）

右件药，捣细罗为散。不计时候，以热酒调下二钱。

治产后恶露不绝，脐腹时痛，艾叶散方。

艾叶（三[62]分，微炒）　当归（三分，锉，微炒）　白芍药（一两）　芎䓖（半两）　熟干地黄（一两半）　续断（一两）　牛膝（半两，去苗）　桑耳（半两）　败酱（三分）

右件药，捣细罗为散。每服，食前，以生姜粥饮调下二钱。

治产后脏虚冷，致恶露淋沥不绝，腹中时痛，面色萎黄，羸瘦无力，鹿茸散方。

鹿茸（一两，去毛，涂酥，炙令黄）　卷柏（半两）　桑寄生（半两）　当归（半两，锉，微炒）　附子（半两，炮裂，去皮脐）　龟甲（一两，涂醋，炙令黄）　续断（半两）　白芍药（半两）　阿胶（半两，捣碎，炒令黄燥）　地榆（半两，锉）　熟干地黄（半两）

右件药，捣细罗为散。每服食前，以生姜温酒调下二[63]钱。

治产后恶露不下，四肢虚羸乏力，不能饮食，宜服补益阿胶圆方。

阿胶（一两，捣碎，炒令黄燥）　熟干地黄（二[63]两）　牛膝（一两半[64]烧灰）　黄芪（半两）　人参（半两，去芦头）　白术（半两）　柏子仁（一两）　芎䓖（三分）　赤石脂（一[65]两）　艾叶（三分，微炒）　当归（三分，锉，微炒）　续断（三分）

右件药，捣罗为末，炼蜜和捣三二百杵，圆如梧桐子大。每服食前，以粥饮下三十圆。

治产后恶露不绝，腹中疠痛，气息乏力，艾叶圆方。

艾叶（一两，微炒）　熟干地黄（二两）　代赭（一两半，细研）　干姜（一两，炮裂，锉）　芎䓖（一两）　阿胶（一两，捣碎，炒令黄燥）　牛角鰓（一两，烧灰）　牡蛎（一两，烧为粉）

右件药，捣罗为末，炼蜜和捣三二百杵，圆如梧桐子大。每服食前，以温酒下三十圆。

治产后恶露不绝，或崩血，不可禁止，眼[66]中疠痛，喘息气急，熟干地黄圆方。

熟干地黄（二两）　乱发（一两，烧灰）　代赭（一两，细研）　干姜（半两，炮裂，锉）　马蹄（半两，烧令烟绝）　牛角鰓（二两半，烧灰）　阿胶（一两，捣碎，炒令黄燥）

右件药，捣罗为末，炼蜜和圆，如梧桐子大。每于食前，以粥饮下二十圆。

治产后恶露不绝，虚极少气，腹中疞痛，面无血色，续断圆方。

续断（一两） 桂心（三分） 熟干地黄（一两半） 赤石脂（三分） 艾叶（三分，微炒） 白术（三分） 卷柏 当归（锉，微炒） 附子（炮裂，去皮脐） 阿胶（一两，捣碎，炒令黄燥） 芎䓖 干姜（炮裂，锉，各半两）

右件药，捣罗为末，炼蜜和捣三二百杵，圆如梧桐子大。每服食前，以温酒下三十圆。

治产后恶露不绝，牡蛎散方。

牡蛎（一两，焙[67]） 龟甲（一两，涂醋，炙令黄）

右件药，捣细罗，研为散。每服食前，以温酒调下二钱。

又方。

麒麟竭（一两） 当归（一两，锉，微炒）

右件药，捣细罗研为散。每服食前，以温酒调下二钱。

又方。

赤马蹄（二[68]两） 乌骡护干（二两）

右件药，同内一瓷瓶中，烧为灰，待冷取出，研入麝香一钱令匀，每服食前，以温酒调下一钱。

又方。

琥珀（一两） 牛角䚡（一两，烧灰）

右件药，细研为散。每服食前，以温酒调下二钱。

治产后恶露不尽腹痛诸方

凡妊娠当风取凉，则胞络有冷，至于产时，其血必少，或新产而又风凉[69]，皆令风冷搏于血，血则壅滞，不得宣通，蓄积在内，则有时恶露下不尽，故腹痛也。

治产后恶露不尽，腹胁疼痛，桃仁散方。

桃仁（一两，汤浸去皮尖双仁，麸炒微黄） 赤芍药 芎䓖 当归（锉，微炒） 菴䕡子 桂心 琥珀 鬼箭羽（各三分） 甘草（半两，炙微赤，锉）

右件药，捣粗罗为散。每服三钱，以水一中盏，入生姜半分，煎至六分，去滓，不计时候稍热服。

治产后恶露不尽，心腹及胁肋疼痛，牛膝散方。

牛膝（一两，去苗） 琥珀（三分） 赤芍药（三分） 延胡索（三分） 川大黄（三分，锉，微炒） 牡丹（半两） 姜黄（半两） 桂心（半两） 虻虫（一[70]分，微炒，去翅足） 当归（三分，锉，微炒） 桃仁（一两，汤浸去皮尖双仁，麸炒微黄） 枳实（一两，麸炒微黄）

右件药，捣粗罗为散。每服三钱，以水一中盏，煎至六分，去滓，不计时候稍热服。

治产后恶露下不尽，腹内疼痛，虚烦不食，泽兰散方。

泽兰（二两） 当归（二两，锉，微炒） 刘寄奴（一两） 赤芍药（一两） 红蓝花（一两） 干荷叶（半两）

右件药，捣粗罗为散。每服四钱，以水一中盏，入生姜半分，煎至六分，去滓，不计时候温服。

治产后恶露不尽，心神烦热，四肢疼痛，琥珀散方。

琥珀（三分） 虎杖（一两） 赤芍药（一两） 桂心（半两） 土瓜根（一两） 川大黄（一两） 当归（半两，锉，微炒） 红蓝花（三分）

右件药，捣粗罗为散。每服三钱，以水一中盏，入生姜半分，煎至六分，去滓，不计时候温服。

治产后恶露不尽，腹内㽲痛，心神烦闷，不思饮食，苏枋木散方。

苏枋木（一两） 当归（一[71]分，锉，微炒） 桂心（三分） 赤芍药（半两） 鬼箭羽（半两） 羚羊角屑（一两） 蒲黄（三分） 牛膝（一两，去苗） 刘寄奴（三分）

右件药，捣粗罗为散。每服三钱，以水一中盏，入生姜半分，煎至六分，去滓，不计时候温服。

治产后恶露不尽，脐腹疼痛，没药散方。

没药　木香　琥珀　桂心（各半两）　当归（锉，微炒）　赤芍药　芎䓖　麒麟竭　牛膝（去苗，各一两）

右件药，捣细罗为散。每服，不计时候，以热酒调下二钱。

治产后恶血不尽，攻心腹疼痛，姜黄散方。

姜黄（三分）　牡丹（三分）　当归（三分，锉，微炒）　虻虫（一分，炒微黄，去翅足）　没药（一分）　水蛭（一分，炒令微黄）　刘寄奴（三分）　桂心（三分）　牛膝（一两，去苗）

右件药，捣细罗为散。每服食前，以温酒调下一钱。

治产后恶露不尽，腹痛不可忍，赤龙鳞散方。

赤鲤鱼鳞（二两，烧灰）　乱发（一[72]两，烧灰）　棕榈皮（二两，烧灰）　当归（二两，末）　麝香（一钱）　赤芍药（一两，末）

右件药，都研令匀，每于食前，以热酒调下二钱。

治产后恶露下不尽，血气冲心，闷绝，败酱散方。

败酱（三分）　琥珀（三分）　枳壳（三分，麸炒微黄，去瓤）　当归（三分，锉，微炒）　桂心（三分）　赤芍药（三分）　赤鲤鱼鳞（二两，烧灰）　乱发（二两，烧灰）　釜底墨（二两）　麝香（二两，细研）

右件药，捣细罗为散，入后四味，更研令匀，不计时候，炒生姜酒调下二钱。

治产后恶露不尽，腹胁疼痛，桃仁散方。

桃仁（三分，汤浸去皮尖双仁，麸炒微黄）　当归（半两，锉，微炒）　木香（半两）　芎䓖（半两）　干姜（一分，炮裂，锉）

右件药，捣细罗为散。每服不计时候，以热酒调下二[73]钱。

治产后恶露不尽，腹中疼痛不可忍，延胡索散方。

延胡索　干漆（捣微[74]炒令烟出）　旱莲子　桂心　当归（锉，微炒，以上各一两）

右件药，捣细罗为散。每服，不计时候，以温酒调下二钱。

治产后恶露下不尽，腹内疠痛，头重，吃粥呕逆，及血运，乌金散方。

乱发（二两，烧灰）　赤鲤鱼鳞（三[75]两，烧灰）　香墨（一挺[76]）

灶突墨（三分） 麝香（一分，细研） 延胡索（三分） 肉桂（三分，去皴皮） 麒麟竭（三分） 赤芍药（三分）

右件药，捣细罗为散。不计时候，以温酒调下二钱，生姜小便调服亦得。

治产后恶露下不尽，腹内痛，干漆散方。

干漆（一两，捣碎，炒令烟出） 没药（一两）

右件药，捣细罗为散，每服食前，以热酒调下一钱。

又方。

右取犁耳烧赤，投酒中，饮其酒良。

又方。

右取灶尾墨，以温酒调澄取清，温饮一小盏。

又方。

右取延胡索末，以温酒调下一钱。

又方。

右取锯桑树屑末三钱，以酒一中盏，煎至五分，去滓温服。

又方。

菖蒲（一两，锉）

右以酒一大盏，煎至六分，去滓，分温二服。

又方。

姜黄（一两，锉）

右以酒一大盏，煎至六分，去滓分温二服。

又方。

蒲黄（三两）

右以酒三升，浸经宿，不计时候，暖一小盏饮之。

又方。

鬼箭羽（二两，锉）

右以醋二合，酒一升，和煎五七沸，去滓，每服温饮一小盏，频服效。

治产后蓐劳诸方

夫产后蓐劳者，此盖缘生产日浅，血气虚弱，饮食未平复，不满日月，气血虚羸，将养失所，而风冷客之，风冷搏于气血，则不能温于肌肤，使人虚乏劳瘵，乍卧乍起，颜容憔悴，食饮不消，风冷邪气而感于肺，肺感微寒，故令咳嗽口干，遂觉头昏，百节疼痛，荣卫受于风邪，流注五脏六腑，须臾频发，时有盗汗，寒热如疟，背膊烦闷，四肢不举，沉困著床，则蓐劳之候也。

治产后蓐劳，或增寒壮热，四肢酸疼，头痛心烦，黄芪散方。

黄芪（一两，锉） 桂心（半两） 当归（半两，锉，微炒） 桑寄生（半两） 白茯苓（半两） 白芍药（半两） 人参（半两，去芦头） 熟干地黄（半两） 麦门冬（半两，去心，焙） 牛膝（三分，去苗） 鳖甲（一两，涂醋炙令黄，去裙襕） 甘草（半两，炙微赤，锉）

右件药，捣粗罗为散。每服，用豮猪[77]肾一对，切去脂膜，先以水一大盏，入生姜半分、枣三枚，煎至七分，去滓下散五钱，更煎至四分，去滓，每日空心及晚食前温服之。

治产后蓐劳，皆由体虚，气力未复，劳动所致，四肢烦疼，时有寒热，不思饮食，熟干地黄散方。

熟干地黄 人参（去芦头） 白术 白芍药 白茯苓 （以上各一两） 续断 黄芪（锉） 桂心 五味子 当归（锉，微炒） 麦门冬（去心） 芎䓖（以上各三分）

右件药，捣筛为散。每服四钱，以水一中盏，入生姜半分、枣三枚，煎至六分，去滓，不计时候温服。

治产后蓐劳虚羸，发歇寒热，心腹疼痛，四肢无力，不思饮食，白术散方。

白术（一两） 木香（半两） 熟干地黄（一两） 干姜（半两，炮裂，锉） 白芍药（三分） 芎䓖（半两） 桃仁（半两，汤浸去皮尖双仁，麸炒微黄） 人参（三分，去芦头） 桂心（半两） 黄芪（三分，

锉）　当归（三分，锉，微炒）　白茯苓（二[78]分）

右件药，捣粗罗为散。每服四钱，以水一中盏，入生姜半分、枣三枚，煎至六分，去滓，稍热服，日三四服。

治产后体虚，乍寒乍热，其状如疟，名曰蓐劳，宜服猪肾汤方。

豮猪肾（一对，切去脂膜）　香豉（半两）　白粳米（半两）　葱白（七寸，切）　薤白（二[79]茎，切）　生姜（一分，切）　白芍药（一两）　人参（一两，去芦头）　当归（一两，锉，微炒）　桂心（半两）　黄芪（三分，去芦头）　白术（三分）　大枣（四枚，擘[80]破，以前六味都以水二大盏，煎至一盏去滓，用煎后药）

右件药，捣粗罗为散。每服半两，入前药汁中煎至七分，去滓，食前分温二服。

治产后蓐劳，心神烦热，头痛口干，身体或寒或热，肾沥汤方。

豮猪肾（一对，切去脂膜）　豉（半两）　大枣（四枚，擘破）　生姜（一两，切）　葱白（三茎，切，以上五味以水一盏半煎至一盏，去滓，用煎后药）　熟干地黄（一两）　桂心（半两）　白术（半两）　麦门冬（一两半，去心，焙）　当归（半两，锉，微炒）　黄芪（半两）

右件药，捣粗罗为散。每服半两，入前药汁中，煎至七分，去滓，食前分温二服。

治产后蓐劳，盖缘生产日浅，久坐多语，运动用力，遂致头目四肢疼痛，寒热如疟状，白茯令散方。

白茯苓（一两）　当归（锉，微炒）　白芍药　芎䓖　桂心　黄芪（锉）　人参（去芦头）　熟干地黄（以上各半两）

右件药，捣筛为散。每服，先以水一大盏半，入猪肾一对，去脂膜细切，生姜半分、枣三枚，煎至一盏半，去滓等，入药半两，更煎至七分，去滓，食前温服。

治产后蓐劳，寒热进退，头痛目眩，百骨节酸疼，气力羸，黄芪圆方。

黄芪（一两，锉）　白芍药（三[81]分）　当归（一两，锉，微炒）　桂心（三分）　柏子仁（三分）　续断（三[82]分）　芎䓖（三[83]分）　五味子（半两）　熟干地黄（半两）　牛膝（三分，去苗）　肉苁蓉（三分，酒拌[84]，去皱皮，炙干）　鳖甲（一两，涂醋炙令黄，去裙襕）　白术（半

两） 沉香（三分） 枳壳（三两，麸炒微黄，去瓤）

右件药，捣细罗为散，炼蜜和捣三五百杵，圆如梧桐子大。每服食前，以粥饮下二[85]十圆。

治产后虚[86]劳，虚羸气短，胸胁满闭[87]，不用[88]饮食，熟干地黄圆方。

熟干地黄 石斛（去根，锉） 黄芪（锉） 白茯苓 麦门冬（去心，焙） 肉桂（去皴皮） 枸杞子 肉苁蓉（酒浸一宿，刮去皴皮，炙令干） 当归（锉，微炒） 白芍药 芎䓖 人参（去芦头） 续断 桑寄生 （以上各一两）

右件药，捣罗为末，炼蜜和捣五七百杵，圆如梧桐子大。每于食前，以粥饮下三十圆。

【校注】

① 滴：日本抄本作"酒"字。
② 迸：日本抄本作"逆"字。
③ 捆褥：日本抄本作"裀褥"二字。
④ 迸：日本抄本作"逆"字。
⑤ 遂：日本抄本作"速"字。
⑥ 三：日本抄本作"一"。
⑦ 狠狽：日本抄本作"狼狈"二字。
⑧ 二：日本抄本作"三"。
⑨ 研：其下日本抄本有"每"字。
⑩ 黄：其下日本抄本有"色"字。
⑪ 忽麻子：各本均无剂量，待考。
⑫ 三：日本抄本作"二"。
⑬ 中：日本抄本作"小"字。
⑭ 分：日本抄本作"合"字。
⑮ 二：日本抄本作"一"。
⑯ 三：日本抄本作"二"。
⑰ 者：日本抄本作"诸"字。
⑱ 分：日本抄本作"合"字。
⑲ 一：日本抄本作"半"字。
⑳ 斤：日本抄本作"片"字。
㉑ 二：日本抄本作"一"。
㉒ 一：日本抄本作"二"。
㉓ 二：日本抄本作"一"。
㉔ 十：日本抄本作"二"。
㉕ 一：日本抄本作"二"。
㉖ 十：日本抄本作"七"。
㉗ 汤：日本抄本作"温"字。
㉘ 三：日本抄本作"二"。
㉙ 研：其下日本抄本有"入"字。
㉚ 鱣：日本抄本作"鲣"字。
㉛ 鱣：日本抄本作"鲣"字。
㉜ 七：日本抄本作"十"字。
㉝ 二：日本抄本作"三"。
㉞ 三：日本抄本作"二"。

㉟ 二：日本抄本作“三”。

㊱ 三：日本抄本作“二”。

㊲ 两：日本抄本作“分”字。

㊳ 化：日本抄本作“花”字。

㊴ 牵：日本抄本作“李”字。

㊵ 唍：日本抄本作“嘴”字。

㊶ 大：其下日本抄本有“六一泥固”四字，此处脱文。

㊷ 歇：日本抄本作“渴”字。

㊸ 两：日本抄本作“斤”字。

㊹ 疛：日本抄本作“剌”字。

㊺ 别：日本抄本作“锉”字。

㊻ 研：日本抄本作“锉”字。

㊼ 芡：日本抄本作“芫”字。

㊽ 三：日本抄本作“二”。

㊾ 键：日本抄本作“锤”字。

㊿ 一：日本抄本作“二”。

51 地：日本抄本作“蛇”字。

52 二：日本抄本作“三”。

53 二：日本抄本作“三”。

54 黄：日本抄本作“干”字。

55 烦：日本抄本作“闷”字。

56 宵：日本抄本作“霄”字。

57 五：日本抄本作“三”。

58 通赤：日本抄本作“赤色”字。

59 煎：日本抄本作“前”字。

60 一：日本抄本作“二”。

61 三：日本抄本作“二”。

62 三：日本抄本作“二”。

63 二：日本抄本作“一”。

64 半：日本抄本作“去苗”字。

65 一：日本抄本作“二”。

66 眼：日本抄本作“腹”字。

67 焙：日本抄本作“烧”字。

68 二：日本抄本作“一”。

69 凉：日本抄本作“冷”字。

70 一：日本抄本作“二”。

71 一：日本抄本作“三”。

72 一：日本抄本作“二”。

73 二：日本抄本作“一”。

74 微：日本抄本作“碎”字。

75 三：日本抄本作“二”。

76 梃：日本抄本作“枚”字。

77 豮猪：阉割过的猪。

78 二：日本抄本作“半”字。

79 二：日本抄本作“一”。

80 擘：同“掰”。

81 三：日本抄本作“二”。

82 三分酒拌：日本抄本作“一分酒洗”四字。

83 二：日本抄本作“三”。

84 虚：日本抄本作“蒋”字。

85 闭：日本抄本作“闷”字。

86 不用：此二字底本脱文，据日本抄本补。